AF526862

Vom Schatten ins Licht

WISE-Prozesse in der homöopathischen Fallaufnahme

Rajan Sankaran

Homoeopathic Medical Publishers
Mumbai, India

© **Dr. Rajan Sankaran**

Alle Rechte vorbehalten. Kein Teil dieser Publikation darf ohne Genehmigung des Herausgebers in irgendeiner Form oder mit irgendwelchen Verfahren vervielfältigt, übertragen oder in eine Sprache in Indien oder im Ausland übersetzt werden.

Erste Auflage: May 2021

ISBN: 978-93-80355-72-6

Gedruckt bei:

SAP PRINT SOLUTIONS PVT. LTD., Mumbai - 400 013

Homoeopathic Medical Publishers

201 Dinar, 20, Station Road, Santacruz (West), Mumbai 400 054, India
Tel.: +91 22 2605 8328
E-mail: sales@onlinehmp.com
Website: www.onlinehmp.com

Danksagung

Die Entwicklung der WISE-Prozesse begann vor vielen Jahren mithilfe der Ärzte aus meiner Klinik - *The Other Song: International Academy of Advanced Homeopathy*. Zu diesen Ärzten gehörten unter anderem Dr. Maithili Talreja Kapoor, Dr. Nishita Shah, Dr. Kshiti Mehta und Dr. Meghna Shah.

Weiter haben wir an den WISE-Prozessen im Sampoornam Heilungszentrum gearbeitet, gemeinsam mit Dr. Rupal Shah, Reema Shah, Carolyn Shanti und weiteren Ärzten, die zum Kernteam des Zentrums gehören.

Der klinische Gebrauch der WISE-Prozesse wurde von Dr. Sarah Coutinho sehr umfassend angewandt und sie war eine grosse Unterstützung in der Verfeinerung der Prozesse und auch beim Schreiben dieses Buches.

Die Organisation und Bearbeitung des Buches wurde von Armeen Jasavala übernommen.

Die folgenden Personen haben das Buch rezensiert und sehr nützliche Rückmeldungen gegeben: Laurie Dack, Misha Norland (der beim Schreiben des Kapitels „Wie sich ein Homöopath auf WISE vorbereitet" half), Luke Norland (dessen Kommentar auf der Rückseite des Umschlags enthalten ist), Sonja Claas und Dr. Meghna Shah.

Ich möchte mich auch bei Haresh Shah von HMP bedanken, der die Veröffentlichung dieses Buches koordiniert hat.

All diesen wunderbaren Menschen gebührt ein herzlicher Dank sowohl vom Leser als auch von mir.

Inhalt

Einleitung

Als Homöopathen bemühen wir uns, unsere Patienten auf verschiedenen Ebenen zu heilen.

Um dies zu erreichen, müssen wir die Individualität oder die Einzigartigkeit jedes Patienten entdecken, welche sich auf vielen Ebenen ausdrückt. Zu diesen Ebenen gehören die körperliche Ebene, die emotionale Ebene, die Wahnideen, die Empfindung und das Energiemuster.

Grundlegend für diese Individualität ist die Wahrnehmung, wie der Patient Stress in seinem Leben erlebt. Je tiefer wir in diese einzigartige Erfahrung von Stress eintauchen, desto mehr offenbart sich die Individualität.

Wir müssen erkennen, dass Stress nicht auf äussere Ursachen zurückzuführen ist, sondern auf die Art und Weise, wie wir die äussere Realität wahrnehmen und auf sie reagieren. Dies kommt von einem eingebetteten Muster in jedem von uns, dem so genannten inneren Lied.

Wenn man sich dieses Musters bewusst wird, ergeben sich zwei Dinge:

1. Das gewonnene Bewusstsein selbst kann den Heilungsprozess unterstützen.
2. Die Offenbarung des Musters hilft bei der Auswahl eines geeigneten homöopathischen Heilmittels.

Der Homöopath muss dieses Muster durch mehrere Fenster erforschen.

Eines der aufschlussreichsten Fenster sind die imaginären Situationen, die im Unterbewusstsein eines Patienten liegen. Interessanterweise werden diese imaginären Situationen häufig ausgelöst, wenn wir mit irgendeiner Art von Stress konfrontiert sind. Diese imaginären Situationen sind mit einer zugrunde liegenden Empfindung oder einer somatischen (d.h. körperlichen) Erfahrung verbunden. Wenn zum Beispiel ein Patient in einer homöopathischen Anamnese zum Ausdruck bringt, dass er irgendeine Art von Angst hat, fragen wir, wie sich diese Angst anfühlt, oder wir bitten ihn, uns in eine imaginäre Situation zu führen, in der die Angst angemessener wäre. Im Alltag zögern erwachsene Patienten manchmal, ihre Ängste auszudrücken, weil sie ihre Angst für unlogisch halten. Wenn sie gebeten werden, eine Situation zu beschreiben, in der sie diese Angst für gerechtfertigt halten, werden sie offener darüber sprechen. Wenn wir sie beispielsweise bitten, ihre Ängste als Kind zu beschreiben und ihnen sagen, dass sie sich das aus den Augen des Kindes vorstellen sollen, wird es leichter für sie, sich auszudrücken. Das liegt daran, dass sich der logische Verstand eingesteht, dass es für ein Kind akzeptabel ist, Ängste zu haben. Wir können sie dazu auffordern, sich eine Situation vorzustellen, in der dieses Gefühl oder diese Angst angemessen wäre. Diese Situation ist möglicherweise nicht in ihrer bewussten Wahrnehmung.

Am Ende suchen wir nach einer Erfahrung, die für diesen Patienten sehr individuell ist, welche aber nicht unserem logischen Verstand entspricht. Diese Erfahrung kann auch "Empfindung" genannt werden, und dies ist ein Teil des Musters, in dem das Individuum feststeckt. Das Ausarbeiten der "Empfindung" ist ein wesentlicher Bestandteil der Fallaufnahme.

Während der Fallaufnahme wird ein Patient manchmal frei in seine innere Erfahrung oder in seine Empfindung gehen, aber oft hat der Patient Schwierigkeiten, dies zu tun. In diesem Fall verwenden wir verschiedene meditative Prozesse, welche Empfindungswörter aus dem Bewusstsein des Patienten nutzen, um einen Eingang in sein Unterbewusstsein zu finden. Aber sei darauf gefasst, dass die Barriere zwischen bewusst und unbewusst bei den meisten Patienten sehr stark ist. Einige Menschen erinnern sich zum Beispiel an ihre Träume und werden von ihnen überrascht. Eine große Mehrheit der Menschen erinnert sich jedoch nicht an ihre Träume wenn sie aufwachen, weil die Barriere zwischen dem bewussten und dem unterbewussten Geist sehr stark ist.

Der logische, bewusste Geist erlaubt es dem Patienten nicht, das Unlogische oder das Unbewusste in sich selbst zu sehen.

Dieser Prozess wird für die Patienten sehr viel einfacher, wenn sie ihre Imagination auf etwas oder jemand anderes projizieren. Der Projektionsprozess hilft den Patienten, den Fokus von sich selbst zu entfernen, wodurch eine Loslösung, eine Distanz entsteht. Fragen wir dann nach der Erfahrung dieses "jemanden, der sich in dieser Situation befindet", können die Patienten sich ohne jegliches Gefühl der Bedrohung darauf beziehen und sind dadurch auch weniger verletzlich. Das liegt daran, dass der logische Verstand sagt, dass dies nichts mit ihrer eigenen Situation zu tun hat.

Vor vielen Jahren begannen wir verschiedene Wege zu erforschen, um tiefer in die Erfahrung einzutauchen. Einige meiner Kollegen kamen regelmäßig zusammen, um sich zu treffen, zu diskutieren und vor allem, mit verschiedenen Fenstern zu experimentieren, die uns in unser eigenes, tieferes Erleben führen können. Damals entdeckte ich eine relativ einfache Möglichkeit für Patienten, ihr inneres Muster zu erreichen, welches sich in meiner Praxis als sehr nützlich erwiesen hat.

Bei einem unserer ersten Treffen zeigten wir jedem Teilnehmenden ein Bild vom Taj Mahal. Etwas, was sie alle kannten und mit dem sie sich identifizieren konnten. Wir baten jeden Arzt, fünf Wörter über das Taj Mahal zu schreiben, die es darstellen. Jede Person teilte dann der Gruppe mit, was sie aufgeschrieben hatte. Einige dieser Antworten waren allgemeine Aussagen wie, "weiß" und„ Liebe" und so weiter. Aber es war auch offensichtlich, dass jeder Mensch etwas anderes und einzigartiges hinzugefügt hat. Jeder Teilnehmer musste dann die Wörter umkreisen, die eigenartig waren oder nur von ihnen verwendet wurden. Diese Wörter werden dann benutzt, um tiefer in ihre Imagination einzutauchen und sie zu erleben. Es gab so viele verschiedene Erfahrungen mit dem gleichen Bild! Wir konnten uns wirklich nicht vorstellen, dass ein Bild des Taj Mahal so unterschiedliche Reaktionen hervorrief. Dieses einfache Experiment hat uns gezeigt, dass alles, was wir im Außen sehen, unsere eigene, innere Realität widerspiegelt.

Nach diesem erfolgreichen Experiment war das nächste Fenster, welches wir erforschen wollten, die Vorstellung einer menschlichen, alltäglichen Situation. Wir sagten jedem der Ärzte, sie sollen sich vorstellen, dass sie in einem Einkaufszentrum waren und sich umsahen. Nach einigen Minuten des Nachdenkens schrieb jede Person auf, welche Erfahrungen sie dort machte. Ein Teilnehmer sagte, er fühle sich aufgeregt und fröhlich, fasziniert von den verschiedenen Farben und Lichtern um ihn herum. Eine andere Person sagte, dass es sich überwältigend anfühlte, dass es zu voll war und dass sie einfach von allem weggehen wollte. Wie erwartet, kam jede Person mit ihrem eigenen, einzigartigen Muster.

Das Taj Mahal und das Einkaufszentrum sind einfache, einführende WISE-Prozesse, die wir auch heute noch verwenden, und die sehr gute Ergebnisse erzielen.

Danach begann ich mehr und mehr zu erforschen und einfache Bilder mit Patienten, Studenten und Teilnehmern der Sampoornam Retreats zu verwenden. Ich beobachtete ständig, dass jede Person in der Gruppe mit ihrer eigenen Fantasie darauf antwortete, obwohl die Bilder, die wir benutzten, immer die gleichen waren. Durch diese Imagination konnten wir auf die individuelle Erfahrung jedes Teilnehmers zugreifen. Daraus habe ich verstanden, dass alles, was wir in irgendjemandem (oder in irgendetwas) sehen, mit unserer eigenen Sensibilität zu tun hat und aus unserer eigenen Wahrnehmung kommt.

Indem wir das Wort (oder die Wörter) verwenden, das für eine Person individuell ist, sind wir in der Lage, weiter zu erforschen und schließlich auf ihre Vorstellungskraft und ihre Erfahrung zuzugreifen. Dadurch erhalten wir einen Einblick in die Wahrnehmung, die hinter der Emotion und dem Stress steckt, den sie erleben. Die ganze innere Welt eines Patienten kann sich durch diesen Prozess wunderbar öffnen.

Oft erzählen uns Patienten in unserer Praxis Geschichten aus ihrem Leben, die sehr intensiv und fesselnd sind. Man kann sich leicht in diesen Geschichten verlieren und das verpassen, was in diesem Fall wirklich wichtig ist. Um sie von ihrem logischen Verstand zu lösen, begann ich, sorgfältig ausgewählte Bilder aus meinem eigenen Fotoalbum zu verwenden, die mit mir zu sprechen schienen.

Zu Beginn verwendete ich zwei sehr unterschiedliche Fotos eines Schwanenpaares (siehe nebenan), um die innere Erfahrung eines Patienten in seinen beiden Polaritäten zu verstehen.

SCHWAN 1

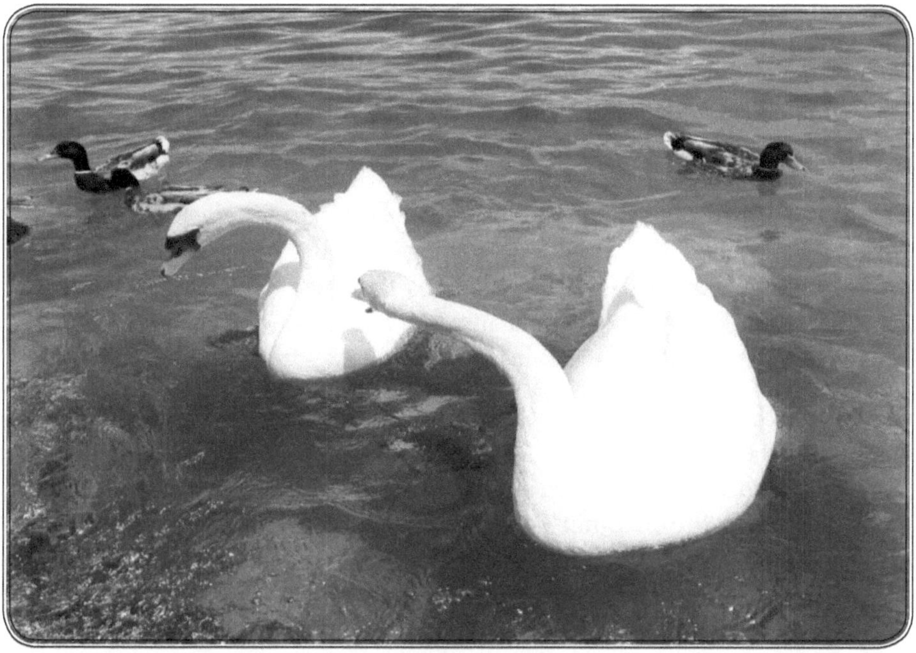

SCHWAN 2

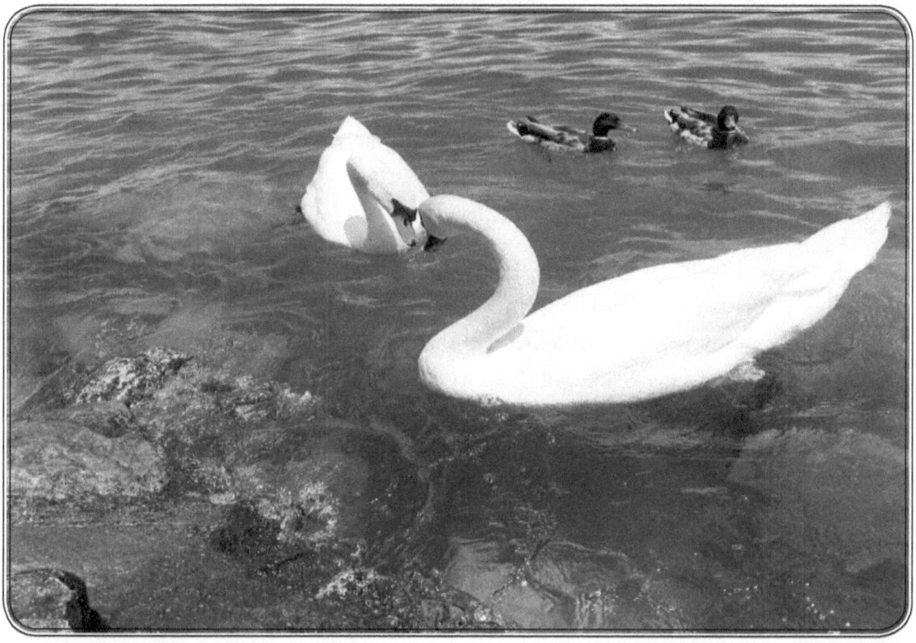

In einigen Fällen können diese gegensätzlichen Bilder zwei Polaritäten bei einem Patienten hervorbringen. Im ersten Bild könnte es eine Wahrnehmung von Konflikten sein und im zweiten Bild die der Zusammengehörigkeit. Wir müssen die Erfahrungen in beiden Fällen besser verstehen. Jedoch als Warnung: Es gibt keine feste Regel, dass eine klare Polarität offenbart wird, das variiert von Patient zu Patient.

Der WISE-Prozess, in dem Fotos betrachtet werden und die anderen WISE-Prozesse, einschließlich Doodles, Haltungen, Wand und Freie Striche, sind so konzipiert, dass sie das innere Lied des Patienten herausbringen, damit er es beobachten kann. Sie sind sehr nützlich dabei, den logischen Verstand zu umgehen und das innere Muster ins Bewusstsein zu bringen.

Wir nutzen die WISE-Prozesse als therapeutische Werkzeuge, um den Patienten zu ermöglichen, ihr eigenes Muster durch verschiedene Prozesse hindurch zu erkennen. Und sehr bald erleben sie, dass sich ein ähnliches Muster wiederholt. Wenn wir diese Prozesse mit einzelnen Patienten in unserer Klinik machen, stellen wir oft fest, dass sie mit jedem Bild die Dinge lebendiger beschreiben und tiefer in ihr Erleben eintauchen. Sie werden sich ihres inneren Musters immer bewusster. Dieser Prozess selbst wirkt schon therapeutisch und hilft dem Arzt auch enorm, ihr homöopathisches Mittel zu bestimmen.

Diese WISE-Prozesse nutzen wir auch in Gruppen während Workshops für Patienten und in den Sampoornam-Retreats. Wenn die Prozesse in einer Gruppe durchgeführt werden, gibt es einen zusätzlichen Vorteil, der schön zu beobachten ist. Wenn alle Teilnehmer ihre einmalige innere Erfahrung mit den anderen teilen, ist jeder Mensch in der Lage, seine eigene Einzigartigkeit und sein Muster zu sehen, und erkennt so, dass das, was er erlebt, von innen und nicht von äußeren Umständen kommt.

Mit dem Bewusstsein und der Einsicht in das eigene Muster beginnt der Einzelne auch viele Aspekte seines eigenen Lebens zu verstehen, die ihm vorher unbekannt waren. Oft wird die Gruppensitzung mit einer völlig neuen Lebenseinstellung verlassen. Auch Jahre später, wenn wir mit diesen Menschen weiter arbeiten, berichten sie, dass sie sich viel wohler fühlen mit sich selber. Obwohl sich in ihrem äußeren Leben nichts verändert hatte, half ihnen ein Leben mit dem Bewusstsein ihres Musters, auf Situationen gesünder zu reagieren.

Die Durchbrüche, die wir mit unseren Patienten erreichten, welche die WISE-Prozesse durchlaufen haben, waren so außergewöhnlich, dass wir beschlossen, diese unschätzbaren Werkzeuge mit euch allen zu teilen. Der Grund, dieses

Buch zu schreiben, ist in erster Linie um die Technik zu demonstrieren, wie diese Werkzeuge in der Praxis angewendet werden können. Es ist eine Kunst, wie die Kunst der Fallaufnahme, und muss Schritt für Schritt erlernt werden.

Dieses Buch kann in Verbindung mit Sankaran`s DeWise verwendet werden, einem sehr nützlichen klinischen Werkzeug, welches hilft, das innere Lied eines Patienten zu erkennen.

Im Buch sind viele exemplarische Fallbeispiele aufgeführt, um weitere nützliche Hinweise zur Anwendung der WISE-Prozesse bei der Fallaufnahme aufzuzeigen.

Übersicht der Konzepte

Die WISE-Prozesse basieren auf bestimmten Konzepten, die in den letzten vierzig Jahren die Grundlage meiner Praxis waren.

Es ist sehr wichtig diese Konzepte zu verstehen und sie sollten eingehend studiert werden, bevor die WISE-Prozesse in der Praxis angewendet werden.

HOLISMUS

Die Idee des Holismus legt nahe, dass der Körper als Einheit geboren wird, als Einheit funktioniert, als Einheit reagiert und als Einheit stirbt, und wenn er von Krankheit betroffen ist, reagiert er als Einheit.

Verschiedene Symptome repräsentieren diese Reaktion und treten sowohl im physischen Körper wie auch im mentalen Zustand des Patienten auf.

Wenn wir ein wahres und vollständiges Bild der Krankheit erhalten wollen, müssen wir nicht nur die Hauptbeschwerde des Patienten berücksichtigen, sondern auch die Symptome, die sich in allen Teilen des Körpers und des Geistes manifestieren.

Die Homöopathie begreift nicht nur Geist und Körper als zwei Teile eines Ganzen, sondern auch, dass diese eng miteinander verbunden sind. Homöopathen geben ein einziges Medikament, um den Patienten als Ganzes zu heilen und seine Beschwerden zu entfernen.

INDIVIDUALISIERUNG

Das Konzept der Individualisierung ist in der Homöopathie sehr wichtig. Wie bereits erwähnt, sind keine zwei Personen gleich, was wiederum bedeutet, dass keine zwei Menschen bei einer Krankheit gleichermaßen reagieren, selbst wenn sie unter der gleichen Beschwerde leiden.

Die Sprache der Patienten, Doodles, Handgesten, Handschrift, Art der Kleidung, Berufswahl und die Art und Weise, wie sie ihre Beschwerden präsentieren, all dies ist Ausdruck ihrer Individualität.

Homöopathie ist im Wesentlichen die Behandlung des einzelnen Patienten. Der Homöopath betrachtet, studiert und behandelt jeden Patienten individuell.

Der Film *Rashomon* unter der Regie von Akira Kurasuwa fasst dieses Konzept wunderbar zusammen. Der Film spielt im Japan der 1950er Jahre. Er ist bekannt für sein innovatives Handlungsgerüst, in dem verschiedene Charaktere subjektive, alternative, eigennützige und widersprüchliche Versionen des gleichen Vorfalls (einen Mord) bieten. Im Verlauf des Films stellt jede Person, die mit dem Vorfall verbunden ist, eine völlig andere Version der gleichen Situation dar. Nach der Veröffentlichung dieses Films wurde der Begriff "Rashomon-Effekt" dadurch geprägt. Der Rashomon-Effekt tritt auf, wenn ein Ereignis von den beteiligten Personen widersprüchlich interpretiert wird.

Interessanterweise verläuft dieses Konzept parallel zum homöopathischen Prinzip der Individualisierung, welches besagt, dass die Wahrnehmung einer Person sich von der Wahrnehmung von anderen unterscheidet, auch wenn es sich um die gleiche Sache, dasselbe Ereignis oder um dieselbe Situation handelt.

Diese Gedanken waren in meinem Kopf, als ich im Herbst durch einen Wald in Rumänien lief. Dort sah ich viele Bäume, die mit Blätter behangen waren, und unter ihnen fiel mir einer insbesondere auf. Ich sah diesen Baum ohne Blätter allein in der Kulisse des Sonnenuntergangs stehen. Dieses Bild schien irgendwie etwas in mir zu rühren. Da ich mich für Fotografie interessierte und dachte, dass es ein gutes Foto geben würde, habe ich es geknipst:

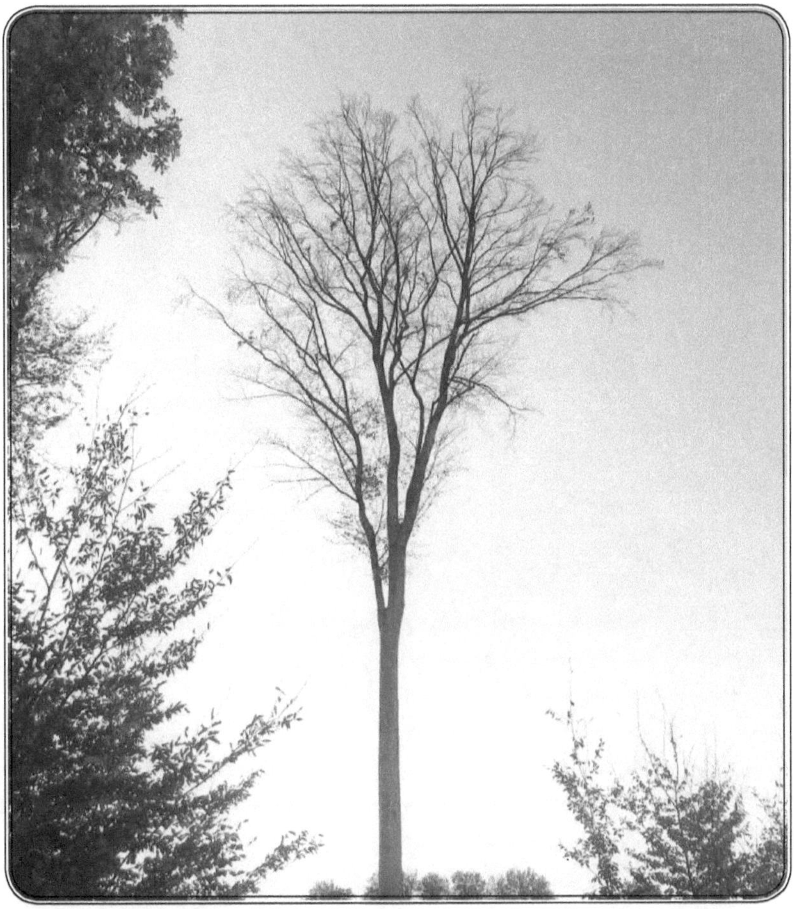

Ich schickte es einer Freundin zu. Sie schrieb zurück, dass es ein schönes Bild sei und sie es mochte. Doch der Homöopath in mir hat hier nicht Halt gemacht. Ich schrieb ihr die Frage, welche Auswirkungen das Bild auf sie habe und was sie fühlt, wenn sie es betrachtet. Sie schrieb einen langen Absatz zurück, der ihren Zustand und ihre Wahrnehmung deutlich widerspiegelte. Ich schickte dann das gleiche Bild an zwölf verschiedene Personen und jeder antwortete mit seiner eigenen Geschichte, welche das jeweils eigene, individuelle Muster dieses Menschen aufzeigt.

Ich schickte dann den gleichen zwölf Personen ein anderes Bild, einen Baum voller Blätter an einem schönen Herbsttag:

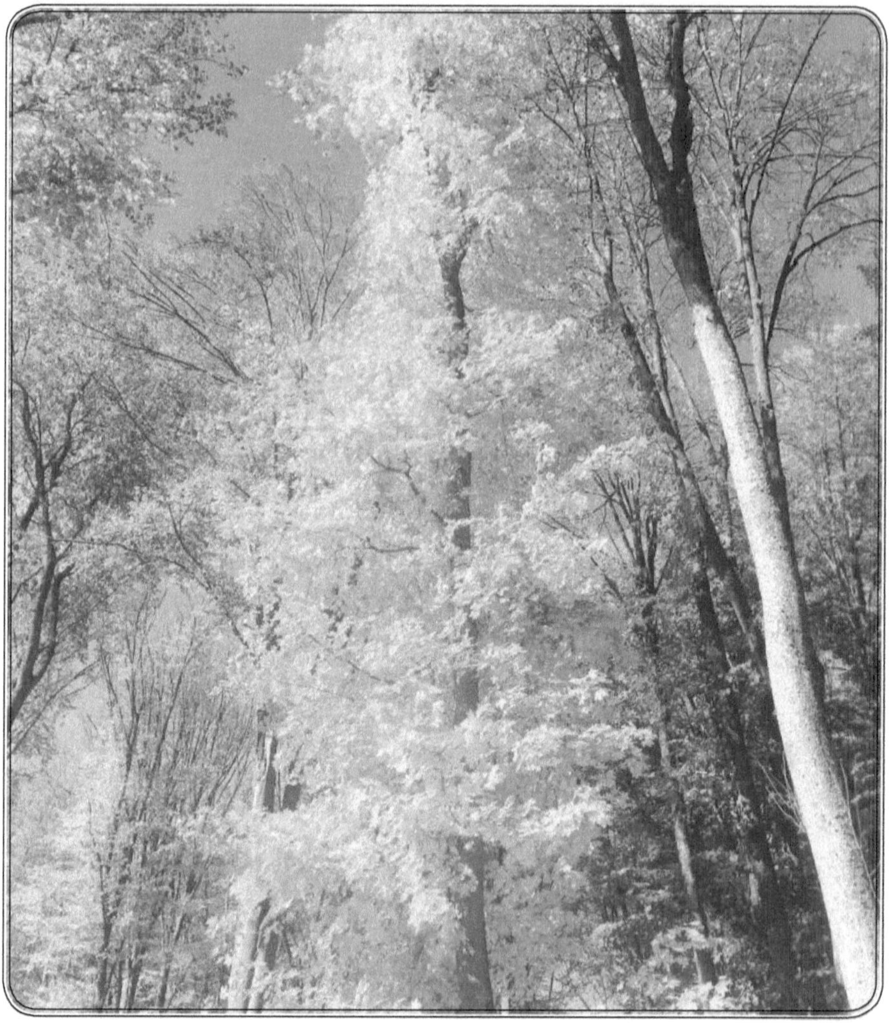

Dieses Bild war das krasse Gegenteil des vorherigen.

Erstaunlicherweise offenbarte dieses Bild die Polarität der ersten Erfahrungen der Patienten. Ich fand heraus, dass die Arbeit mit diesen beiden Bildern einen Einblick in die beiden Polaritäten des Zustandes einer Person gab, und somit war das Konzept von WISE geboren.

Probiere es aus...

Wirf einen Blick auf die Bilder der Schwäne und Bäume.

Schau dir jedes Bild ein paar Minuten lang an.

Lass deiner Fantasie freien Lauf.

Beobachte, was passiert.

Beobachte, was in dir passiert.

Beobachte deine Emotionen.

Beobachte deine Empfindung in dieser Situation.

Wenn du deine Erfahrung vollständig erlebt hast, schreibe sie auf.

DIE EBENEN DER WAHRNEHMUNG

Auf dem Weg der Fallaufnahme dienen die Ebenen der Wahrnehmung als Landkarte, damit wir wissen, wo wir uns befinden und wie wir weiter gehen können.

Wir alle erleben die Welt auf verschiedenen Ebenen, einschließlich der Ebene des Namens, der Ebene der Tatsache und der Ebene der Gefühle. Im Allgemeinen sind wir uns bis zur Gefühlsebene bewusst, welche in Wirklichkeit jedoch nur die Spitze des Eisbergs ist.

Ich habe zehn Jahre lang über die Ebene der Wahnideen gesprochen. Es war ein wichtiger Schritt, durch den die Kapitel der Träume und Wahnvorstellungen aus dem Repertorium sehr nützlich wurden. Aber wenn wir auf eine Ebene tiefer gehen als die Wahnideen, kommen wir auf die Ebene der Empfindung. Zu dieser Ebene kam ich vor allem durch mein Verständnis der Pflanzenfamilien, welches ich nur mit dem Gemüt, den Emotionen und der Wahnidee nicht erreicht hätte. Ich musste auf eine Ebene kommen, welche für Menschen und für Pflanzen gemeinsam ist. Natürlich können Pflanzen nicht fühlen, was ein Mensch fühlt, aber eine Pflanze ist definitiv sensitiv auf Veränderungen des Wetters, der Jahreszeiten, des Klimas und physischen Einwirkungen. Daraus ergeben sich Modalitäten (z.B.: agg. im Sturm, agg. durch Aufprall). Modalitäten und Empfindungen sind nur zwei Seiten der gleichen Medaille.

Wenn diese Sensibilität auf den Menschen übertragen wird, wird die entsprechende Wahnidee auf den Geist übertragen, der dieser Empfindung gerecht wird (z.B.: WAHNIDEE, wird verletzt und will daher nicht angesprochen oder berührt werden). Die Empfindung ist also die Mutter der Wahnidee, welche spezifisch menschlich ist.

Die Empfindung drückt sich in menschlicher Form aus, wenn sich die Wahrnehmungsebene zunächst mit dem Körper und dem Geist und sich schliesslich mit Mineralien, Pflanzen und Tieren verbindet.

Diese Idee ist Teil einer tieferen Philosophie, die ich zu vermitteln versuche. Selbst Wahnideen basieren auf Empfindungen und die Empfindung ist noch blöder, verrückter, unlogischer und abstrakter als die Wahnidee. Die Wahnidee kann durch einen Roman oder einen Film dargestellt werden, aber die Empfindung nicht, und daher wird sie noch abstrakter und erschüttert unseren Glauben. Wir haben es nicht mehr mit Bildern zu tun!

Jenseits unserer Vorstellungskraft liegt etwas, das völlig unspezifisch für den Menschen ist und das wir mit Pflanzen, Mineralien oder Tieren gemeinsam haben. Aber das ist noch nicht das Ende. Darüber hinaus gibt es ein Energiemuster, welches durch Geschwindigkeit, Farbe oder Klang dargestellt wird. Dieses Muster ist noch tiefer. Es ist die Ebene, die wir nicht nur mit anderen Naturreichen teilen, sondern auch mit dem Kosmos. Es ist kosmisch und ganz gross.

Ein kosmisches Energiemuster offenbart sich in uns. Es ist tiefer als die Sonne und die Sterne. Es ist die tiefste Schicht. Jenseits von dem ist Stille. Hier gibt es keinen Ton, keine Farbe, keine Bewegung. Es ist völlige Ausdruckslosigkeit.

Dieses Nichts, das keinen Namen hat, kann nicht als Leere bezeichnet werden, weil alles drin Ich habe dieser Ebene eine Zahl gegeben, Ebene 7.

In dieser Ebene entstehen die Energiemuster, welche in unserer Welt in Naturreiche differenziert werden. Wie wir diese Energiemuster tragen, wird die Empfindung bestimmen, welche auch das Reich kennzeichnet. Daraus entstehen Wahnvorstellungen und aus den Wahnvorstellungen entstehen Emotionen.

Name	Der Patient beschreibt: *Die Identität, die pathologische Diagnose des Problems.* *z.B.„ Ich habe ein Prostataproblem“ oder„ Ich habe Migräne.“*
Fakt	Der Patient beschreibt: *Die Fakten, die Realität, die Situation.* *Die lokalen Symptome wie einen Tumor oder eine Entzündung.* *Der Patient bestimmt diese näher mit Lokalität, Empfindung und Modalität.*
Gefühl	Der Patient spricht über Emotionen wie: *Angst, Spannung, Sorge,Furcht, Wut, Reizbarkeit, Trauer, Freude, Glück usw.*, die mit den Beschwerden verbunden sind oder die sich auf eine Situation beziehen.
Wahnidee	Der Patient beschreibt,wie seine Emotionen wahrgenommen/ erlebt werden durch: • *Eine Vorstellung oder ein visuelles Bild. Er verwendet häufig die Worte “es ist wie...” oder “es ist, als ob...”* • *Verwendung von Metaphern.* • *Eine Situation.* • *Eine intensive Emotion* • *Träume, Interessen und Hobbys, Ängste, Fantasien, jedes Buch oder jede Geschichte, Filme oder Fernsehserien, die ihm spontan in den Sinn kommen.*
Empfindung	Erfahrung der Wahnidee auf der Ebene, *die dem Geist und dem Körper gemeinsam ist.*
Energie	Richtung, Bewegung, Tempo, Farbe, Klang usw. stellt die Ebene der Energie dar. *1) Handgesten.* *2) Der Ton, die Frequenz und die Geschwindigkeit der Sprache.* *3) Bewegungen des Patienten.* *4) Interessen, Muster die gewünscht werden wie Musik, Kunst, Tanz, etc.*
Die Siebte	Das Stadium der Empfängnis und des Todes ist auch das, was ich in der Praxis als das Stadium des Komas betrachte. Es ist ein sehr undifferenzierter Zustand.

Zwei verschiedene Patienten, welche das gleiche Mittel brauchen, können unterschiedliche Wahnideen haben, aber sie können nicht unterschiedliche Energiemuster haben.

Jetzt, während ich praktiziere, achte ich immer weniger auf die Namen und Fakten des Falles und konzentriere mich mehr und mehr auf die Wahnvorstellungen und Empfindungen, aber was ich wirklich suche, sind die Energiemuster.

Um dies zu tun, braucht man Beharrlichkeit und es darf einem nicht peinlich sein, wenn man immer wieder nach dem Gleichen fragt. Dies ist eine der wichtigsten Eigenschaften als Homöopath. Wenn man Beharrlichkeit darin zeigt, alle Aspekte des Falles zu verstehen, schliesst sich der Kreis zur Empfindung, welche dem Geist und dem Körper gemeinsam ist. Manchmal verwirrt es uns, wenn wir in das Gemüt und die Emotionen gehen, aber wir wollen letztendlich das Erleben und nicht die Worte. Worte sind sehr, sehr irreführend.

Denke daran, das Erleben und die Energiemuster sind die Wahrheit.

DIE EMPFINDUNG

Die Empfindungsmethode basiert auf der Grundlage, dass tief in jedem Individuum eine spezifische und ausgeprägte Energie ist, die formt, wer wir sind, einschließlich unserer Vorlieben und Abneigungen, der Art, wie wir denken, handeln und fühlen, und schließlich auch unsere Krankheiten und Seuchen. Dieses Energiemuster wird „das andere Lied" oder „inneres Lied" genannt.

"Das andere Lied" definiert unseren Daseinszustand. Es bestimmt unsere Wahrnehmung und unsere Reaktion auf die Welt und formt einen wesentlichen Bestandteil unserer Individualität. "Das andere Lied" manifestiert sich als innere Kernempfindung, welche für jedes Individuum spezifisch ist. Es passt zu einem Element aus einem der drei Reiche in der Natur: Pflanze, Tier oder Mineral. Unsere Persönlichkeiten, unsere Lebensmuster, die Faktoren, welche dem Stress zugrunde liegen, unsere körperlichen Probleme und die Symptome sind allesamt Ausdruck dieser inneren Kernempfindung.

Die Empfindungsmethode hat auch die Entwicklung eines systematischen Verständnisses von homöopathischen Heilmitteln ermöglicht. Die Mittel werden auf einer viel tieferen Ebene verstanden, und sind dadurch nicht nur eine zufällige Ansammlung von Symptomen. Jedes Mittel wird in seiner Gesamtheit aus der Sicht der Reiche, Unterreiche, Klassifikation der Miasmen und der Empfindungsebene verstanden. Dies ermöglicht eine systematische und effektive Diagnose sowie die Behandlung der inneren Kernempfindung jedes Patienten.

Nehmen wir ein einfaches Beispiel. Eine Frau kam in die Klinik und erzählte mir, dass sie einen Streit mit ihrem Vater hatte. Ich fragte sie danach, was ihre Erfahrung war in diesem Streit. Sie hätte alles sagen können, wie zum Beispiel, dass sie sich verletzt gefühlt oder die Wahnidee gehabt hat, dass sie gefoltert oder verraten wurde. Sie aber sagte, sie fühle Wut (eine Emotion). Ich wusste dann, dass wir weiter gehen und fragen mussten, was die Erfahrung ihrer Wut war. Hier ist es wichtig zu beachten, dass wir nicht gefragt haben, worum es bei der Wut ging. Wir fragten nicht wann, warum oder auf wen, sondern wir fragten: "Wie fühlt sich Wut an?".

Wir wollten wissen, wie ihre Wut erlebt wurde, wo sie in ihrem Körper zu spüren war, was die Geschwindigkeit und Richtung der Wut war, und schließlich wollten wir die Empfindung finden, die ihr Leben regierte.

Wir wissen, dass die Erfahrung der Wut einzigartig und individuell sein wird, ebenso wie der Ausdruck ihrer vitalen Empfindung. In diesem Fall sagte sie, die Wut fühle sich an wie ersticken. Als sie gebeten wurde, das noch mehr auszuführen, beschrieb sie die Empfindung von gefesselt sein, gebunden, erstickt, durch einen Griff wie in einem Schraubstock, der ihr den Atem heraus würgte, und sie kämpfte ums Überleben. Sie beschrieb (ohne ihr Wissen) die Energie einer Würgeschlange, wie zum Beispiel einer Python. Auf den ersten Blick hat ihr Kampf mit ihrem Vater keine Verbindung zu ihren Gefühlen, erwürgt oder erstickt zu werden, und doch erlebt sie es so. Das ist ihre Wahrheit. Das ist ihre Empfindung.

Die Leute sind im Allgemeinen sehr eloquent, wenn sie darüber sprechen, was sie wütend macht, und sind mehr als bereit, die ganze Geschichte zu erzählen oder anderen die Schuld zu geben, den Umstände oder sogar sich selbst. Wenn sie jedoch gefragt werden, die Erfahrung von Wut zu beschreiben oder wie sich die Wut anfühlt, verstummen sie und sehen verwirrt aus, da es sich um eine Ebene handelt, die ihnen nicht bewusst ist. Während sie sich ausdrücken, entstehen mit der Zeit Hinweise in Form von Metaphern, Redewendungen, eigenartigen Worten, Bildern oder Gesten. All dies sind Hinweise für die zugrunde liegende Erfahrung hinter der Emotion oder hinter der Situation, und diese Hinweise werden uns zur Empfindung führen.

Die Vitalempfindung ist auf allen Ebenen der Existenz vorhanden und ist tiefer als der Geist und der Körper. Wie bereits erwähnt ist der zentrale Zustand nicht nur eine Emotion oder ein Gefühl, sondern ist sowohl mit dem Geist als auch mit dem Körper verbunden. Kurz gesagt, die Ebene, welche tiefer ist als Geist und Körper, ist die vitale Ebene.

Die Empfindungsebene kann nochmals in drei Ebenen aufgegliedert werden:

A. Naturreich

B. Unterreich

C. Quelle

Auf der Ebene vom Naturreich hören wir Wörter, die für ein Reich spezifisch sind. Auf der Ebene des Unterreichs hören wir Wörter, die für eine Familie oder Klasse oder eine Reihe spezifisch sind. Auf der Ebene der Quelle hören wir Wörter, die spezifisch für die Quelle sind. Manchmal wissen wir nicht einmal, dass diese Merkmale zur Quelle gehören und wir müssen das Internet oder bestimmte Rubriken im Repertorium oder die Materia Medica durchforsten. Die eigentümlichsten Symptome des Patienten gehören zur Quelle.

In der Fallaufnahme muss man sich zuerst des Naturreiches sicher sein, gefolgt vom Unterreich. Dann sollten wir die eigenartigen Aspekte im Kontext des Reiches und des Unterreiches verstehen, um die Quelle zu enthüllen.

DIFFERENZIERUNG DER NATURREICHE

Die Differenzierung der Naturreiche ist eine weitere wichtige Facette die wir berücksichtigen, wenn der Patient ein höheres Energieniveau erreicht.

Jedes Naturreich ist ein Muster. Das Mineralmuster unterscheidet sich vom Tiermuster, und beide unterscheiden sich vom Pflanzenmuster. Sie sprechen alle eine andere Sprache (siehe Grafik unten).

Jedes Heilmittel ist der "Geist" der Quelle, aus der es stammt.

Wenn wir den Patienten ermutigen, diese Kernindividualität durch die mentalen, emotionalen oder körperlichen Symptome auszudrücken, werden wir das Muster des entsprechenden Reiches erkennen.

NATURREICH	EIGENSCHAFTEN
MINERALREICH	Struktur
	-Rolle
	-Beziehung
	-Leistung
	-Etwas fehlt
	-Vollständig/unvollständig
PFLANZENREICH	Eine zugrunde liegende Empfindung und die entgegengesetzte Empfindung
	-Sensitivität und Reaktivität
	-Sensitivität gegenüber externen Einflüssen
TIERREICH	Überlebensstrategien
	-Hoch und niedrig (Hierarchie)
	-Opfer und Aggressor; stark und schwach (Vergleichen)
	-Einer gegen den anderen
	-Dominierend und dominiert
	-Spaltung in sich selbst

Eine Einführung in die Unterklassen und die Superklassen

Ich begann vor dreißig Jahren, die Idee der Naturreiche zu erforschen.

Es folgte die Systematisierung des Wissens auf der Grundlage der individuellen Empfindung von Pflanzenfamilien, Reihen und Spalten im Periodensystem und der Unterreiche bei den Tieren.

Jüngste Forschungen im Pflanzenreich haben diese Idee einen Schritt weiter gebracht.

Eine besondere Anmerkung

Um die in diesem Buch bereitgestellten Informationen optimal nutzen zu können, müssen wir Kenntnisse über die Empfindungsmethode im Bezug auf Reiche und jetzt in Bezug auf Unterklassen und Superklassen, haben.

Durch die WISE-Prozesse erreichen die Patienten in der Regel Ebene 5 und beschreiben ihr Erleben und ihre Empfindung.

Daher ist es sinnvoll, ein grundlegendes Verständnis der Empfindung und der verschiedenen Reaktionen der Unterklassen und Superklassen zu haben, so dass das Muster, welches der Patient ausdrückt, leicht und ohne Verwirrung zu einem Heilmittel kristallisiert werden kann.

Im Pflanzenreich beginnen wir mit dem Reich, dann der Klasse, Unterklasse, Ordnung, Familie, Heilmittel und der Quelle. Jede dieser Stufen hat eine gewisse Qualität. Die Hauptidee hinter dieser Forschungsarbeit ist es, die gemeinsame Empfindung in jeder Unterklasse der Pflanzen zu verstehen.

Es gibt sechs Unterklassen der Dikotyledonen (Zweikeimblättrigen Pflanzen): *Magnolidae, Hamamelididae, Caryophyllidae, Dilleniidae, Rosidae und Asteridae.*

Die Wahrnehmung in der 1. Unterklasse (Magnolidae) ist die einer Sinnesüberflutung aufgrund der extremen Sensibilität und daher Rückzug in ihre eigene Welt.

In der 2. Unterklasse (Hamamelididae) besteht die Notwendigkeit, drinnen zu sein, aber wenn man drinnen ist, gibt es das Gefühl eines Mangels an sensorischer Stimulation und daraus resultierend das Bedürfnis, herauszukommen.

In der 3. Unterklasse (Caryophyllidae) sehen wir das Gefühl, begrenzt oder schrumpfend zu sein, und das Gegenteil, sich zu erweitern und größer zu werden.

In der 4. Unterklasse (Dilleniidae) ist es notwendig, den Status quo, die Komfortzone, zu behalten und eine Position der Stabilität zu bewahren. In den späteren Ordnungen dieser Unterklasse sehen wir, dass derselbe Komfort wie ein Hindernis für sie wird, aus dem sie herauskommen wollen.

Die Wahrnehmung in der 5. Unterklasse ist die, sich erstickt und festgefahren zu fühlen, und die Antwort auf dieses Gefühl ist, sich befreien zu wollen.

In der 6. Unterklasse gibt es die Wahrnehmung von Angriff, Gewalt, Verletzung und Terror. Die Reaktion ist Kampf oder Flucht.

Als die Erforschung der Unterklassen vertieft wurde, entstand das Konzept der *Superklassen.*

Eine *Superklasse* ist eine Gruppe von Mitteln/Familien aus verschiedenen Naturreichen, die eine ähnliche grundlegende Reaktion haben.

Die Idee der Superklasse ist eine große Hilfe bei der Fallaufnahme und auch bei der Identifizierung des Bereichs, in dem sich das Mittel für den Patienten befindet. Es hilft uns, Heilmittel aus allen Reichen in jedem gegebenen Fall zu betrachten und zu vergleichen.

Zum Beispiel: Wenn wir an Beryllium oder Boron (auf der linken Seite der 2. Reihe des Periodensystems) denken, können wir auch die Bivalven im Tierreich oder die 1. Unterklasse von den Dikotyledonen (ein Mittel wie Opium zum Beispiel) betrachten. Alle diese Mittel liegen innerhalb der 1. Superklasse..

Superklassen und ihre Hauptreaktionen

SUPERKLASSE	HAUPTREAKTION
Superklasse 1	Rückzug und Klammern
Superklasse 2	Öffnen und Schließen
Superklasse 3	Einschränken und Erweitern
Superklasse 4	Stabil und Sesshaft
Superklasse 5	Rastlos und Muss raus
Superklasse 6	Gewalt und Zerstörung

Das Wissen über Unterklassen und Superklassen erweitert die Möglichkeiten der Mittelwahl und befähigt den Arzt, über das, was er derzeit weiss, hinauszublicken.

Klinisch erweist sich die Anwendung dieser Arbeit als sehr effektiv und liefert gute Ergebnisse in der Praxis. Diese Erkenntnisse vereinfachen und erhöhen die Klarheit, in der wir Fälle sehen und untersuchen, was wiederum dazu beiträgt, eine bessere, sicherere und solidere Verschreibung zu machen.

WISE: Witnessing the Inner Song Experience

WISE ist eine Abkürzung für

Witnessing (Bezeugen, Beobachten)

Inner (Innere)

Song (Lied)

Experience (Erfahrung, Erleben)

Bezeugen heißt aus der Ferne beobachten, ohne zu urteilen, ohne es zu wollen oder nicht zu wollen, ohne Vorlieben oder Abneigungen. Bezeugen heisst bis ins kleinste Detail zu beobachten. Bezeugen heißt auf Sanskrit Saakshi Bhaav.

Um dies besser zu verstehen, werden wir uns ein Beispiel eines Gerichtszeugen ansehen, der unter Eid mit der Strafe des Meineids vor einem Gericht Zeugnis gibt. Hier muss er genau aussagen, was er gesehen oder gehört hat, ohne Zusätze, Emotionen oder Urteile. Er muss auf die winzigsten Details des Vorfalls eingehen und ihn genau so erzählen, wie er passiert ist, ohne Interpretation.

Innere bedeutet einfach nach innen schauen. Sobald wir erkennen, dass das Drama innen und nicht außen ist, sehen wir, wie sich das Äußere auf das Innere auswirkt. Was auch immer von außen geschehen mag, der Fokus sollte auf der Wirkung im Innern liegen.

Lied bedeuted das innere Muster. das Muster order das Lied ist wie eine Melodie, die in uns spielt. unabhängig davon, was in Aussen geschieht, spielt immer dieselbe Melodie in uns.

Die *Erfahrung* des Musters ist weder ein Gedanke, eine Emotion noch ein Bild. Es ist eine Empfindung oder ein Energiemuster. Es ist jenseits des Geistes, der Logik und der Vernunft und wird sowohl im Körper als auch im Geist gleichzeitig gefühlt. Es offenbart sich durch nichtmenschliche Qualitäten, Gesten und Energie.

Interessanterweise bedeutet WISE auch Weisheit. Weisheit entsteht dadurch, dass du deine Aufmerksamkeit lenkst und nach innen schaust.

William Cowper, ein bekannter englischer Dichter (1731-1800), schrieb das folgende Gedicht über Weisheit und Demut:

Wissen und Weisheit, weit davon entfernt, eins zu sein,
Haben oft keine Verbindung. Wissen wohnt In Köpfen voll
mit Gedanken anderer Männer; Weisheit in den Köpfen,
die auf ihre eigenen achten.

(Auszug aus dem Gedicht „Der Winterspaziergang
am Mittag“ aus„The Task“, Buch VI)

Wie bereits erwähnt, beginnt die Reise zur Heilung mit dem Bewusstsein des anderen *Liedes*, das in dir spielt.

In einer unterstützenden und entspannenden Umgebung haben Patienten die Möglichkeit, ihr inneres Lied durch fürsorglich kreierte, reflektierende Prozesse namens WISE zu entdecken, und hinterlässt bei ihnen das Gefühl, inspiriert und tief genährt zu sein.

Wenn man sich seines inneren Liedes bewusst ist und dieses erlebt, kann man die Ursachen von Stress verstehen und die Intensität und Wirkung dieses Stresses auf uns verringern. Wenn dies geschieht, können wir aus der fixierten Melodie herauskommen, die unser Leben regiert, und werden dadurch die Freiheit haben, im Jetzt zu sein und zu leben. Das ist WISE.

Eine der wichtigsten Intentionen von WISE ist es, den Patienten zu befähigen, nach innen zu schauen. Diese Reise nach innen wirkt durchaus therapeutisch.

Diese Prozesse können mit einzelnen Patienten und in Gruppen durchgeführt werden. Wenn die WISE-Prozesse in Gruppen durchgeführt werden, ist es wichtig, dass jeder Teilnehmer nicht nur sein eigenes Lied erkennt, sondern auch die einzigartigen Muster der anderen erkennen kann. Dies ist essentiell, denn nur dann kann man die Einzigartigkeit des inneren Erlebens verstehen. Andernfalls würde jeder die Täuschung hegen, dass seine Wahrheit die einzige Wahrheit ist. Die Erkenntnis der Einzigartigkeit eines jeden macht das Teilen in

Gruppen zu einem äußerst integralen Bestandteil der WISE-Prozesse.

Während jedes WISE-Prozesses liegt der Fokus des Patienten hauptsächlich auf den sieben Erfahrungsebenen, insbesondere den Emotionen, den Wahnideen und den Empfindungen, und wenn möglich auf dem Energiemuster in Form von Farben, Geräuschen, Bewegungen, Hitze oder Kälte.

Das Bezeugen aller oben genannten Details erhöht das Bewusstsein eines Patienten und ermöglicht es ihm, sich des Musters bewusst zu werden, das sein Leben dominiert hat. Wenn sie anfangen, dieses Muster zu beobachten, schwächt es sich langsam ab. Dadurch werden die instinktiven Reaktionen, die aus dem inneren Muster entstehen, abnehmen und sie können bewusster auf Situationen antworten.

Während der WISE-Prozesse befindet sich der Patient nicht tatsächlich in einer Krise. Dies schafft einen sicheren Ort für den Patienten, um genau zu bezeugen, was in ihm geschieht.

Wie sich ein Homöopath auf WISE vorbereitet

Als wir anfingen, uns mit den Prozessen auseinanderzusetzen, stellte mir meine Kollegin, Dr. Meghna Shah, Dekanin der „The Other Song“ Akademie, eine sehr interessante Frage zu WISE. Sie wollte wissen, welche Voraussetzungen für die Ärzte erforderlich waren, welche die WISE-Prozesse durchführten, und was sie in sich selbst entwickeln mussten, um sicherzustellen, dass sie diese Prozesse effektiv an anderen ausführen konnten.

Ich habe dies ausführlich mit Dr. Meghna und einer anderen Kollegin von mir, Dr. Sarah Coutinho, die maßgeblich an der Entwicklung der WISE-Prozesse beteiligt war, diskutiert. Wir haben uns überlegt, welche Art von Prozess der Homöopath durchlaufen muss, bevor er die WISE Prozesse an einem Patienten versucht.

Erstens muss der Homöopath verstehen, dass er oder sie, um einen WISE-Prozess durchzuführen, einen gewissen Grad an Reife und Mitgefühl mitbringen muss, um einem Patienten den Raum zu geben, sein Muster auszudrücken, ohne sich damit zu identifizieren.

Es ist durchaus möglich, dass die Prozesse ins Leere laufen, wenn sich der Arzt nicht ausreichend vorbereitet. Die Informationen, die wir vom Patienten erhalten, können schwierig zu handhaben sein, da sie starke mitfühlende Reaktionen hervorrufen können. In diesem Fall verlieren wir die Objektivität, und unser Verstand, der die Objektivität benötigt, wird den Drang verspüren, eine Lösung zu finden. Dazu gehört auch, dass unser Verstand Dinge verstehen und klassifizieren will, was schliesslich zu einer endgültigen Schlussfolgerung führt. Wir neigen dazu, die vom Patienten erhaltenen Informationen in Klassifikationen von Naturreichen, Miasmen und Rubriken oder bequem in das Bild eines Arzneimittels zu setzen, welches wir erkennen und kennen.

Grundsätzlich möchte der Geist die Phänomene vor dem Hintergrund dessen analysieren, was er erkennt, und setzt sich auf diese Weise Grenzen.

Um dies zu überwinden, müssen wir uns darüber im Klaren sein, dass die vom Patienten gewonnenen Informationen von einem sehr tiefen Ort im Inneren stammen und dieser Ort niemals zu logischen Analysen oder vernünftigen Argumenten fähig ist. Sie beruhen vielmehr auf der ganz persönlichen Erfahrung des Patienten und seinen eigenen persönlichen Antworten. Dieses Muster ist einzigartig und daher für ihre eigenen oder unsere Interpretation nicht zugänglich. Unser eigenes, persönliches Verständnis, kann uns nicht helfen, die Person vor uns zu verstehen. Wenn wir es verwenden, um dieses einzigartige Phänomen zu verstehen, werden wir müde, frustriert und ziehen voreilige Schlüsse.

Wir müssen lernen zu beobachten, uns bewusst zu sein und im Moment zu sein. Nur dann können wir die Reise des Patienten in seine eigene, unlogische innere Erfahrung effektiv ermöglichen.

Die Klassifizierung und schlussendlich die Auswahl des Mittels sollte am Ende erfolgen (wenn überhaupt). Wenn du in die Tiefe eines Falles gehst, wird er sich normalerweise in eine Form kristallisieren, und dies geschieht automatisch. Wenn du tiefer gehst, schliessen sich die Punkte zusammen und es entsteht ein Muster.

Diese Fähigkeit, einfach zu sein, ohne schnell wissen zu wollen und ohne verstehen zu wollen, ist die primäre Qualität, die der Homöopath entwickeln muss. Man muss den Geist beruhigen und einfach aus dem Bewusstsein heraus handeln.

Jeder WISE-Prozess ist so, als würde man zu einem Ort geführt, den man zuvor noch nicht besucht hat. Wenn man zu früh Schlussfolgerungen zieht, ohne das Ganze zu beachten, wird definitiv der falsche Weg eingeschlagen.

Um es noch einmal zu wiederholen: Der innere Raum eines Patienten ist einzigartig, es gibt keinen vergleichbaren. Wenn wir beginnen, diesen Ort mit einem anderen zu vergleichen, werden wir ihn nicht vollständig würdigen können. Es mag Ähnlichkeiten geben, aber jede Person, jede Fallaufnahme, ist einzigartig. Beobachte diese Einzigartigkeit.

Diese Haltung, nicht zu klassifizieren, sondern zu schauen und zu beobachten, gilt nicht nur für die WISE-Prozesse, sondern ist eine Art der Meditation, die auf das Leben selbst angewendet werden kann.

Kurz gesagt, der Arzt muss die Fähigkeit entwickeln, sich vom Persönlichen zu trennen und die eingehenden Informationen (entweder die eigenen oder die des Patienten) objektiv zu sehen. Um Platz für einen anderen zu schaffen und vor allem zu halten, ist es wichtig, die Haltung eines Zeugen einzunehmen. Um dies zu erreichen, muss der Arzt daran arbeiten, tiefer in sich hineinzugehen, um diese Stille und diesen natürlichen Ort der Ruhe zu finden.

Es ist wichtig, dass der Betreuer oder Homöopath dies selbst erlebt hat, bevor er versucht, den WISE-Prozess an einem Patienten durchzuführen. Wenn sich ein Homöopath im „ Zeugenmodus" befindet, anstatt, herauszufinden, was gerade läuft", ist der WISE-Prozess frei von Interpretationen. Der Homöopath ist frei und offen, um die pure Freude am Erforschen und Entdecken zu genießen. Ihr werdet auch flexibler und ermöglicht es euren Patienten, die Richtung zu ihrem inneren Lied zu lenken und nur dann sanft zu führen und zu fragen, wenn sie abschweifen.

Dennoch ist manchmal eine entschiedene Beharrlichkeit erforderlich, um den Patienten zu seiner Grunderfahrung und seinen Empfindungen zurückzubringen. Dies tritt insbesondere dann auf, wenn der Patient versucht, abzuschweifen, um das Wiedererleben von unangenehmen Ereignissen zu vermeiden. Hier empfiehlt es sich, den Goldstandard zu befolgen, wie er in der Geburtshilfe gelehrt wird: "*Wachsame Erwartung mit meisterhafter Inaktivität ...*".

Der Homöopath sollte von Anfang an klar sein, dass seine Rolle nicht darin besteht, zu führen oder vorzuschlagen, sondern nur darin, den Prozess vom Eintauchen in das Innere zu erleichtern. Der Homöopath sollte jedes Merkmal in dem Fall erforschen, bis die Verbindung zwischen den Bereichen klar erkennbar wird.

Es ist wichtig, den Fall mit peripherem Sehen aufzunehmen und sich nicht nur auf das zu konzentrieren, was der Patient gerade sagt, sondern auch auf das, was historisch ist, sich wiederholt und eine ähnliche Bedeutung hat. Der Homöopath sollte den Worten und Gesten des Patienten treu bleiben, da diese von einem tiefen Ort der primären Reaktion stammen. Sie sollten nicht verändert werden, nicht einmal geringfügig.

Der Homöopath sollte auch lernen, sich in der Stille wohl zu fühlen, da es zu langen Pausen kommen kann. Auch wenn es sich unangenehm anfühlt, ist es wichtig, diese Stille nicht zu unterbrechen, da dies ein kreativer Weg sein kann, der zu tieferen Offenbarungen führen kann. Wenn der Patient etwas auf einer tiefen Ebene erlebt, sollte das nicht eilig oder gehetzt sein, denn wie wir bereits wissen, ist es an sich therapeutisch, das Muster zu erfahren und sich dessen bewusst zu werden. Selbst wenn das Mittel kristallklar erscheint, muss der Homöopath den Prozess fortsetzen, bis der Patient ein Bewusstsein für sich selbst entwickelt, da dies an sich eine tiefgreifende Heilungsreaktion stimulieren kann.

Hier sollten wir uns an § 83 aus der 6. Ausgabe des „Organon der Heilkunst" erinnern:
Diese individualisierende ***Untersuchung eines Krankheitsfalls,*** *wozu ich hier nur eine allgemeine Anleitung gebe und wovon der Praktiker nur berücksichtigen wird, was für jeden Einzelfall gilt, verlangt von dem Heilkünstler nichts als Unbefangenheit und gesunde Sinne, Aufmerksamkeit im Beobachten und Treue im Aufzeichnen des Bildes der Krankheit.*

Wie WISE beginnt

Bevor ein Patient mit den WISE-Prozessen beginnt, wird ihm am Vortag ein Fragebogen ausgehändigt.

Er enthält die folgenden Kriterien :

1. Ängste: Was sind deine Ängste, von der Kindheit bis zum Erwachsenenalter?
2. Empfindlichkeiten: Wofür bist du körperlich und emotional empfindlich? Was hasst du?
3. Interessen und Hobbies: Was machen sie mit dir? Wie fühlen du dich dabei?
4. Träume: Gibt es wiederkehrende Träume, die du hast?
5. Situationen: Gibt es bestimmte Situationen, die dich beeinflusst haben oder noch immer beeinflussen?
6. Vorlieben: Was sind deine Lieblingsfarben? Gerüche? Abneigungen?
7. Beschwerden: Liste die vollständigen Details deiner aktuellen und vergangenen körperlichen Beschwerden auf.

Der Patient wird auch gebeten zu beschreiben, wie sich jeder der oben genannten Punkte auf ihn auswirkt.

Diese Fragen vor den WISE-Prozessen zu stellen dient mehreren Zwecken. Erstens kommen in vielen Fällen während der WISE-Prozesse Patienten zu uns und möchten über sich selbst und ihre Beschwerden sprechen. Vielleicht widersteht es ihnen, sich ausschließlich an den Prozess zu halten. In solchen Situationen hilft es ihnen, bereitwilliger in die Prozesse und ihre Erfahrungen einzusteigen, wenn wir ihnen versichern, dass wir bereits durchgearbeitet haben, was sie auf dem Fragebogen geschrieben haben und worüber sie in der Fallaufnahme gesprochen haben. Zweitens ist es am Ende des Prozesses wichtig, alle Punkte des Falls zu verbinden. Dies bedeutet, dass man jedes Detail von der Hauptbeschwerde, den Ängsten, Träumen usw. berücksichtigen muss, bevor man die Verschreibung macht.

Allgemeine Richtlinien für WISE

Da Patienten sich im Allgemeinen nicht an diese Art von Prozessen gewöhnt sind, gibt es einige allgemeine Richtlinien, die sie im Voraus beachten sollten

1. Jedem Prozess ist eine angemessene Zeit zur Verfügung gestellt, damit er sich vollständig entwickeln kann. Pro Prozess sind ungefähr zwei Stunden erforderlich.
2. Der Patient muss rechtzeitig darüber informiert werden, dass dies so lange dauert und sollte sich genügend Zeit nehmen.
3. Der Patient darf nicht unterbrochen werden. Mobiltelefone müssen ausgeschaltet sein, da jede Unterbrechung vom Prozess ablenken kann.
4. Dem Patienten muss gesagt werden, was während jedem Prozess passieren wird, wohin er gehen soll und wie wichtig dies ist. Es ist essentiell, bei jedem Prozess und jeder Erfahrung viel Geduld und Ausdauer zu haben. Es ist wichtig, dies dem Patienten zu erklären.
5. Lass den Patienten einige Minuten lang mit ein paar tiefen Atemzügen entspannen, bevor der Prozess beginnt. Du kannst auch entspannende Musik spielen, bevor du mit der Sitzung beginnst.
6. Führe den Patienten sanft in sein Unterbewusstsein, in seine Vorstellungskraft und in seine Erfahrung.
7. Erinnere ihn wiederholt an die Wichtigkeit dieser Arbeit und dass er sich nicht beeilen soll.

8. Ermutige den Patienten, die Augen zu schließen und tiefer in die Erfahrung hinein zu gehen.

9. Lass den Patienten am Ende jedes Prozesses tief durchatmen und sich eine Weile entspannen.

10. Wenn der Patient das Ergebnis des Prozesses wissen möchte, ist es sehr wichtig, diese Information vorerst zurückzuhalten. Der Arzt kann jedoch fragen, ob er selber während des Prozesses wiederholte Wörter, Ausdrücke und Erfahrungen beobachten konnte.

11. Sag dem Patienten, was auch immer er sich beim Betrachten der Bilder vorgestellt oder erlebt hat, hat mit seinem eigenen Muster und seiner eigenen Empfindlichkeit zu tun.

12. Wenn der Patient bereit ist, tiefer zu gehen, können wir ihm eine Abschrift des gesamten Prozesses geben und ihn bitten, diese nach Belieben zu lesen. Bitte ihn, die wichtigen, wiederholten Worte zu identifizieren. Erkläre, dass dies sein Erleben ist, wie er die Realität wahrnimmt, und dies könnte die Ursache für seinen Stress sein. Dieses Bewusstsein an sich kann ihm helfen.

13. Wenn der Patient am Ende der Prozesse ein bemerkenswertes Bewusstsein zeigt, bei dem wir sehen können, dass er sich unbekannter Teile seiner selbst bewusst geworden ist und dies durch Worte ausdrückt, gib nicht sofort ein homöopathisches Mittel. Beobachte den Patienten vierzehn Tage bis einen Monat lang, um festzustellen, welche therapeutische Wirkung die Prozesse hatten.

14. Aus homöopathischer Sicht werden wir am Ende des Prozesses wahrscheinlich mehr Empfindungswörter erhalten, die alsMuster eines bestimmten Reichs, Unterreichs oder einer bestimmten Quelle gesehen werden können. Wir werden wahrscheinlich auch einige

Bilder erhalten, die in Form von Rubriken in den Abschnitten Wahnideen und Furcht im Repertorium zu finden sind. Auf einer tieferen Ebene können wir eine Darstellung von Unterklassen im Pflanzenreich, verschiedenen Klassen bei Tieren und bestimmten Reihen des Periodensystems im Mineralreich erhalten. Man muss auf Wörter achten, die Quellenqualitäten darstellen wie Farbe, Größe, Konsistenz, Geruch, Bewegung, Dynamik, Überlebensmechanismus usw.

15. Der Arzt, der den Prozess durchgeführt hat, sollte einen Bericht erstellen, der den Namen, das Alter, die Hauptbeschwerde des Patienten, Ängste, Sensibilität, Kindheit und Träume (kurz) beinhaltet. Es ist auch wichtig, die homöopathischen Mittel, die dem Patienten in der Vergangenheit verabreicht wurden, und die damit verbundenen Wirkungen zu vermerken. Der Arzt ist auch dafür verantwortlich, eine Mitschrift des Prozesses in Absatzform zu erstellen. Schließlich wird am Ende eine Zusammenfassung erstellt, in der ähnliche Ausdrücke und Wörter gruppiert werden. Darin wird auch aufgelistet, wie oft in den Prozessen die Emotionen, Bilder, Erfahrungen, Handgesten und jedes Quellenwort, das der Patient möglicherweise verwendet hat, aufgetreten ist.

Erste Anweisungen für Patienten

Während jedes WISE-Prozesses sollte der Patient informiert werden, was man während den Prozessen tun kann und was man unterlassen sollte.

Dies hilft dem Arzt nicht nur, den Patienten während des gesamten Prozesses auf den richtigen Weg zu führen, sondern auch, erschwerende Informationen während der Analyse zu vermeiden.

Was WISE-Teilnehmer nicht teilen sollten:

a) Verwenden Sie nicht Ihren logischen Verstand.

b) Sagen Sie uns nicht, was Sie sehen (zum Beispiel: „Ich sehe einen Schwan oder einen Baum.“).

c) Beschreiben Sie nicht das Bild vor Ihnen.

d) Sagen Sie uns nicht, woran das Bild Sie erinnert.

Was WISE-Teilnehmer teilen sollten:

a) Welche Emotionen kommen bei Ihnen auf?

b) Welche Fantasien kommen bei Ihnen auf?

c) Welche Erfahrungen kommen bei Ihnen auf?

d) Diese Emotionen, Fantasien oder Erfahrungen haben nichts mit Ihnen oder Ihrem Leben zu tun. Es kann jegliche Situation sein, die irgendjemand oder irgendetwas in irgendeinem Raum oder zu irgendeiner Zeit erlebt.

e) Fantasie: Lassen Sie Ihrer Fantasie freien Lauf. Lassen Sie alles geschehen. Was sehen Sie, wenn Sie sich in einer imaginären Situation oder einem imaginären Szenario befinden? Was können Sie sich vorstellen? Wer sind die verschiedenen Teilnehmer in diesem Szenario? Was erleben sie? Was fühlen sie? Was ist in ihrem Geist und Körper los?

f) Spontanität: Seien Sie spontan. Je unlogischer, sinnloser und unsinniger es Ihnen erscheint, desto besser ist es.

Es ist äußerst wichtig, den Patienten ausreichend vorzubereiten, bevor die Prozesse mit ihm begonnen werden.

Erkläre dem Patienten, was WISE ist, und gib ihm einen Überblick über die sieben Ebenen der Wahrnehmung. Informiere ihn darüber, dass wir bestimmte Dinge überbetonen und Fragen wiederholt stellen. Nicht weil er es nicht gut macht, sondern weil wir mit unserer Erfahrung festgestellt haben, dass der Patient jedes Mal tiefer gehen kann, wenn wir die Frage wiederholen.

Lass den Patienten wissen, wie wichtig es ist, seinen logischen Verstand auszuschalten. Wenn Dinge für ihn keinen Sinn ergeben und lustig oder unsinnig erscheinen, ist es für uns vollkommen sinnvoll. Dieser Unsinn wird uns helfen, ihn besser zu verstehen.

Am wichtigsten ist, dass der Patient sich wohl fühlt und darin bestärkt wird, dass dies ein sicherer Ort ist, an dem er alles erleben kann, was erlebt werden muss, und dass er in seinem Ausdruck seine vollen Möglichkeiten ausschöpfen kann, ohne sich beurteilt zu fühlen.

Wenn Patienten diese anfängliche Orientierung erhalten, leisten sie weniger Widerstand und sind offener für das Erleben und Teilen dessen, was sie durchmachen.

Denke daran, WISE ist etwas sehr Neues für sie und wenn sie lachen oder etwas sagen wie “Ich kann es mir nicht vorstellen ...” oder “Ich kann das nicht tun ...”, müssen wir sehr geduldig mit ihnen sein, geduldig aber beharrlich. Wir bleiben beharrlich, weil wir das Vertrauen haben, dass es wirklich funktioniert!

Wann man WISE benutzt

Die WISE-Prozesse können zu Beginn, in der Mitte oder am Ende der Fallaufnahme verwendet werden, je nach dem, was der einzelne Fall erfordert.

Die Prozesse sind sehr nützlich am Ende der Fallaufnahme, um weitere Klarheit über das Mittel (und die Erfahrung des Patienten) zu erlangen und um die Empfindung zu bestätigen.

Wenn der Arzt oder Therapeut in der Mitte des Falles feststeckt oder verwirrt ist, können die Prozesse zu diesem Zeitpunkt eingeführt werden, was dazu beitragen kann, den Verlauf des Falls in die richtige Richtung zu lenken.

Fragen während WISE

Es gibt bestimmte Fragemöglichkeiten, auf die wir während der WISE-Prozesse achten und für die wir unsere Augen offen halten sollten.

Hier zeigen wir auf, was wir in unseren Kliniken mit unseren Patienten beobachtet haben, was wir angetroffen und praktiziert haben:

- ✓ Immer, wenn etwas Unangenehmes oder Störendes auftaucht, müssen wir tiefer in die Fantasie und von dort in das Erleben eintauchen. Wenn es Handgesten gibt, konzentriere dich auf diese. Wenn wichtige Erfahrungswörter auftauchen, konzentriere dich darauf.
- ✓ Halte es immer unpersönlich. Wenn der Patient beispielsweise zu irgendeinem Zeitpunkt des Prozesses sagt: „*Gefangen und gefesselt…*“, sollte der Homöopath fragen: „*Wie wäre das, gefangen und gefesselt zu sein?*“. Frage nicht: “*Wie wäre es für “Sie*”...”. Wenn jedoch der Patient es persönlich macht, ist es in Ordnung, persönlich zu werden. Frage weiter, bis du zu der Empfindung und in die Energie kommst.
- ✓ Manchmal geht der Patient auf die persönliche Ebene. Zum Beispiel kann er oder sie sagen: “*Der Schwan wird gezwungen*, etwas zu tun ...” oder “*Der Schwan fühlt sich als Sklavin ...*” und dann könnte er sagen: “*Ich habe mich in dieser und dieser Situation in meinem Leben immer so gefühlt.*”. Dann darfst du darauf eingehen. Wenn das Bild eine bestimmte Erinnerung auslöst, kann man darauf eingehen, jedoch nur dann.
- ✓ Wenn die Erfahrung angenehm, ruhig, frei oder friedlich ist und der Patient diese positiven Gefühle auf die Bilder projiziert (wenn er zum Beispiel sagt, der Schwan fühlt sich ruhig, friedlich usw.), gehe tiefer

in diese Erfahrung ein. Frage: "*Wie fühlt sich dieser Frieden an ...*", bis er zum Gegenteil kommt. Wenn der Patient zum Beispiel sagt: „*Diese Ruhe ist, als wäre ich nicht gebunden…*", dann gehe tiefer auf dieses gebunden sein ein und beobachte, welches Muster auftaucht.

- ✓ Wenn du das Gefühl hast, die maximalen Informationen aus dem ersten Prozess extrahiert zu haben, fahre mit dem zweiten fort.
- ✓ Fragen, die auf weitere Details des Szenarios abzielen, sind zulässig. Wenn der Patient beispielsweise sagt, dass der erste Schwan den zweiten Schwan anschreit, können wir fragen: „W*as schreit er? Was ist das für eine Situation…*". Ab diesem Zeitpunkt, wenn sich das gesamte Szenario öffnet, können wir die Erfahrung des ersten und des zweiten Schwans erfragen.
- ✓ Halte den Patienten immer von seinem logischen Verstand fern.
- ✓ Versichere dem Patienten weiterhin, dass er es gut macht. Das ermutigt ihn, weiterzumachen und versichert ihm, dass wir verstehen, was er sagt, auch wenn es keinen logischen Sinn ergibt.

WISE-Prozesse

Wie bereits erwähnt, werden verschiedene WISE-Prozesse verwendet, um die Patienten zu untersuchen und ihnen zu helfen, ihr inneres Muster zu verstehen.

In der folgenden Tabelle sind die sieben Ebenen der Wahrnehmung und die WISE-Prozesse dargestellt, die der jeweiligen Ebene entsprechen

WISE PROZESS	ENTSPRECHENDE EBENE
1. Taj Mahal	Ebene von Name und Fakt
1. Kindheit 2. Erfahrung in Krisenmoment	Emotionale Ebene
1. Bilder: -Zwei Bäume - Zwei Schwäne -Zwei Frauen (Die vollständige Liste der Bilder ist unter *WISE: Bilder zu finden*) 2. Wand 3. Einkaufszentrum 4. Haltung 5. Lehm 6. 5 Spalten	Ebene der Wahnideen und Fantasie/ Imagination

WISE PROZESS	ENTSPRECHENDE EBENE
1. Freie Striche 2. Keyboard 3. Doodle 4. Unsinniges Gerede oder Geplapper 5. Trommeln 6. Frei fliessende Bewegung	Erleben, Empfindung, Energie
Der Zustand, in dem wir beobachten	Ebene des Zeugen

**Obwohl diese Prozesse darauf ausgelegt sind, dich auf eine bestimmte Ebene zu bringen, kannst du möglicherweise in jeder Übung tiefer als diese Ebene gehen.*

Das Hauptaugenmerk dieses Buches liegt auf dem ersten WISE-Prozess, den wir in unserer Praxis verwenden: Bilder. Wir haben aber auch kleine Vorschauen der anderen WISE-Prozesse beigefügt, welche dem Patienten helfen, sein inneres Muster zu erreichen.

WISE: Bilder

Im Allgemeinen umfasst der erste WISE-Prozess, den wir verwenden, die Bilder aus Sankaran`s DeWISE.

Wie bereits erwähnt, handelt es sich dabei um sorgfältig ausgewählte Bilder welche den Patienten direkt in seine Vorstellungskraft und Erfahrung führen, indem sie die Lebensgeschichte und Lebenssituation des Patienten umgehen. Es ist wichtig zu verstehen, dass jedes Foto oder jedes Bild, wenn es fokussiert wird, zur Individualität des Patienten führen kann.

Die Bildsequenz in De*WISE* wurde mit großer Überlegung zusammengestellt. Einige Bilder zeigen zwei entgegengesetzte Polaritäten, wie die der beiden Bäume (einer voll und einer kahl), und als direktes Ergebnis sehen wir häufig die beiden Polaritäten beim Patienten nach der Anwendung dieser Bilder. Die Bilder in Sankaran`s De*WISE* enthalten sowohl menschliche als auch nicht-menschliche Abbildungen, um sicherzustellen, dass wir alle Dimensionen des Patienten erkunden können.

Wenn wir eine Reihe verschiedener Bilder durchgehen, können wir Folgendes entdecken:

I. Es gibt Dinge innerhalb der Fantasie und des Erlebens, die den verschiedenen Bildern gemeinsam sind.

II. Es gibt Dinge, die sich in der Erfahrung des Patienten mit jedem Bild unterscheiden.

Das, was gemeinsam ist, ist normalerweise der zentralere Aspekt der Erfahrung des Patienten. Die Dinge, die in jedem Bild unterschiedlich sind, vervollständigen das Muster der Erfahrung des Patienten und sind oft die eher peripheren Aspekte dieses Musters.

In WISE: *Bilder* ist das erste Bild das wichtigste.

Von hier aus erhalten wir einen Panoramablick auf die verschiedenen

Erfahrungen, Visualisierungen und Gefühle des Patienten. Man muss so lange wie möglich beim ersten Bild bleiben und jede Unze an Informationen aus dem Patienten extrahieren. Erst, wenn du überzeugt bist, dass du so tief wie möglich gegangen bist, kannst du mit dem nächsten Bild fortfahren.

In den nachfolgenden Bildern wird das, was in diesem Fall wichtig ist, bekräftigt, und wir stellen fest, welcher der verschiedenen Aspekte sich wiederholt oder ob das Gegenteil davon ausgedrückt wird. Besonderes Augenmerk legen wir dabei auf die Handgesten oder das Erleben der Bilder und der Quelle (falls sie auftaucht). Das, was sich ständig wiederholt, ist das, worauf wir achten müssen. Mit jedem Bild gewinnen wir mehr Klarheit. Dies ist der Zeitpunkt, an dem das Muster des Patienten in den Fokus rückt. Mit jedem folgenden Bild wird das Objektiv fokussierter und wir können uns ziemlich sicher sein, welches Muster vorliegt und wo die Dynamik des Falles liegt. Es ist wichtig, niemals ausschließlich aus dem ersten Bild eine Schlussfolgerung zu ziehen. Wir müssen einfach alle Informationen aus jedem Bild beobachten, notieren und in Ebenen einteilen.

Über Sankaran`s DeWISE

Anfangs benutzte ich meinen Laptop, um den Patienten die WISE-Bilder zu zeigen, aber dann hat mich die Idee von einem praktischen, kalenderähnlichen Tischständer angesprochen. Dies ist logistisch für die Patienten und mich viel einfacher.

Durch die Bilder, die ich für den Ständer ausgewählt habe, fühle ich mich ruhig, friedlich und meditativ. Er enthält Bilder von einem Lotus, einem See, einem unschuldigen Ziegenbaby, zwei Elefantenbabys, die ihrer Mutter folgen und Ramana Maharshi. Diese wurden zunächst mit der Absicht hinzugefügt, einen meditativen Prozess beim Patienten einzuleiten.

Ironischerweise hat eine Patientin, bei der ich zwei Stunden für einen WISE-Prozess eingeplant hatte, diesen in einer Stunde bereits abgeschlossen. Da ich also noch etwas Zeit hatte, zeigte ich ihr auch die meditativen Bilder. Was dabei herauskam, war äußerst überraschend. Als ich ihr das Bild der Ziege zeigte, sagte sie: “ Sie ist allein, verloren, hilflos und hat Angst um ihr Leben, weil ein wilder Hund kommen wird, sie fängt und tötet...”.

Was dabei noch interessanter war, ist, dass diese Aussage genau mit dem übereinstimmte, was sie in den früheren Prozessen geäußert hatte. Wir erkannten, dass dies etwas sehr Wichtiges bestätigte und bekräftigte:

Egal, welches Bild jemand sieht, er oder sie wird seinen eigenen Zustand und seine individuelle Wahrnehmung erleben und ausdrücken.

Allerdings gibt es bestimmte Bilder, die eine stärkere Wirkung haben als andere. Und so habe ich in einem experimentellen Prozess mit meinen engen Kollegen weitere Bilder identifiziert und sie zusammen gestellt in dem Ständer, der den Namen "Sankaran DeWise" trägt.

Als Ergebnis der intensiven Arbeit mit dem DeWise-Werkzeug habe ich eine Technik entwickelt, wie man es benutzt und wie man es in den Prozess der Fallaufnahme integriert. Durch die Verwendung von DeWise wechseln wir zwischen dem Unpersönlichen und dem Persönlichen. Wir verwenden die exakten Ausdrücke des Patienten als Einstieg in seinen Zustand oder in sein erleben.

Nach dem Sammeln von Informationen folgt die Analyse. Es ist eine intensive Suche, um herauszufinden, wo das einzigartige Muster des Patienten im Atlas unserer Arzneimittel liegt.

Das dem Patienten verschriebene Mittel muss die Essenz dessen enthalten, was aus dem Prozess destilliert wurde. Wenn dies nicht geschieht, wissen wir zuversichtlich, dass dies nicht das Mittel für diesen Patienten ist.

WORTE DER WARNUNG

Die Verwendung der WISE-Prozesse bedeutet nicht, dass wir die Symptome des Patienten nicht berücksichtigen.

Die individualisierenden Symptome und Modalitäten des Patienten werden gleichermaßen berücksichtigt.

Durch die Erzeugung einer Synergie des Systems (die WISE-Prozesse sind eine Möglichkeit, das System zu erreichen), der Symptome (Repertorium und Materia Medica) und des Genius können wir bei der Mittelwahl sehr sicher sein.

Das dem Patienten verschriebene Mittel muss die Essenz dessen beinhalten, was aus dem Prozess kristallisiert wurde. Wenn dies nicht geschieht, wissen wir, dass es nicht das richtige Mittel für diesen Patienten ist.

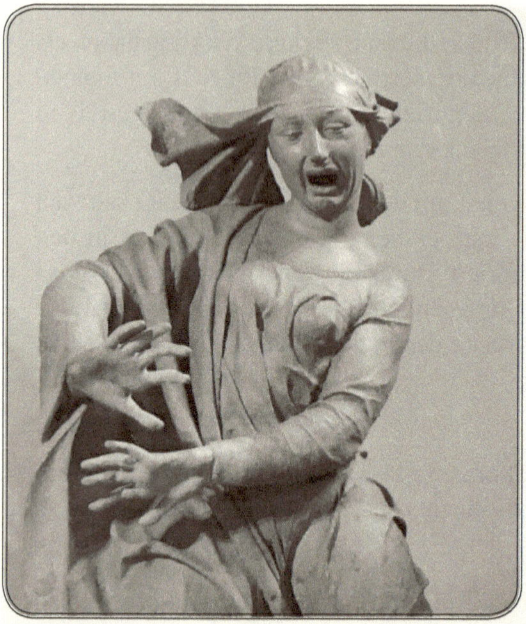

Frau 1

Frau 2

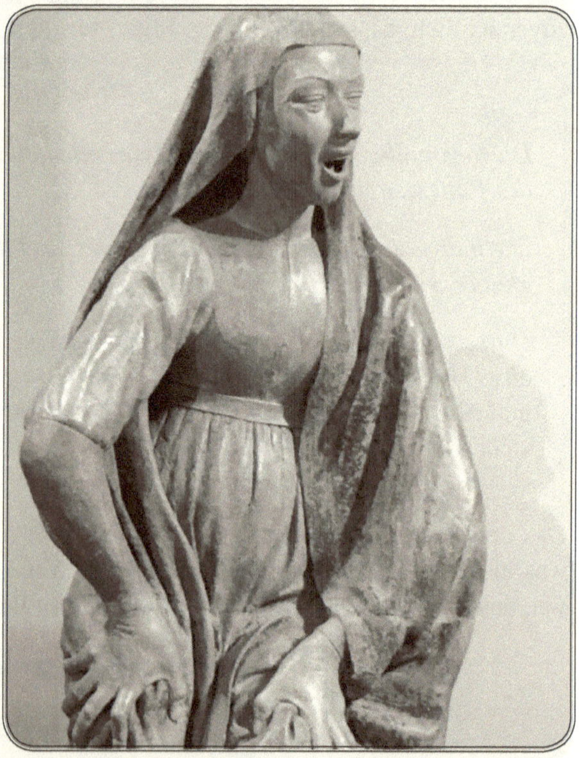

Baum 1

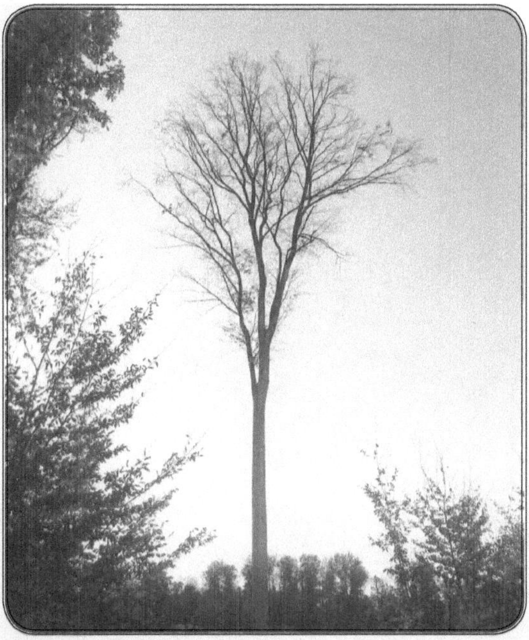

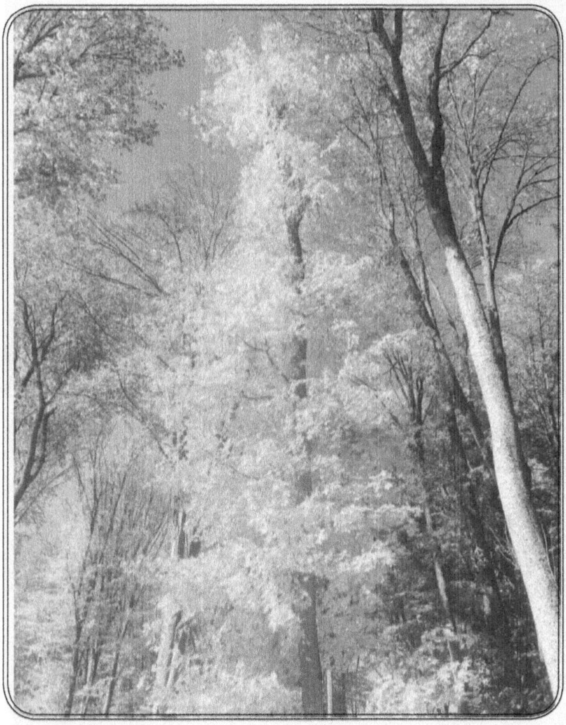

Baum 1

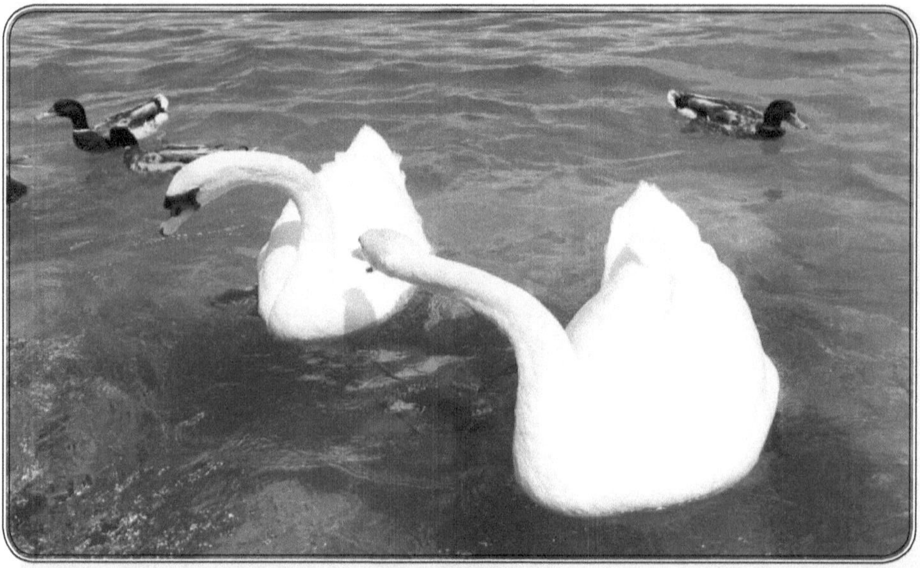

Schwan 1

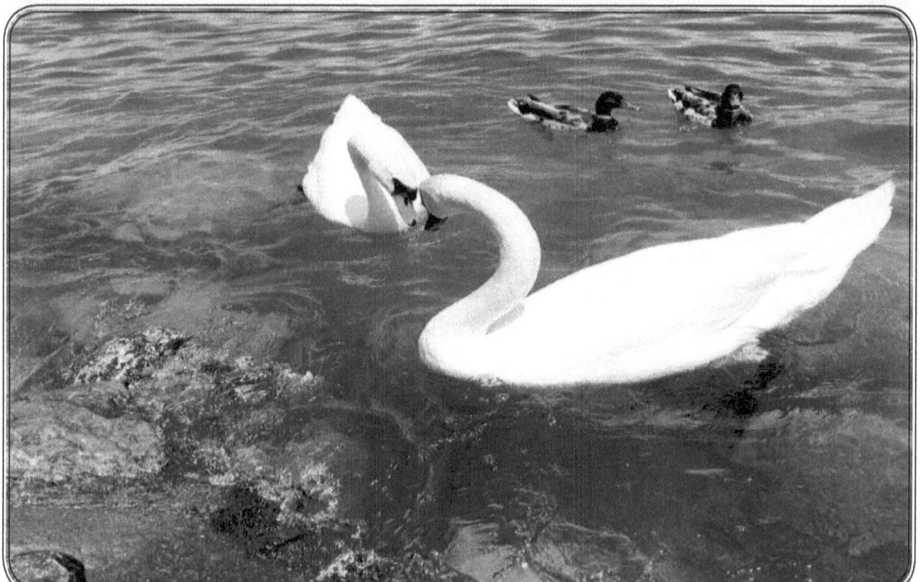

Schwan 2

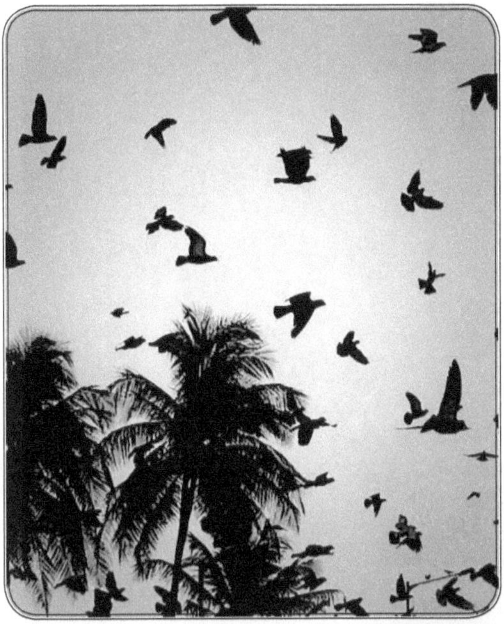

Vögel

Baum 3

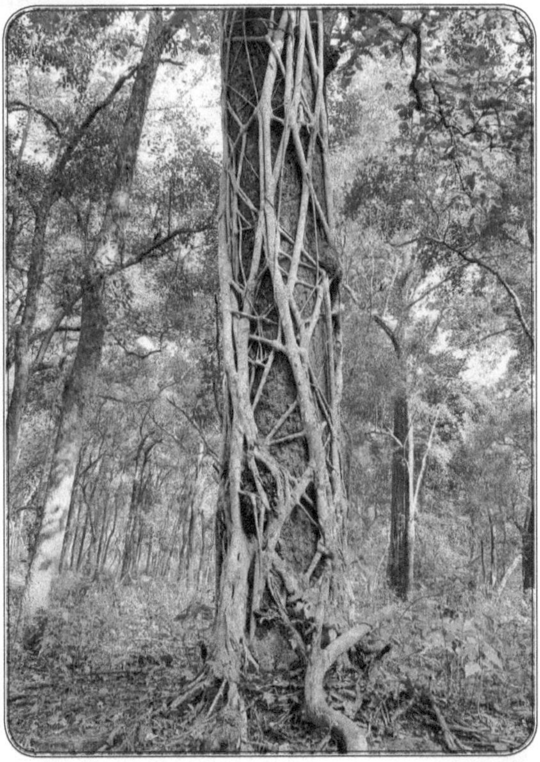

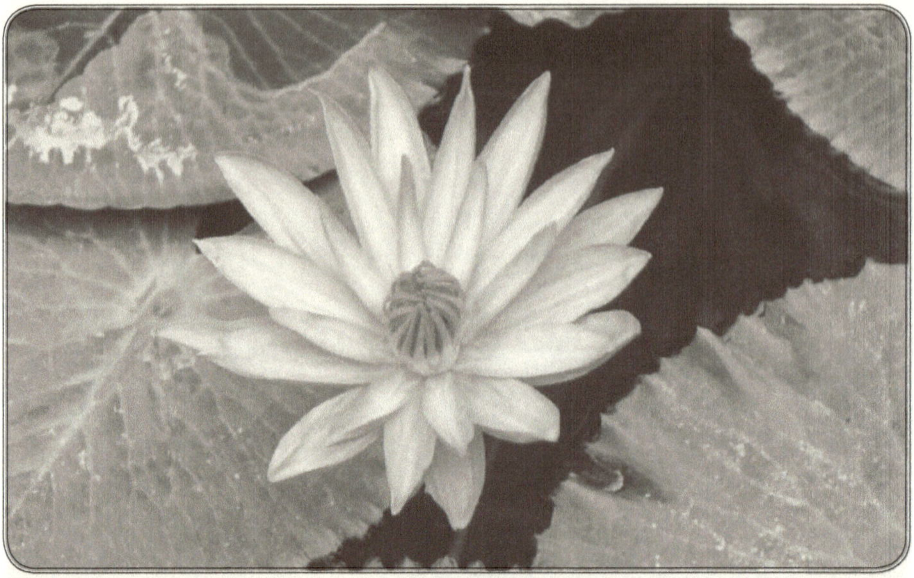

Lotus

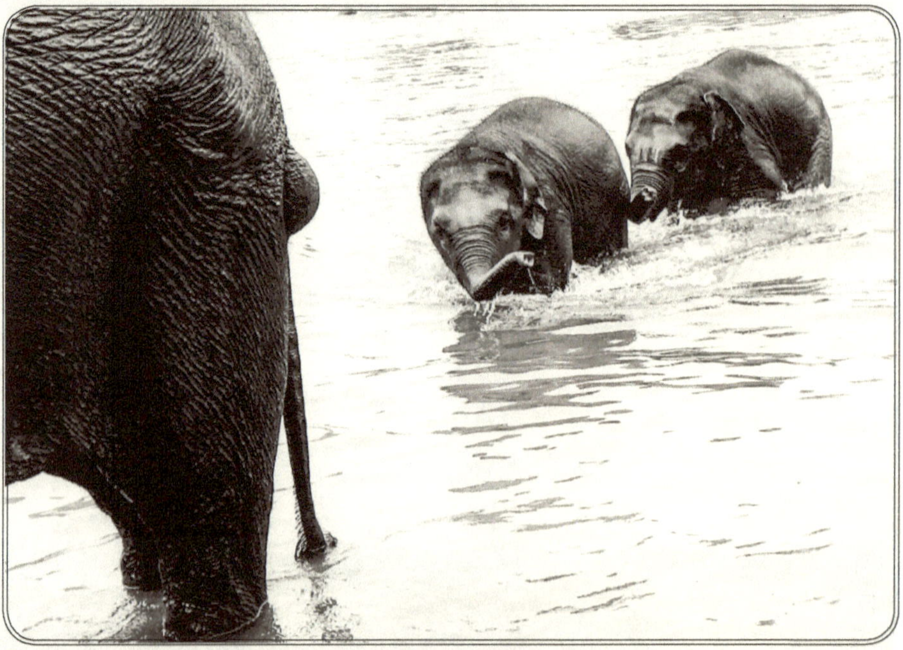

Elefanten

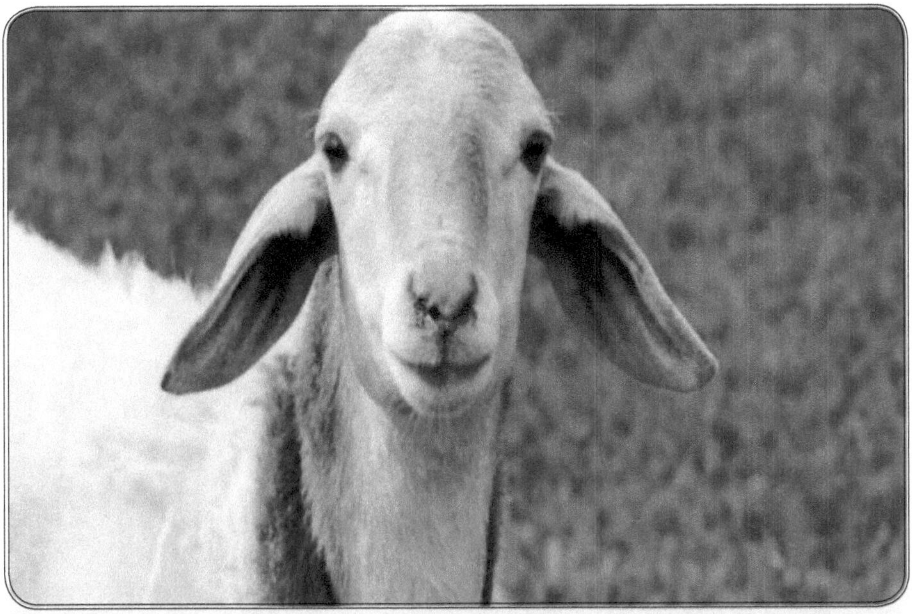

Ziege

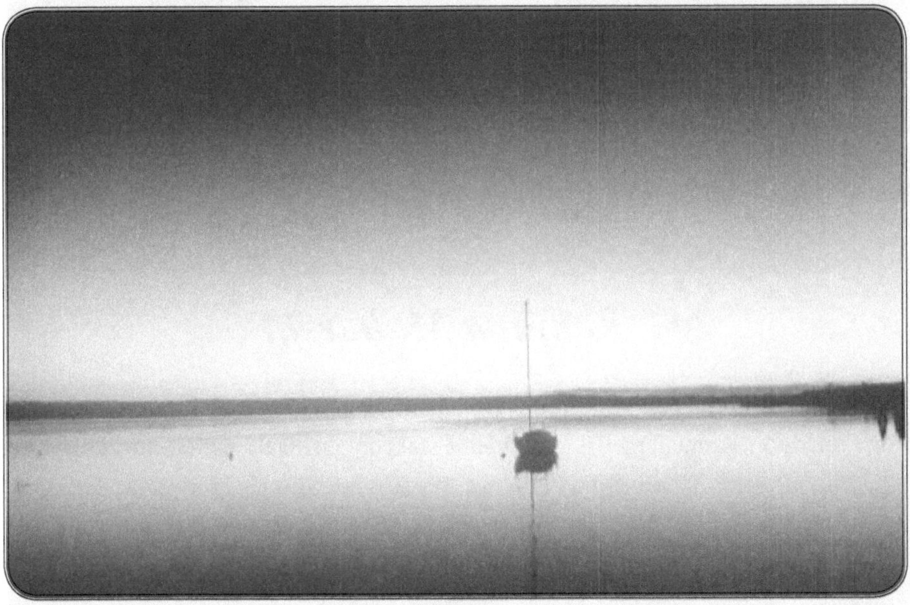

See

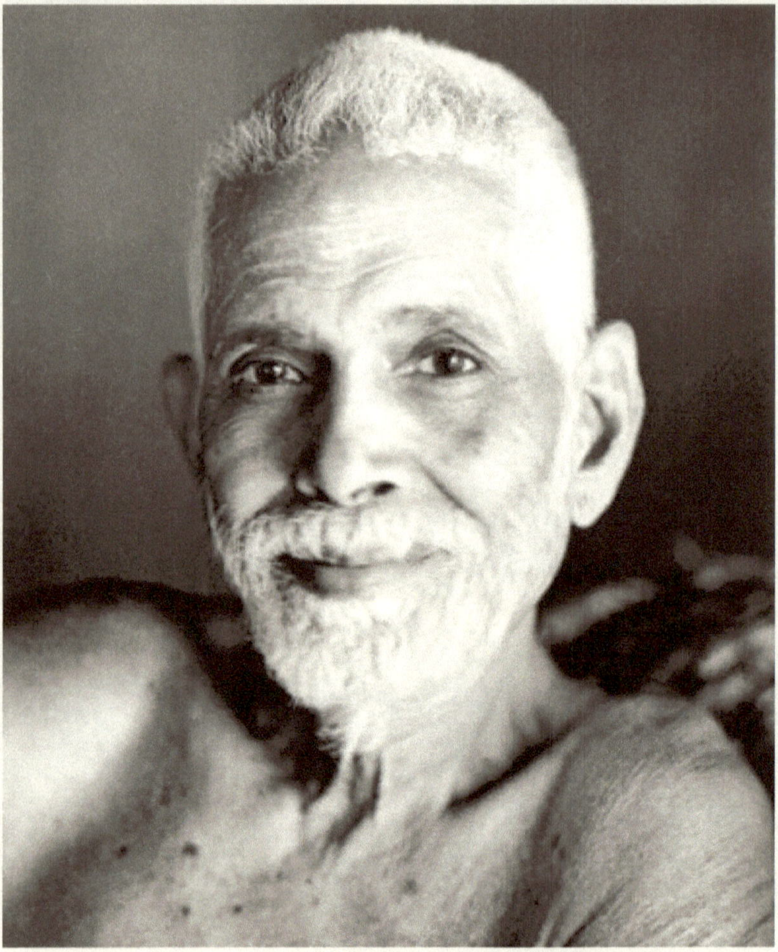

Ramana Maharshi

Jedes der WISE-Bilder fügt dem Muster des Patienten etwas hinzu, entweder in Form von Fantasien, Bildern oder Erfahrungen. Daher müssen alle Bilder gebührend berücksichtigt werden.

Es ist wichtig zu beachten, dass nicht alle WISE-Bilder in einer Sitzung verwendet werden müssen. Dies hängt vom Bedarf des jeweiligen Falls ab. Es gibt keine festen Regeln. Manchmal kommt es vor, dass das Muster nur durch wenige Bilder klar wird. In diesem Fall müssen nicht alle verbleibenden Bilder in dieser Sitzung durchgesehen werden. Andere Patienten müssen möglicherweise durch mehre Bilder gehen, bevor wir den Fall vollständig verstehen können.

Es kommt auch auf die verfügbare Zeit an. Wenn es sich um einen neuen Fall handelt, in dem wir auch andere Bereiche wie Hauptbeschwerden, Träume, Ängste, stressige Lebenssituationen usw. untersuchen, ist es möglicherweise nicht praktisch oder möglich, viele Bilder während dieser Sitzung zu machen. Am Ende eines neuen Falls in unserer Klinik wählen wir normalerweise zwei WISE-Bilder für den Patienten aus. Wenn es sich um eine erneute Aufnahme eines Falles handelt und / oder wenn eine bestimmte Zeit ausschließlich für die WISE-Prozesse vorgesehen ist, können mehr Bilder verwendet werden.

Am Ende der Prozesse müssen wir objektiv die verschiedenen Aspekte des inneren Musters des Patienten identifizieren, indem wir die Ausdrücke, Bilder und Empfindungen notieren, die sich wiederholen, synonym sind oder das genaue Gegenteil.

Wir müssen dann ein Porträt dieses Musters erstellen, indem wir den intensiveren und wiederholten Ausdrücken die gebührende Bedeutung beimessen und das Porträt schliesslich mit den weiteren Ausdrücken oder Bildern vervollständigen.

Zuletzt müssen wir schauen, ob das, was wir verstanden haben, die anfänglichen Informationen über die Ängste, Träume, Empfindlichkeiten, die Kindheit des Patienten und die Auswirkung der Hauptbeschwerde auf ihn angemessen erklären kann.

Jedes Porträt des Musters, das nicht alle diese Aspekte des Patienten erklärt (einschließlich unserer objektiven Beobachtungen von ihm), sollte als unvollständig oder ungenau betrachtet werden.

Anleitung für WISE: Bilder

Es gibt eine spezielle Einführung, die wir dazu verwenden, den Patienten den WISE-Prozess zu erklären.

In erster Linie sagen wir ihnen:

„Bitte entspannen Sie sich. Es ist jetzt Zeit, Ihrem Verstand Urlaub zu geben. Es sollte jetzt kein Denken geben. Sie können einfach ausdrücken, was spontan auftaucht... ".

Diese Anweisungen sollten nicht alle auf einmal gegeben werden.

Der Patient sollte eine sanfte Anleitung mit vielen Pausen dazwischen erhalten, um ihm den Raum zu geben, sich auszudrücken.

Wir beginnen dann den schrittweisen Prozess, indem wir den Patienten bitten:

I. *Sehen Sie sich das Bild an.*

II. *Lassen Sie Ihrer Fantasie freien Lauf.*

III. *Sehen Sie, was hier passiert, und erfinden Sie eine ganze Geschichte dazu.*

IV. *Sie können überall hingehen, in jeden Raum, in jede Zeit (Vergangenheit, Gegenwart, Zukunft), zu jeder Person oder jedem Wesen.*

V. *Lassen Sie das Bild eine Vorstellung/Empfindung in Ihnen auslösen, nehmen Sie sich Zeit und beobachten Sie dies einfach.*

VI. Gehen Sie voll in diese Vorstellung/Empfindung hinein. Sobald Sie vollständig darin sind, werden Sie sich der Erfahrung bewusst, dort zu sein.

VII. Wenn sich die Fantasie, welche ausgedrückt wird, nicht auf Sie bezieht, bitten wir Sie darum, sich bewusst werden, was die Erfahrung dieses Wesens in dem Bild sein würde.

Was ist deren Erfahrung?

VIII. Sobald Sie anfangen, die Erfahrung zu fühlen, gehen Sie tiefer und tiefer in diese Erfahrung hinein.

IX. Wenn Sie Ihre Erfahrung vollständig beobachtet und bezeugt haben, können Sie sie teilen oder aufschreiben.

Die Erfahrung des Patienten wird nach jedem Prozess aufgezeichnet und kann dann immer wieder studiert werden, um die Aufmerksamkeit und das Bewusstsein auf sein Muster zu lenken.

Analyse nach WISE: Bilder

Um die Analyse dieses WISE-Prozesses zu vereinfachen, empfehlen wir, die Informationen in verschiedenen Feldern zu platzieren (ähnlich wie bei der 8-Box-Methode). Diese Art der Anordnung der Daten ermöglicht Klarheit und Organisation aller gesammelten Informationen. Darüber hinaus ist es sehr nützlich, um Ähnlichkeiten der Erfahrungen des Patienten zwischen den Bildern festzustellen.

Die folgende Tabelle ist nur ein kurzes Beispiel für eine Fallanalyse von WISE: Bilder. Beachten Sie die um Ähnlichkeiten und Unterschiede, die bei diesem Patienten ein eindeutiges Muster bilden:

Frau 1	Frau 2	Baum 1	Baum 2
Will nicht weitermachen Wegschieben Genug gesagt Am Rande, Grenze *Sie will es nicht mehr tun*	Beine sehr fest halten *Viele Bemühungen, gehört zu werden*	Allein, aber nicht gestört Friedlich, ruhig Gegenteil? Aufregung, Unruhe Viele Dinge passieren nacheinander Nicht organisiert	Schönheit Stärke Unfähig *Du bist weniger*

Schwan 1	Schwan 2	Vögel	Baum 3
Schimpfen (Sieht mir sehr ähnlich) *Ich kümmere mich um die Familie, Verantwortung* *Wertlos* Bemühungen werden nicht anerkannt *Will anderen gefallen* *Gefühl, gering, klein, unwichtig zu sein* *Wertlos*	Verliebt, harmonische Familie Beide funktionieren gut Harmonie - *sich in einer Ordnung, einer Richtung bewegen* Gegenteil? Aufregung, Unruhe Unorganisiert	*In gleicher Weise fließen* Zusammen Sicher, Freude Gegenteil? Allein	Erstickt den ersten Baum, der anderen *erlaubt hat zu wachsen* Luft kommt nicht herein
Lotus	**Elefanten**	**Ziege**	**See**
Schön Kann viele Dinge tun *Bewundert*	Familie, Spielen, Spaß, Verbindung *Bindung* *zusammen* Du bist ein Teil Einbezogen *Gleichberechtigt in der Gruppe*	Friedlich Spielerisch Möchte interagieren *Laufen* Frei Gegenteil? Behindert Kann nicht tun, was sie tun möchte *Nicht frei fließend* Erstickt Stoppt; kann nicht weitermachen Befreien, frei	Einsamkeit Traurig
Ramana	**Ängste**	**Träume**	**Interessen**
Ramana Friedlich Gelassenheit Gegenteil? Ruhelos, Aufregung		Räuber kommen, um *mir Schaden zuzufügen*	Sport, Laufen, Gehen im Freien

Mein erster Fall mit WISE: Bilder

Während ich den Fall einer 29-jährigen Frau aufnahm, bei der Takayasu-Arteriitis, Hypothyreose und Urtikaria diagnostiziert wurden, verwendete ich einige der ausgewählten Bilder, um die Fallaufnahme zu vertiefen. Die Ergebnisse waren äußerst aufregend.

Sie hatte über Schmerzen in Arm und in der Hand geklagt und dabei eine sehr seltsame Beschreibung benutzt: *"Es ist, als würde man magischen Sand aufbewahren und er fällt herunter, er hält sich nicht. Wenn du ihn in einer Form oder einem Glas aufbewahrst, würde normaler Sand bleiben, aber dieser würde einfach fallen. Der Sand hat keine Form oder Gestalt, er kann beliebig geformt werden und man kann ihm jede Form geben... ".*

Im weiteren Verlauf gab sie bestimmte Beispiele, die ihre Natur sehr deutlich veranschaulichten. Sie schilderte einen Vorfall, bei dem sie ein rückenfreies Oberteil kaufen wollte, welches ihr Mann ablehnte, weil es zu offen sei. Sie sagte ihrem Mann, dass sie ihre Haare offen lassen würde, um den Rücken zu bedecken, aber er blieb bei seiner Entscheidung. Zu diesem Zeitpunkt hatte sie bereits beschlossen, dass sie das Oberteil nicht kaufen wollte. Trotzdem stritt sie weiter mit ihrem Ehemann, bis er zustimmte, dass sie es kaufen könnte.

In ähnlicher Weise erklärte sie einen anderen Vorfall, bei dem sie einen bestimmten Jungen heiraten wollte, aber ihren Eltern gefiel ihre Wahl nicht. Sie sagte ihnen überzeugt: "Nein, ich werde nur ihn heiraten." In der Zwischenzeit hatte sie, ohne dass ihre Eltern es wussten, Streit mit dem Jungen und entschied für sich, dass sie ihn nicht heiraten wollte (auch wenn ihre Eltern ja sagen würden). Dennoch stritt sie weiter mit ihren Eltern, bis sie der Ehe zustimmten.

Die für dieses Muster gewählte Rubrik war Geist, Gemüt; EIGENSINNIG; widersetzt sich den Wünschen anderer.

Unter Berücksichtigung aller Aspekte und bei der Repertorisation des Falls kam das Mittel *Alumina* heraus. Dies war eine interessante Wahl, wenn man bedenkt, dass es durch ihren gesamten Fall Themen wie Abhängigkeit, Unterstützung, Wahl und Identität gab. Diese Themen zeigten deutlich ein Muster der dritten Reihe des Periodensystems. Der Patient verwendete bestimmte charakteristische Wörter wie formen, Form und formlos. Für sie gab es einen Identitätskonflikt. *Soll ich tun, was sie wollen, oder soll ich tun, was ich will?*

Letztendlich tut sie, was andere wollen, aber diese Verwirrung und dieser Identitätskonflikt werden durch ihre Aussage dargestellt: *"Ich habe keine Form, ich kann geformt werden, aber ich möchte nicht geformt werden ..."*.

Mit all diesen Informationen war ich mir des Mittels *Alumina* sehr sicher. An diesem Punkt habe ich mich entschlossen, die Bilder zur weiteren Bestätigung zu verwenden.

Ihr wurde zuerst SCHWAN 2 gezeigt.

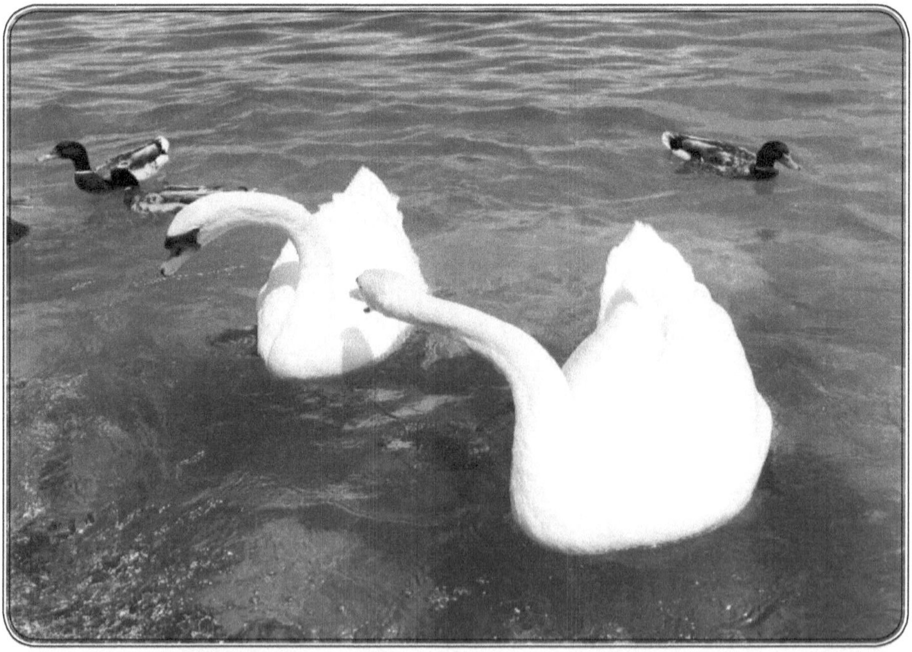

Beim anschauen dieses Fotos erklärte sie, dass der Schwan vorne den hinteren beschimpft, weil derjenige, der gescholten wird, an Land gehen will, aber es nicht richtig sei für ihn. Sie sagte, dass der Schwan, der gescholten wird, nicht glaubt, dass etwas falsch sei, wenn er an Land gehen würde, er aber keine Wahl hätte und hören muss. Sie fuhr fort, dass der gescholtene Schwan das Gefühl hat, wenn der andere Schwan nicht in der Nähe ist, wird er an Land gehen.

Ihr wurde dann das Bild FRAU 1 gezeigt.

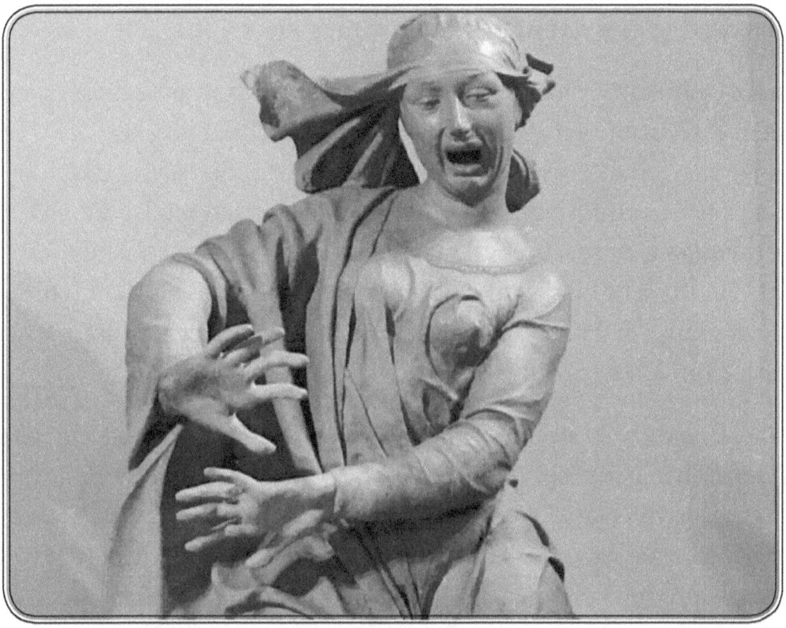

Hier dachte sie, dass die Frau sagt: „Hör auf, das ist genug! Forme mich nicht!" (zu dem, der sie formt).

Was aus diesen beiden Bildern hervorging, war das gleiche Thema, das sich bereits durch ihren Fall zog. Es war so genau und so verblüffend, dass ich das in jedem Fall anwenden wollte!

Sie erhielt das Mittel *Alumia* 1M und LM8

Follow-up

Nachdem sie das Mittel sechs Monate lang eingenommen hatte, verspürte sie eine Linderung der Schmerzen im Arm und in der Hand. Der Schmerz hatte fast vollständig aufgehört. Ihre Urtikaria hat ebenfalls aufgehört. Sie konnte das Antihistamin vollständig absetzen.

Nach sechs Monaten hatte sie das Gefühl, dass einige ihrer Beschwerden zurückgekehrt waren, und sie kam zu einer Fallbesprechung. Wir sahen, dass sich ihr Zustand verändert hat, und dies drückte sich in ihren Träumen von Kämpfen, Angriffen, Geistern, Dunkelheit und Sexualität aus. Zu diesem Zeitpunkt erhielt sie das Mittel Hyoscyamus niger 1M.

In den folgenden Nachuntersuchungen setzte sich ihre Verbesserung fort. In einem ihrer routinemäßigen Follow Ups beschrieb sie, dass sie gestresst war, weil sie gerade ihren Job gewechselt hatte. Sie sagte, dass der neue Job eine Herausforderung sei und sie sich beweisen wolle. Sie war immer verwirrt, wenn sie grundlegende Dinge nicht wusste und Sachen sehr leicht vergaß. Sie war sehr beunruhigt darüber. Sie sagte, dass sie das Gefühl hatte, nicht ganz auf der Höhe zu sein. Sie fragt sich immer und immer wieder: "Warum kann ich das nicht?"

Auf die Frage, was sie sonst noch stresst, sagte sie, dass ein Konflikt mit ihrer Schwägerin sie beunruhige. Sie erzählte einen Vorfall, bei dem ihre Schwägerin sagte, dass Tomatensamen bei Männern Nierensteine verursachen, sodass die Tomaten dem Essen erst beigefügt werden können, wenn die Samen entfernt wurden. Eines Tages hörte sie, dass ihre Schwägerin ihrem Mann rohe Tomaten geben wollte. Die Patientin sagte, dass sie von diesem Moment an die Samen nie mehr entfernt habe. Und wenn die Schwägerin dies wünsche, soll sie es selbst tun. Dies verursachte einen Kampf zwischen den beiden. Sie erklärte: "Ich werde nicht auf sie hören, egal was passiert. Ich werde tun, was ich entscheide. Was auch immer jemand für richtig hält, sollte er selbst tun. Das Gegenteil ist, wenn man auf Menschen hört. Auch wenn jemand mit einer zusätzlichen Autorität kommt, werde ich es nicht tun. Ich akzeptiere nicht, dass mich jemand so behandelt… “.

Zu diesem Zeitpunkt war der Zustand der Patientin ähnlich wie bei ihrer ersten Konsultation, und so gingen wir zurück zum Mittel Alumina. Wir gaben es ihr in den Potenzen 200 und LM6 (da sie sie nicht oft träumte und ihre Gefühle im Vordergrund standen).

Im nächsten Follow Up berichtete sie, dass ihre Hauptbeschwerde, die Takayasu-Arteriitis, welche ihre starken Schmerzen in der Hand und im Arm verursacht hatten, um 70% besser war. Ihre Urtikaria kam gelegentlich, aber sie brauchte keine Antihistamin mehr dafür. Ihre Schilddrüsenwerte lagen im normalen Bereich.

Sie nimmt weiterhin ihre Schilddrüsenmedikamente ein, welche sie allmählich auslaufen lassen wird.

Sie hatte seit dem letzten Follow-up nur einen Traum. Sie träumte, dass sie ihre Schwiegermutter bat, ihr die Haare zu schneiden, nur 2-3 Zoll. Aber die Schwiegermutter schnitt viel mehr ab. Die Patientin erklärte, dass sie, obwohl sie gut aussah, wütend auf die Schwiegermutter war, weil sie nicht auf ihre Anweisungen gehört hatte, und sie sagte zu ihr: „Du hättest das nicht tun sollen!". Dann nahm sie einen Trimmer und rasierte das gesamte Haar der Schwiegermutter. In diesem Traum hat sie am meisten betroffen, dass ihre Schwiegermutter nicht das tat, was sie von ihr verlangt hatte. Die Schwiegermutter tat das, was sie wollte und nicht, was die Patientin wollte.

Die Patientin selbst sagte dann, dass sie immer den Konflikt in sich habe, ob sie sich ausdrücken sollte oder nicht, besonders wenn es zu Hause einen Streit gab.

Hier sehen wir, dass das Grundthema des Traums und der allgemeine mentale Zustand der Patientin gleich geblieben sind und wir blieben daher bei Alumina 200 und LM6.

Sie besucht weiterhin Follow-Ups bei uns.

Die 5 Ebenen von WISE

Es gibt 5 Ebenen der Tiefe, die der Patient möglicherweise während der WISE-Prozesse erfahren wird.

Das Bild unten stellt die 5 Ebenen von WISE dar und nachfolgend werden wir jede Ebene eingehend untersuchen.

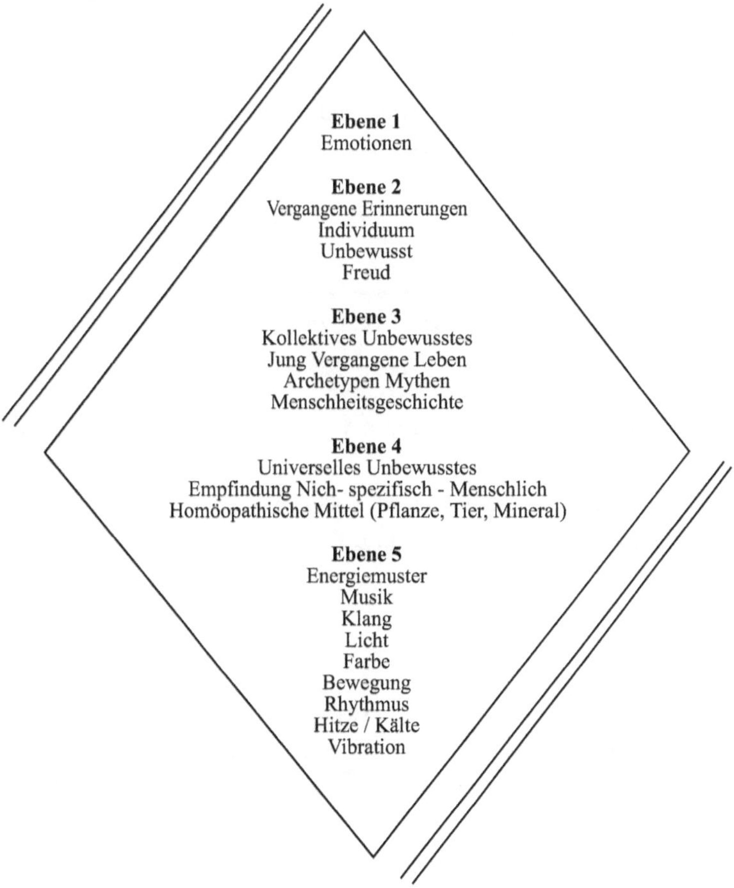

STUFE 1: JETZT

Die erste Ebene heißt Jetzt. Das, was der Patient in seiner gegenwärtigen Realität erlebt. Zum Beispiel Emotionen wie „Ich bin ängstlich“.

Dies sind die Emotionen, die wir gemäß unseren gegenwärtigen Lebenssituationen oder Umständen erleben. Viele dieser Emotionen stehen im Verhältnis zur äußeren Realität. Aber es gibt einige, die übertrieben sind oder die wir als unverhältnismässig bezeichnen könnten. Letztere sind Ausdruck unserer Individualität. Dies ist der Ausgangspunkt für die Untersuchung des Geistes.

Wenn wir beginnen, diese spezifischen, emotionalen Ausdrücke nachzufragen, gelangen wir auf die nächste Ebene.

STUFE 2: VERGANGENHEIT

Unsere charakteristischen, übertriebenen oder unverhältnismässigen Emotionen entstehen aus vergangenen Mustern.

Wenn ein Patient zum Beispiel sagt: „Ich habe Angst vor der Dunkelheit…“, müssen wir tiefer gehen.

Wenn wir hier nachforschen, erklärt er: “In meiner Kindheit hat mich meine Mutter in einem dunklen Raum eingeschlossen ...”.

Meistens führt uns der Patient zu einem Vorfall aus der Vergangenheit, bei dem die gleiche Erfahrung aufgetreten ist, jedoch in einer sehr hohen Intensität. Manchmal sagen sie sogar, dass dieser Vorfall oder die vergangene Erinnerung der Grund ist, warum sie sich heute so fühlen.

Wenn wir uns mit der Vergangenheit befassen, führt dies zur dritten Ebene, der imaginären Ebene.

Individuelles Unbewusstes ist das, was für uns als Individuen spezifisch ist, und hier liegt Freud`s Theorie: Unser gegenwärtiger Zustand ergibt sich aus unseren vergangenen Erinnerungen, welche von Kindheit an ins Unterbewusstsein verdrängt wurden. Jedes Trauma der Vergangenheit hinterlässt im Unterbewusstsein eine Prägung, welche der Grund für Störungen ist und Auswirkungen auf den aktuellen Zustand hat.

STUFE 3: IMAGINÄRE EBENE

Dies ist die Ebene der Imagination, der Fantasie, der Vorstellungskraft.

Der Patient verwendet Ausdrücke wie: "Es war als ob ..." oder "Es war wie ...". Das Erlebnis ist nicht wirklich passiert.

Um das obige Beispiel der Erfahrung, Angst vor der Dunkelheit zu haben, fortzusetzen, bedeutet dies auf der imaginären Ebene folgendes: „Meine Mutter war wie Hitler, so wie sie mich in den Raum gesperrt hat. Es war, als würde ich in einen Tunnel geschoben, als ich in dieser dunklen Kammer war. Es fiel mir schwer zu atmen und ich fühlte mich, als würde ich sterben… ".

Diese Situation ist noch intensiver als auf der vorherigen Ebene (obwohl es in der Realität nicht wirklich passiert ist). Diese imaginäre Situation ist sehr nützlich, weil durch das Erleben und Durchlaufen von ihr, können wir den Patienten zur nächsten Ebene führen: zur Ebene der Empfindung.

Diese imaginären Situationen aus der menschlichen Psyche stammen nicht nur aus der Vergangenheit des Einzelnen, sondern auch aus der Vergangenheit der kollektiven Menschheit. Vergangene Leben, Archetypen, Mythen und die Geschichte der Menschheit fallen ebenfalls in diese Ebene, ähnlich wie in Jungs Vorstellung vom kollektiven Bewusstsein.

Die Vergangenheit der kollektiven Menschheit ist ein Fundus all unserer menschlichen Erfahrungen, und aus diesem Fundus kann unser Zustand hervorgehen. Wenn die Patientin zum Beispiel sagt: „Meine Mutter ist wie Hitler…", macht sie eine Assoziation mit einer Figur aus der Geschichte der Menschheit. Ein anderes Beispiel ist, wenn ein Patient sagt: "Ich fühlte mich gefangen ...". Unsere Geschichte ist voll von Episoden von Kriegen, Verbrechen und Schlachten. Obwohl der Patient diese Vorfälle in Wirklichkeit nicht erlebt hat, erfährt er die gleiche Intensität, als ob er dies erlebt hätte.

Hier müssen wir verstehen, dass unser „Haus" kein wasserdichtes Abteil ist, sondern es ist durchlässig und sehr offen. Dinge können ein- oder ausgehen und wir können die Erfahrungen aus dem kollektiven Unbewussten leihen.

STUFE 4: NICHT-MENSCHLICHES MUSTER

Auf dieser Ebene fragen wir den Patienten, wie die Erfahrung ist, in einen Tunnel gestossen zu werden. Er erklärt: “Ich falle, mein Magen steigt bis zu meiner Brust (HG) und ich schreie (macht ein Geräusch) ...”.

Hier haben wir mit dem Patienten verschiedene Ebenen durchlaufen, von der Imagination über das Erleben bis zur Empfindung. Wir sind zum nicht-menschlichen übergegangen. Aus dieser Empfindung entstehen in erster Linie das Jetzt, die Vergangenheit und die Imagination. Daher sehen wir, dass unsere menschliche Geschichte und unsere Erinnerung Teil einer größeren Einheit sind, die als universelles Unbewusstes bezeichnet wird. Hier kommt die Homöopathie ins Spiel.

Nehmen wir ein anderes Beispiel. Dieses Mal werden wir uns die Redewendung: “Sie kämpfen wie Hunde …” ansehen.

Dies impliziert, dass die Erfahrung aus einer nicht menschlichen Quelle stammt (in diesem Fall von einem Hund). Die menschliche Erfahrung ist also einer nicht-menschlichen Quelle entliehen.

Die Freudschen und Jungschen Konzepte der Erforschung der Emotionen oder des kollektiven Unbewussten sind zutreffend und haben ihren Platz in der Heilung, aber die Heilung wird nur im Umfang dieser Ebenen erfolgen. Für jede dieser Ebenen gibt es eine Zeit und einen Ort.

Wenn zum Beispiel ein Patient stark weint, ist es wichtig, dass diese Emotionen zugelassen werden. Wir sollten an diesem Punkt nicht versuchen, die Empfindung vorzeitig zu erfragen.

STUFE 5: ENERGIE

Wenn wir die Aufmerksamkeit des Patienten auf die Empfindung lenken, erscheint das Energiemuster.

Hinter der Empfindung oder dem Erleben steht ein Ausdruck des Energiemusters, das sich in Form einer Handbewegung oder einer Bewegung manifestiert oder durch ein Geräusch, das der Patient macht.

Auf der tiefsten Ebene findet die tiefste Heilung statt, weshalb wir ständig mit der Verwendung von Energiemustern, Musik, Klang, Licht, Farbe, Bewegung, Rhythmus, Hitze / Kälte und Vibrationen experimentieren, um unseren Weg zur Heilung zu fördern.

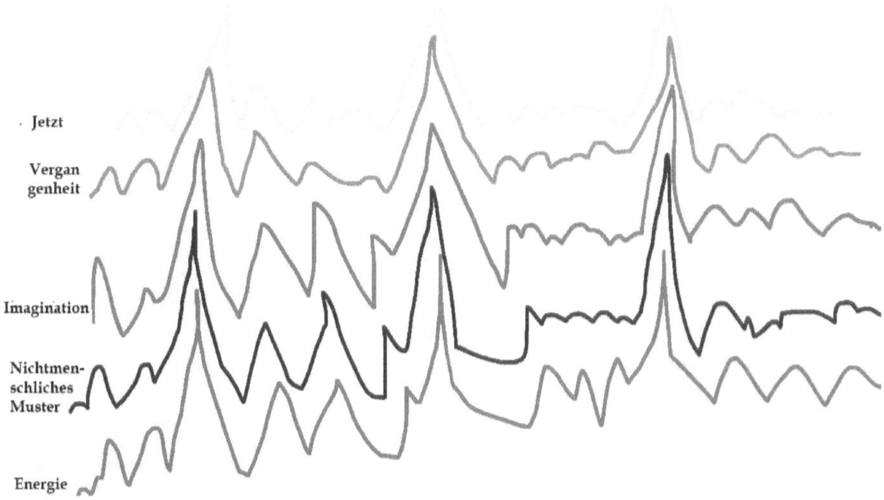

Mögliche Szenarien während und nach den WISE-Prozessen

WÄHREND DEM PROZESS

Während der WISE-Prozesse können die Patienten Beschwerden, Schmerzen, Angstzustände, körperlichen Symptome usw. erleben. Zu diesem Zeitpunkt muss der Homöopath sie bitten, die Zeugenposition einzunehmen und nicht auf die Beschwerden zu reagieren oder sich diesen hinzugeben. Sie sollten diesen Zustand wie ein Beobachter anschauen, um zu sehen, was sowohl physisch wie auch mental geschieht.

Jeder Zustand hat zwei entgegengesetzte Polaritäten. Eine Polarität ist unangenehm und belastend, und die andere Polarität ist angenehm. Normalerweise ist die Qualität der angenehmen Seite der Quälenden entgegengesetzt. Wenn wir zum Beispiel auf einer Seite das Gefühl einer Verengung haben, die Unbehagen verursacht, könnte das Gegenteil vom Patienten als Freiheit oder Lockerheit beschrieben werden. Bei unserer Befragung wechselt der Patient häufig automatisch von der einen Seite zur anderen. Wenn wir ihn bitten, „frei“ zu beschreiben, sagt er „frei“ bedeutet nicht eingeschränkt und umgekehrt.

Wenn sich der Patient bei der Beschreibung der Empfindung unwohl fühlt, versichern wir ihm einfach, dass er nur ein Beobachter ist, und versuchen vorsichtig, mit ihm tiefer zu gehen. Denke daran, wenn wir tiefer und tiefer gehen, werden feinere Aspekte des Falles ans Licht gebracht. Der Prozess an sich, auf diese tiefe Ebene zu gelangen, kann therapeutisch wirken.

Wenn es zu schmerzhaft oder unerträglich ist für den Patienten, wäre es eine gute Idee, ihn sanft zur entgegengesetzten Polarität, der angenehmen Seite, zu führen. Durch Erfragen des Gegenteils jeglicher Negativität, die gerade erlebt wird, entspannt sich der Patient und geht auf die angenehme, bequemere Seite der Erfahrung. Gib dem Patienten Zeit, die positive Seite zu erleben, und geh dann langsam wieder auf die andere Seite.

Der Arzt, der den Prozess durchführt, muss bestimmen, wie weit der Patient gehen kann. Wenn der Prozess für den Patienten als zu intensiv empfunden wird und er ihn nicht abschließen kann, beende ihn. Mach eine Pause und fordere den Patienten auf, ein paar tiefe Atemzüge zu machen, sich zu entspannen oder sich sogar hinzulegen. Wenn dies die Situation nicht verbessert und er immer noch verzweifelt ist, können wir eine Dosis Placebo verabreichen und ihn darüber informieren, dass es eine sofortige Linderung geben wird. Wenn der Patient keine Linderung durch das Placebo verspürt, notiere die akuten Symptome in diesem Moment und gib ihm ein Mittel.

Nach dem Prozess

Falls der Patient nach dem Prozess nach Hause geht und sich nicht gut fühlt, sehen wir ihn erneut.

Bitte ihn zu beschreiben, was er fühlt. Bitte ihn, genau zu beobachten, was passiert. Versuche ihn zu beruhigen. Wenn das keine Erleichterung gibt, verabreiche eine Dosis Placebo, um zu sehen, ob dies hilft. Wenn er immer noch keine Linderung erfährt, notiere die Symptome im gegenwärtigen Moment und verschreibe dementsprechend.

Hier sollten wir sehr deutlich erwähnen, dass man bei der Anwendung dieser Prozesse in psychiatrischen Fällen sehr vorsichtig sein muss. In bestimmten psychiatrischen Fällen lebt der Patient sehr stark in seiner Wahnidee und kann die Realität nicht so sehen, wie sie ist. Es könnte ihm schwer fallen, so schnell aus der Imagination herauszukommen, wie es andere Patienten tun würden.

Verwendung von WISE in Follow-ups und Wiederaufnahmen

Wenn es dem Patienten auf allen Ebenen gut gegangen ist, können wir ihm während einem Langzeit-Follow-Up dieselben Bilder wieder zeigen, um zu sehen, wie sich seine Wahrnehmung verändert hat.

Wenn der Patient Fortschritte zu einem gesunden Zustand macht, sollte sich auch seine Wahrnehmung in Richtung der gesünderen Seite ändern.

Er muss auch auf diese Verschiebung aufmerksam gemacht werden, indem man ihm aufzeigt, was zuerst während der ersten Fallaufnahme beim Betrachten der Bilder gesagt wurde und was jetzt auf denselben Bildern gesehen wird.

Ein äußerst nützlicher Vorteil der WISE-Prozesse ist ihre Verwendung bei Neuaufnahmen oder Überprüfungen von Fällen, insbesondere wenn es dem Patienten nicht gut geht. Denn die WISE-Prozesse bieten bei korrekter Anwendung eine sehr klare, ungefilterte und damit vorurteilsfreie Sicht auf den Fall

Umsetzung der WISE-Prozesse während der Fallaufnahme

Wenn wir selektiv sind und uns nur auf bestimmte Wörter oder einen Teil des Falles fokussieren, ist es sehr leicht, die von den Patienten erhaltenen Informationen falsch zu interpretieren. Wenn wir uns nur auf einen Aspekt des Falles stützen, sehen wir nur ein Teilbild.

Es ist ein allgemeiner Grundsatz, dass wir den Fall vollständig betrachten müssen.

In jedem Bereich, den wir untersuchen, und in jedem Aspekt des Falles müssen wir zwei Dinge anstreben:

1. Genauigkeit
2. Tiefe

Es ist essentiell, dass wir bei der Genauigkeit eines Phänomens bleiben, alle möglichen Details extrahieren und erst dann zum nächsten übergehen.

Wir haben die Tiefe des Falles erreicht, wenn wir den verbindenden Faden sehen und verstehen können, der die verschiedenen Aspekte des Falles direkt von den Hauptbeschwerden, physischen Allgemeinsymptomen, Beobachtungen, Gemütssymptomen, Emotionen, Träumen und Ängsten mit den verschiedenen WISE-Prozessen verknüpft. Der Auftrag ist erst abgeschlossen, wenn eine Gemeinsamkeit festgestellt wird. Um in der Mittelwahl hundertprozentig sicher zu sein, müssen wir den Fall aus jedem Blickwinkel betrachten. Wenn wir eine Facette des Falls untersuchen, müssen wir erkennen, was es ist, was zentral ist und was das Ganze repräsentiert. Das Muster eines jeden Patienten ist unbewusst und unmenschlich und deshalb so seltsam, eigenartig und unsinnig.

Um zu wissen, ob wir tief eingedrungen sind in den Fall, müssen wir uns diese fünf Fragen stellen:

1. Ist das *nicht-menschlich?*
2. *Wiederholt* es sich?
3. Hat der Patient das *Synonym oder Antonym* * des Wortes verwendet?
4. Ist es mit einer *Handgeste* * gekommen?
5. *Was ist es, was einen Aspekt des Falles mit einem anderen verbindet?* Solange wir nicht tief in den Fall eingedrungen sind, können wir diesen Zusammenhang nicht erkennen. Wenn wir die Verbindung sehen, insbesondere von dem, was oberflächlich gesehen nicht verbunden zu sein scheint, wissen wir, dass wir tiefer gegangen sind.

** Hinweis: Diese Konzepte werden später in „Techniken der Fallaufnahme" näher erläutert*

An einem gewissen Punkt im Fall wird das Muster sehr deutlich. Zu diesem Zeitpunkt müssen wir das Naturreich, die Empfindung und das Miasma untersuchen. Der entscheidende Moment eines Falles ist, wenn alles zusammenkommt, wenn alle Felder oder Bereiche im Fall übereinstimmen und alles, was der Patient bisher gesagt hat, sich in einem Muster vereint. Dann können wir uns des Mittels, welches wir verschreiben, sicher sein.

Bei der Durchführung des WISE:Bilder-Prozesses in unserer Klinik stellen wir wiederholt fest, dass bei jedem Bild eine Gemeinsamkeit auftritt, aber jedes Bild zeigt auch einen unbekannten Aspekt des Falles. Auch diese Bereiche müssen am Ende des Falles weiterverfolgt werden. Somit werden wir sehen können, wie schön sich alles integriert.

Um das innere Lied eines Patienten erfolgreich hervorzubringen, müssen wir über die folgenden Fähigkeiten verfügen:

1. *Beobachtung mit reinem Zuhören:* Das Geheimnis liegt darin, einen offenen Geist zu haben, sich wohl fühlen im Nicht-wissen, bereit zu sehen, was auftaucht, reines Zuhören und nicht zu früh zu einem Ergebnis zu kommen.
2. *Präzise Befragung im richtigen Moment:* Wenn wir in den kritischen Momenten die genauen Worte und Gesten des Patienten erfragen, lassen wir nur sehr wenig Raum für Fehler. Wenn wir dagegen mit Worten herumspringen und Theorien und Konzepte verwenden, basierend auf dem, was wir denken oder in der Vergangenheit gesehen haben, ohne

festen Grund, können wir leicht völlig vom Weg abkommen, was zum Scheitern führt. Die ganze Idee der Fallaufnahme besteht darin, jede kleine Subtilität und die feineren Nuancen jedes Aspekts des Falles zu verstehen.

Viele Patienten erleben das Leben auf Ebene drei, der Ebene der Emotionen. Das Ziel ist es, sie tiefer zu bringen, bis zur fünften Ebene, zur Empfindung und darüber hinaus. Die Befragung des Patienten nach dem Erleben seiner Emotionen lässt keine sehr tiefe Fallaufnahme zu. Um einen reibungslosen Übergang von Emotion zu Empfindung zu ermöglichen, können wir den Patienten bitten, die Emotion mehr zu beschreiben oder mehr über die Emotion zu erzählen. Dies wird sie dazu bringen, eine Situation zu visualisieren, oder sie werden in eine Geschichte gehen. In diesem Stadium sind sie auf die Ebene der Wahnideen übergegangen, die Ebene vier. Hier können wir die Erfahrung in dieser Situation erfragen. Wir tun dies, weil dies ein perfekter Moment ist für den Patienten. Wenn er die Situation sieht oder sich vorstellt, kann er sie besser erleben und so öffnen sich die Türen für die Empfindung.

Der häufigste Fehler bei der Analyse besteht darin, dass wir die menschlichen Situationen auswählen und diese Ausdrücke verwenden, um zu einem Mittel zu kommen. Wir wollen jedoch die Erfahrung einer tieferen Ebene, dem Unterbewusstsein. Das, was aus einer Parallelwelt kommt und nicht menschlich ist. Wir müssen aufmerksam sein und die nicht-spezifisch-menschlichen Wörter auswählen. Ein guter Tipp ist, nicht bei Wörtern zu bleiben, die zu breit und allgemein sind, oder bei Wörtern, die nicht spezifisch für den Ausdruck des Patienten sind.

Ein weiterer, häufig auftretender Fehler ist das Ignorieren von dem, was nicht verstanden wird. Wenn die Teile nicht in ein Bild passen, welches wir erkennen, neigen wir dazu, diese zu ignorieren, anstatt dabei zu bleiben.

Manchmal kommt es vor, dass wir gewisse Informationen aus dem Patienten gewonnen haben, aber wir sind uns nicht klar und sicher. In solchen Fällen ist es ratsam, für den Moment Distanz zu nehmen und sie zu einem späteren Zeitpunkt im Fall erneut zu erkunden. Wir sollten nie etwas annehmen oder raten, was es sein könnte.

Insbesondere in chronischen Fällen ist es besser, ein Mittel erst zu wählen, wenn wir alle Informationen haben.

Wir müssen uns daran erinnern, dass es die Möglichkeit gibt, dass der Patient bei der ersten Konsultation trotz unserer Bemühungen nicht auf eine tiefere Ebene geht. Sehr oft löst die Konsultation selbst etwas aus, und in den folgenden Tagen kann der Patient dadurch bestimmte Empfindungen oder Träume erfahren. Er sollte über diese Möglichkeit informiert werden und in den späteren Konsultationen dem Arzt Bericht erstatten.

Wir müssen auch beobachten, ob der Patient in den nachfolgenden Anamnesen tiefer geht, um zu beurteilen, ob es ihm besser geht oder nicht. Wenn er nicht in der Lage ist, auf eine tiefere Ebene zu gelangen, ist es auch sehr nützlich, andere Informationsquellen zu erschliessen, z.B. Beiträge von Angehörigen oder Freunden des Patienten (natürlich vertraulich).

Alles in allem müssen die Informationen aus den WISE-Prozessen in Verbindung mit den Informationen gesehen werden, die aus allen anderen Bereichen der Fallaufnahme ermittelt wurden, um eine möglichst vollständigste Analyse durchzuführen.

Techniken, die für die WISE-Prozesse verwendet werden

Ziel der WISE-Prozesse ist es, in das Unterbewusstsein unserer Patienten einzutauchen.

Eine der wichtigsten Lücken, durch die das Unterbewusstsein heraus ragt, sind die Empfindungsworte.

Die folgenden Techniken und Tipps helfen, das Unbewusste eines Patienten hervorzuheben:

1. Wir *sollten nichts hinzufügen und nichts entfernen.* Wir müssen lediglich beobachten und ans Licht bringen, was tief im Inneren ist.
2. Verwende nicht die Informationen, die menschlich sind. Betone keine Wörter, die vom Intellekt stammen, oder oberflächliche / logische Worte sind. Wähle das *nicht-spezifisch-menschliche Wort.* Wenn der Patient dies ausdrückt, mach damit weiter und frage: „*Wenn Sie dieses Wort sagen, was erleben Sie gerade?“ Oder: „Was kommt in diesem Moment spontan auf, wenn Sie dieses Wort aussprechen? ".*
3. Was sind die wichtigen Worte, die wir aus jedem Prozess identifizieren müssen? Wir müssen das *Verb wählen, die Aktion, das ist wichtig.*
4. Wir müssen dem Wichtigkeit geben, was der Patient immer wieder *wiederholt.*
5. Wenn das *Synonym* eines zuvor verwendeten Wortes benutzt wird, notieren wir das.
6. Wenn der Patient das *Gegenteil* eines zuvor verwendeten Wortes ausdrückt, untersuchen wir das weiter.

7. Wir nehmen Notiz, wenn Wörter verwendet werden, die *nicht im Zusammenhang* stehen, die ohne Bezug zur Situation oder zur Geschichte sind.
8. Suche nach dem Konzept der *Dissoziation*. Wenn ein Empfindungswort erscheint, ziehe es aus dem Kontext und bitte den Patienten, mehr über dieses Wort zu erzählen. *Nur dieses Wort.*
9. Wenn der Patient etwas Besonderes sagt, befrage ihn dazu. Sei geduldig, möglicherweise muss *die Frage wiederholt gestellt werden.*
10. Wenn der Patient Schwierigkeiten hat, ein Wort zu beschreiben, bitte ihn, es so zu erklären, als würde *er es einem Kind erklären.*
11. Verwende *Visualisierungstechniken* und bitte den Patienten, sich etwas vorzustellen und sich ein Bild zu machen.
12. Wenn der Patient nicht in der Lage ist, tiefer zu gehen, frage ihn einfach, was er zeichnen würde und wie er versinnbildlichen würde, was er erlebt, wenn er ein Papier und einen Stift erhalten würde.
13. *Projektion* bedeutet, bestimmte Empfindungen anderen Personen, Objekten oder Situationen außerhalb von uns zuzuschreiben. Für den Patienten wird es viel einfacher, wenn er seine Fantasie oder Erfahrung auf etwas oder jemand anderen projizieren kann. Es ist einfacher, über jemand anderen zu sprechen als über sich selbst.
14. *Spontane Verleugnung* ist, wenn bestimmte Empfindungen oder Empfindlichkeiten negiert werden. Bei vielen Gelegenheiten sagt der Patient spontan: *"Es ist nicht so ..." oder "Ich fühle mich nicht so ..."*. Sie sollten darüber befragt werden, was sie verneint haben.
15. *Handgesten,* die wiederholt auftreten oder nicht im Zusammenhang mit dem stehen, was der Patient sagt, sind sehr wichtig. Die Handgeste gewinnt an Bedeutung, wenn:
    a. Sie Energie vermittelt.
    b. Sie sich wiederholt.
    c. Sie ein Bild vermittelt.
    d. Sie nicht mit den verbalen Ausdrücken übereinstimmt.
    e. Sie eine Empfindung beschreibt.

f. Sie auch dann verwendet wird, wenn man das lokale Problem hinter sich gelassen hat.

Handgesten sind unbewusst, unwillkürlich und werden vom Patienten oft nicht einmal bemerkt. Manchmal stoppen wir den Patienten, während er gestikuliert, und fragen ihn, was die Geste bedeutet. Wir sagen: *"Was zeigen Sie mit Ihrer Hand ..." oder: "Was kommt Ihnen in diesem Moment spontan in den Sinn, wenn Sie diese Geste machen?"*.

Oft sehen wir, dass, obwohl die Worte eine Sache beschreiben, die Hände etwas anderes sagen. Vertraue hier den Händen mehr als den Worten!

Durch die Handbewegung zeigt uns der Patient etwas, was Richtung, Geschwindigkeit und Bewegung hat. Die Handbewegung repräsentiert die Energie.

16. *Tangentiale Befragung* ist eine Frage, die der Patient nicht erwartet. Hier hört der logische Verstand einfach auf, daher wird das, was sie als nächstes sagen, sehr wichtig. Die innere Geschichte ist für uns viel wichtiger als die äußere Geschichte. Sie gibt Hinweise auf seine Identität durch Energie und nicht-spezifisch-menschliche Worte. Wenn wir Energie in Handgesten sehen oder nicht-spezifisch-menschliche Worte hören, können wir uns auf eine Tangente begeben und leichter in die innere Welt gelangen. Während wir auf einer Tangente losgehen, gibt es eine Möglichkeit, dass der Patient unvorbereitet erwischt wird. Betrete einfach die Welt des Patienten. Es ist erstaunlich zu sehen, was passiert.

17 Wenn der Patient eine *angenehme Beschreibung des Bildes* gibt, bleibe dabei, bis er auf die andere Seite der Erfahrung gelangt.

18. Wir stoppen einen Prozess und gehen zum nächsten über, wenn die Person zu ihrer *persönlichen Geschichte zurückkehrt, anfängt, den Intellekt zu verwenden und nicht tiefer* auf das eingehen kann, was sie gesagt hat.

19. Nach dem die WISE:Bilder gezeigt wurden, müssen wir uns in *andere* Bereiche wie Kindheit, Interessen und Hobbys, Ängste, Träume, Stresssituationen usw. wagen. Es wird dann sehr einfach, die Gemeinsamkeiten zu erfassen, welche durch alle Bereiche eines Falles verlaufen.

20. *Beruhigung* ist während der WISE-Prozesse von entscheidender Bedeutung. Es ist sehr hilfreich, dem Patienten häufig zu sagen: „*Sie machen es sehr gut…*“. Normalerweise sagen wir dies zu Patienten, wenn es eine Art Barriere gibt wie:

    a. Beim Übergang von einer Ebene zur nächsten.

    b. Beim Übergang von lokalen zu allgemeinen Phänomenen.

    c. Wenn sie angefangen haben, völligen Unsinn zu reden und ihnen dies auf der intellektuellen Ebene so abstrakt erscheint, dass sie nicht verstehen können, was ihre Hauptbeschwerde mit dem zu tun hat, was sie sagen, und wie uns das helfen wird, für sie ein Heilmittel zu finden.

An diesen Punkten brauchen sie die Gewissheit, dass wir genau diess von ihnen hören wollen, sonst neigen sie dazu, aufzuhören. Die wahre innere Geschichte ist Unsinn, sie ist völlig unlogisch und hat nichts mit Intelligenz zu tun. Das ist die Geschichte, die wir hören wollen.

Hinweis:

Diese Techniken sind nicht ausschließlich für die WISE-Prozesse.

Sie werden auch im normalen Prozess der Fallaufnahme verwendet, während die verschiedenen Bereiche des Falles untersucht werden.

Illustrative Fallbeispiele

In den folgenden illustrativen Fallbeispielen wurde die Sprache des Patienten und des Arztes aus Gründen der Authentizität nicht stark verändert oder bearbeitet. Die Fälle wurden gekürzt, um das Lesen zu erleichtern.

In diesem Abschnitt sind speziell Fallbeispiele enthalten, welche die oben aufgeführten Techniken veranschaulichen, die wir in den WISE-Prozessen verwenden. Wir haben die Fälle nicht vollständig hinzugefügt, aber wir haben die Teile des Falles aufgenommen, die für das Verständnis dieser Techniken relevant sind.

Der Index der Kurzformen umfasst D: Doktor, P: Patient, HG: Handgeste.

Zwischen den Abschriften findest du Dr. Sankaran`s Gedanken und Kommentare (kursiv) zu diesem Zeitpunkt während der Fallaufnahme.

Fall 1: Unregelmäßige Menstruation und Kopfschmerzen

Fall 2: Migräne und Bluthochdruck

Fall 3: Spondylitis ankylosans

Fall 4: Wiederkehrende Allergien und Kopfschmerzen

Fall 1: Unregelmäßige Menstruation und Kopfschmerzen

Dies ist ein Fall einer 21-jährigen Frau mit unregelmäßiger Menstruation und Kopfschmerzen.

Als sie gebeten wurde, ihre Kopfschmerzen zu beschreiben, sagte sie, sie befänden sich auf der linken Seite ihrer Stirn und hinter dem linken Auge. Das Gefühl hinter dem linken Auge war, als würde etwas versuchen, es zu halten.

Zu diesem Zeitpunkt machte sie eine Handgeste, bei der sie ihre Hände öffnete und schloss.

D: Beschreiben Sie diese Handbewegung (HG: Öffnen und Schließen der Hände).

P: Es ist wie ein zermalmender Schmerz. Dahinter steckt etwas, das daran zieht.

D: Schließen Sie jetzt Ihre Augen und versuchen Sie, diese Empfindung zu erleben. Dass etwas dahinter ist und was Sie gerade mit Ihrer Hand gemacht haben. Beschreiben Sie das so detailliert wie möglich. In so vielen Worten, wie Sie das beschreiben können. Aber erst erleben, dann beschreiben.

P: Es ist hinter meinem linken Auge. Ich habe das Gefühl, es ist die Steckdose und es fühlt sich an (HG: Hände öffnen und schließen) als würde es von etwas gedrückt oder gezogen werden. Der Schmerz ist im ganzen Bereich da.

D: Vergessen Sie diesen Schmerz jetzt. Konzentrieren Sie sich einfach auf diese Handbewegung, welche Sie getan haben. Machen Sie das immer und immer wieder.

Ich bitte sie, die Handgeste immer wieder zu wiederholen. Auf diese Weise schenkt sie ihr ihre volle Aufmerksamkeit und Konzentration. Somit kann sie diese viel besser beschreiben.

P: Es ist so (HG: Hände öffnen und schließen).

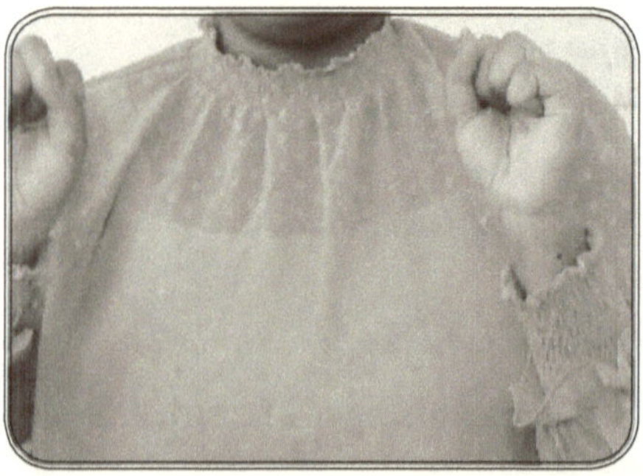

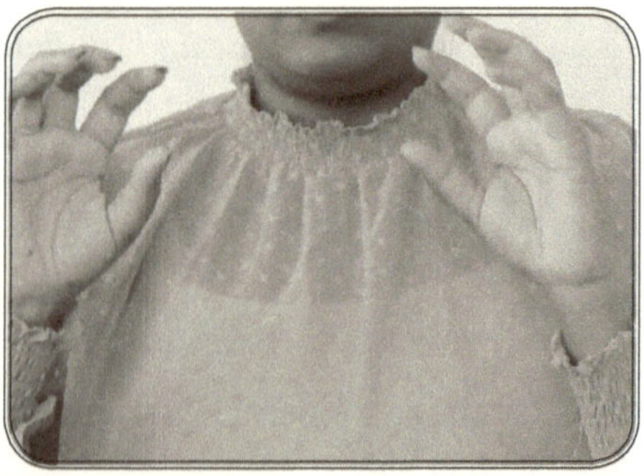

HG: Hände öffnen und schließen

D: Ja, beschreiben Sie diese Handlung ein wenig. Vergessen Sie Ihr Auge, Ihren Kopf, vergessen Sie alles. Tun Sie einfach dies (HG: Hände öffnen und schließen). Schließen Sie einfach Ihre Augen und schauen Sie, was Ihnen dabei spontan einfällt.

Ich sage ihr, sie soll das Auge und den Kopf vergessen, oder mit anderen Worten, ich dissoziiere sie von der Beschwerde und bitte sie, sich nur auf die Handgeste zu konzentrieren.

P: (HG: Hände werden immer wieder geöffnet und geschlossen). Als ob es gestresst ist und versucht sich zu beruhigen.

D: Das sind Ihre Gedanken. Ich will Ihre Gedanken nicht. Ich möchte Ihre Interpretation nicht. Schließen Sie einfach Ihre Augen, machen Sie diese Geste und sagen Sie mir, was Ihnen spontan dazu einfällt. Jede Art von Bild, jede Art von Empfindung, was auch immer spontan kommt, ohne nachzudenken, ohne Logik. Lassen Sie Ihrer Fantasie freien Lauf.

Diese Anweisungen sollten der Patientin sehr sanft und geduldig gegeben werden. Sie können bei Bedarf verwendet werden, um den Fall weiter zu führen.

P: Es ist wie Fangen.

D: Beschreiben Sie das ein Bisschen mehr. Bleiben Sie dabei. Gehen Sie nirgendwo hin.

P: Als würde man etwas halten oder versuchen, etwas zu bekommen.

D: Ja, beschreiben Sie diesen Prozess, etwas fangen, halten und bekommen. Beschreiben Sie es immer mehr.

P: Als ob es an etwas festhalten möchte. Etwas halten.

D: Beschreiben Sie das ein bisschen mehr, fangen, halten.

P: Um etwas zu bekommen, etwas zu halten. Wie ... (hier öffnet sie die Augen).

D: Ich möchte, dass Sie Ihre Augen geschlossen halten. Verwenden Sie Ihre Fantasie und führen Sie sich zu einem bestimmten Szenario in Raum und Zeit. Es kann überall sein und jederzeit, von vor fünf Millionen Jahren bis zu fünf Millionen Jahren in der Zukunft. Es kann jeder Ort in diesem Universum sein, hier auf der Erde oder auf jedem Planeten. Jede Identität, Sie könnten alles andere sein. Es könnte menschlich oder nicht menschlich sein. Überall, jeder, alles, zu jeder Zeit. Das einzige was wir brauchen ist diese Handlung. Zeigen Sie das.

P: (sie zeigt die HG wieder vom Öffnen und Schließen der Hände).

D: Nur das (HG: Hände öffnen und schließen). Verwenden Sie also Ihre Fantasie und stellen Sie sich eine Szene vor, in der diese Aktion irgendetwas oder irgendjemandem an einem beliebigen Ort und zu einer beliebiger Zeit passiert. Wenn Sie diese Szene sehen, hören Sie nicht auf. Spulen Sie zurück und sehen Sie, wie dieses Ding oder diese Person zu dieser Situation kam. Danach schnell vorspulen und sehen, wohin es geht. Erstellen Sie einen ganzen Film mit dieser besonderen Szene als Standbild in diesem Film. Wenn Sie den ganzen Film haben, beschreiben Sie, was Sie sehen. Keine Eile, bitte nehmen Sie sich Zeit.

Hier habe ich einen WISE-Prozess verwendet, der dem sehr ähnlich ist, was wir bei WISE:Haltung tun. Auf diese Weise distanziere ich sie vollständig von sich selbst und ihrer Beschwerde. Ich lasse sie eine Szene, ein Bild oder eine fiktive Situation visualisieren.

Diese Technik der Fallaufnahme wird häufig von meinem geschätzten Kollegen Dr. Jayesh Shah angewendet, der sie in seiner Praxis mit großem Erfolg eingesetzt hat.

P: Im Moment sehe ich einen dunklen Ort, an dem ich und eine große Hand versuchen, dies zu tun (HG: Hände öffnen und schließen).

D: Bleiben Sie einfach dabei, sehen Sie alles um sich herum.

P: Es herrscht völlige Dunkelheit.

D: Ja, was ist um Sie herum, wo sind Sie genau? Welche Hand ist das? Beschreiben Sie die Hand, woher kommt sie? Was macht sie mit Ihnen? Was passiert mit Ihnen in diesem Moment? Was erlebten Sie damals körperlich und emotional? Dann, wenn möglich, sagen Sie mir, was als nächstes passiert? Erzählen Sie mir die ganze Geschichte.

Indem ich sie auffordere, die ganze Geschichte zu erzählen, lasse ich sie diese Situation so detailliert wie möglich visualisieren.

P: Ich stehe irgendwo. Ich sehe eine große Hand von oben und es ist eine sehr lange Hand. Ich kann nur die Hand sehen, aber es ist eine sehr lange Hand und sie versucht mich zu fangen, aber sie erreicht mich nicht und es geht so (HG: Hände wiederholt öffnen und schließen).

D: Was erleben Sie in dieser Situation im Dunkeln, in der die lange Hand versucht, Sie zu fangen? Was erleben Sie?

P: Ich habe Angst.

D: Beschreiben Sie diese Erfahrung der Angst in Ihnen?

P: Ich fühle mich sehr hilflos und weiß, dass sie mich nicht erreichen kann, aber ich habe immer noch Angst.

D: Ok, beschreiben Sie die Erfahrung dieses Angstgefühls. Wie fühlt sich die Angst in Ihnen an?

P: Als würde sie etwas tun (sie lächelt).

D: Ja, beschreiben Sie, was sie tun könnte? Was wäre das schlimmste, was Sie sich vorstellen können? Was könnte sie tun?

P: Sie wird mich erreichen (lächelt) und sie wird mich nehmen ...

D: Beschreiben Sie dies, sie wird mich erreichen und sie wird mich nehmen, beschreiben Sie das ein bisschen mehr.

P: Als würde sie mich fangen, mich halten und dann gehen. Ich weiß nicht, wohin sie gehen wird. In einen anderen dunklen Raum vielleicht. Sie wird mich festhalten und sie wird gehen.

D: Beschreiben Sie diesen Prozess des Festhaltens und Nehmens detaillierter. Wo wird sie Sie halten? Wie wird sie Sie halten?

P: Sie wird mich an meinem Bauch halten und mich so fangen (HG: macht enge geschlossene Fäuste mit den Händen). Dann gehen und weg fliegen.

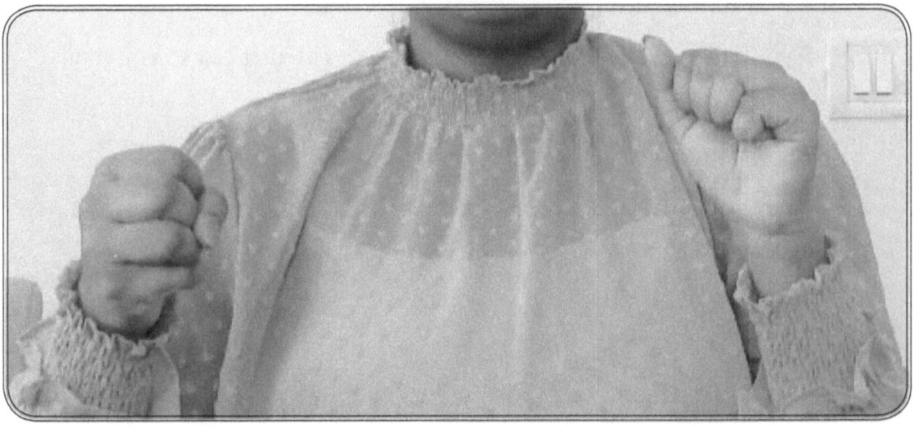

HG: macht enge geschlossene Fäuste mit den Händen

D: Wegfliegen?

P: Ja, wegfliegen.

D: Beschreiben Sie dieses wegfliegen?

P: Nimmt mich einfach, hält mich, nimmt mich und verschwindet dann. Mehr kann ich mir nicht vorstellen.

D: Was kommt Ihnen zum Wort wegfliegen in den Sinn?

P: Als würde man sofort losgehen und einfach verschwinden.

P: Verschwinden, es ist nicht mehr in meiner Sicht.

D: Und sie hält Sie am Magen?

P: Ja.

D: Wie hält sie?

P: Lange Finger und sie hält.

D: Beschreiben Sie diese langen Finger ein wenig.

P: Wie diese bösen Finger, sehr lang und sie halten sich nur fest.

D: Können Sie die Finger sehen und beschreiben? Was ist die Farbe, Größe, Form, Konsistenz?

P: Es ist wie lang und schmal, Hautfarbe, beige.

D: Wenn Sie schmal sagen, wie sieht das aus?

P: Ein langes Dreieck vielleicht, sehr lang, hat aber etwas Volumen.

D: Wenn Sie lange sagen, wie lange ist das?

P: Sehr lange, es geht weiter und weiter.

D: Wie ist die Konsistenz? Können Sie es sehen und beschreiben? Lassen Sie sich Zeit.

P: Es fühlt sich hart an.

D: Hart?

P: Ja, hart und steif. Der Griff ist sehr steif.

D: Beschreiben Sie diesen Griff ein bisschen mehr.

P: Wie wenn man einen starken Griff hat und ihn zusammenhält.

D: Beschreiben Sie einen starken Griff.

P: Als ob du dich nicht von diesem Griff lösen kannst. Er ist so stark. Sie können diesen Griff nicht einfach verlassen.

D: Sie hält den Magen, richtig? Wie ist diese Erfahrung am Bauch? Wie hält es den Magen mit den Fingern, was macht es mit dem Magen?

P: Es hält sich sehr gut fest. Es zermalmt und übt all seinen Druck aus und der Magen fühlt sich an... Ich habe große Angst und es gibt Schmerzen.

D: Was ist zermalmen?

P: Als würde man es sehr fest halten (HG: Eine Hand wird in die andere Hand gelegt, die fest zu einer Faust geschlossen ist), als würde man es festhalten und den ganzen Druck ausüben.

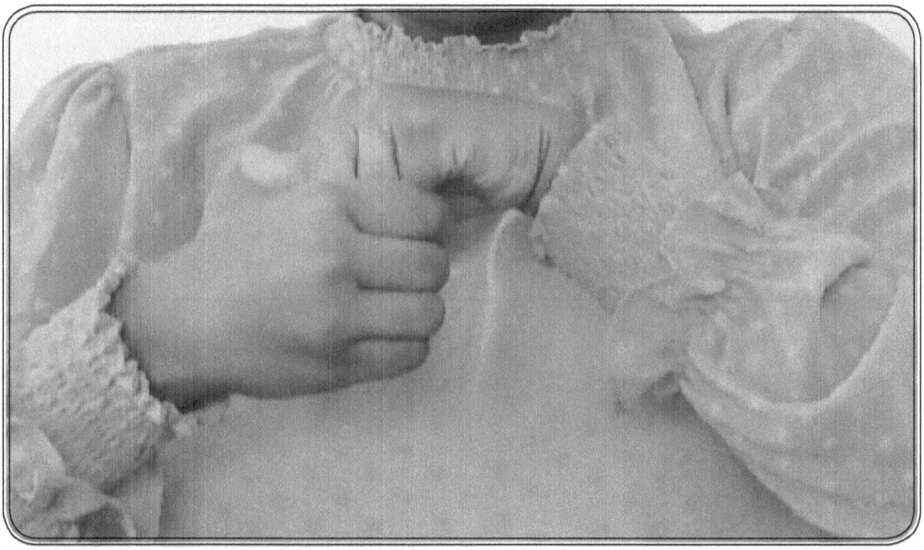

HG: Eine Hand wird in die andere Hand gelegt, die fest zu einer Faust geschlossen ist

D: Beschreiben Sie das Wort „zermalmt“ ein bisschen mehr. Was ist die Empfindung dort?

P: Es ist schmerzhaft, Druck.

D: Was macht es dann, nachdem es Druck ausgeübt hat?

P: Das ist alles.

Dieser Fall zeigt, wie ihr inneres Lied zum Vorschein kam, als wir ihrer Handgeste gefolgt sind. Mit Hilfe dieser Handgeste, den Techniken der Dissoziation und Visualisierung konnten wir sie vom Lokalen zum Globalen führen.

Als der Fall weiterging, sprach sie von einem Blick von oben, dem Gipfel der Berge, Wolken, an einem erhöhten Ort sein, der sehr hoch war. Sie beschrieb auch eine unangenehme Situation, in der sie sich festgefahren und gefangen fühlte, als würde dieselbe Hand sie halten und das Gegenteil war frei.

Sie hatte einen Traum, in dem jemand auf ihr saß. Sie konnte sich nicht bewegen und steckte fest, war gefangen und konnte nichts tun. Es hatte einen starken Griff, der nicht gelöst werden konnte, als würde sie gefangen genommen. Sie hatte einen weiteren Traum vom Autofahren.

Emotional war sie empfindlich, wenn jemand brutal verletzt wurde, besonders in einer hilflosen Situation. Menschen, die brutal gefoltert wurden, machten sie sehr betroffen. Sie war empfindlich gegenüber den Gedanken an ein Messer, an Stiche und an Vergewaltigungen mit dem Gefühl von Hilflosigkeit. Das Gegenteil wurde als etwas Mächtiges, Selbstbewusstes, Starkes beschrieben, etwas halten, nichts wird davon entgleiten, Faust, ein Griff, so, wie es festhält, geht nichts aus ihm heraus. Ein fester Griff.

Sie erhielt das Mittel Haliaeetus leucocephalus 1M.

In den nachfolgenden Follow Ups nahmen ihre Kopfschmerzen erheblich ab. Die Häufigkeit der Kopfschmerzen verringerte sich von 4-5 Mal pro Monat auf ein Mal. Auch die Intensität war geringer. Früher bekam sie sofort Kopfschmerzen, wenn sie eine Mahlzeit verpasste, müde oder gestresst war. Das passiert jetzt nicht mehr. Ihre Menstruation wurde regelmäßig mit einem normalen Fluss und einer normalen Dauer ohne Schmerzen. Als sie ihren Geist und ihre Stimmung beschrieb, sagte sie, dass es ihr viel besser geht. In ihrem letzten Follow-up berichtete sie: *„Manchmal fühle ich eine Angst in mir, es ist wie eine Vibration, eine Störung in mir. Ich habe Angst (HG: macht eine Faust). In meiner Brust habe ich das Gefühl (HG: etwas mit der Faust umklammern), als würde ich versuchen zu halten. Es beginnt zu vibrieren und hält dann. Es verhindert, dass es aus der Hand heraus geht“.*

Ihr Schlaf ist friedlich ohne schreckliche Träume.

Sie setzt die Behandlung fort und es geht ihr gut.

Fall 2: Migräne und Bluthochdruck

Dies ist der Fall einer 50-jährigen Frau, die Migräne und Bluthochdruck hatte.

Sie war sehr beunruhigt über ihre Migräneattacken, die sie zweimal am Tag und in den letzten zwei Monaten sogar jeden Tag hatte. Ihr ganzes Leben war zum Stillstand gekommen und sie lebte in Angst vor dem Schmerz, der so plötzlich und schwerwiegend war, dass sie sagte, sie könnte sich mit dem Schmerz den Kopf an der Wand zerbrechen.

Während der Anamnese sprach sie von einem Vorfall in ihrer Kindheit, bei dem ihr Vater ihre Mutter für eine andere Frau verlassen hatte.

P: Es gab eine Frau aus Indonesien, sie hatte 5 Kinder. Mein Vater und diese Frau hatten eine Beziehung und mein Vater wollte, dass sie zu uns kommt und bei uns bleibt. Meine Mutter sagte, das sei nicht möglich und deshalb haben sie sich scheiden lassen. Er ist bei der anderen Dame geblieben und ist aber auch auf sie nicht gut zu sprechen.

D: Erzähl mehr.

P: Er führt ein so erbärmliches Leben, wie es kein Mensch führen könnte. Weil diese Frau wie ein lebender Teufel ist! Sie machte sein Leben erbärmlich. Er kann seinen Mund nicht öffnen. Er kann kein Wort vor ihr sagen. Sie bekommt alles, wenn sie auf dem Bett liegt. Sie war zwischendurch bettlägerig und auch sehr krank. Sie uriniert auf dem Bett und er reinigt auch ihren Urin. Er gibt ihr alles und sie missbraucht ihn den ganzen Tag, immer und überall. Wenn sie wütend wird, schmeisst sie alles weg. Sie macht alles im Haus kaputt. Sie ruft die Polizei an und fordert sie auf, ihn mitzunehmen. Dort gibt es ein großes Drama. Ich habe in meinem ganzen Leben noch nie eine Frau wie sie gesehen. Eines Tages fragte ich sie, warum hat dein Mann dich verlassen und ist weggegangen?

Doktor, es ist sehr schlimm, dass ich so mit Ihnen rede, aber ich werde ausdrücken, was sie gesagt hat, als ich sie danach gefragt habe. *Sie sagte: "Tere baap ke saath deka hua usne mereko" (Übersetzung: Er muss mich mit deinem Vater gesehen haben).* Das macht für sie keinen Unterschied, es ist so überraschend. Wie sie vor uns spricht, ist überraschend, ihre Tochter war auch dabei, als sie das sagte. Also fragte ich sie: *„Kya dekhe rahe unke saath? (Übersetzung: Was hast* *du in ihm gesehen, dass du bei ihm geblieben bist?)* ". Sie zeigte auf das Bett und sagte: *„Iske vajje se (Übersetzung: Aus diesem Grund).* Ihre Tochter und ich waren beide verlegen, wir wussten nicht, wo wir hinschauen sollten. So eine Frau ist sie.

Wir müssen während des Falles sehr wachsam sein, um diese Dinge aufzugreifen. Hier sprach die Patientin in Verneinung, sie sagte: „dass er nicht ..." und hat angehalten. Das ist sehr wichtig und wir müssen wissen, was er nicht hat.

In den meisten Fällen sagen Patienten in der Verneinung das, wofür sie sehr empfindlich sind, oder Eigenschaften, die sie für schlecht halten, und leugnen dies daher.

Zum Beispiel kann ein Patient sagen: "Doktor, ich bin nicht rachsüchtig ...". Dann sagen wir: "Erzählen Sie von Rachsucht ...". Oft werden sie antworten: "Aber Doktor, ich fühle mich nicht so ...". Wir müssen ihnen an dieser Stelle sagen: "Ja, ich verstehe, dass Sie sich nicht so fühlen, aber bitte erzählen Sie mir mehr über diese Rachsucht ...".

P: Ich wusste, dass er mich nicht betrogen hat, da bin ich mir sehr sicher.

D: Beschreiben Sie, wie er Sie betrügt.

P: Er hatte keine Beziehung zu ihr oder so.

D: Sind Sie sicher?

P: Ja, jetzt auch.

D: Was hätten Sie gefühlt, wenn er eine solche Beziehung gehabt hätte?

P: Ich hätte ihn getötet, Doktor.

D: Sie hätten ihn getötet?

P: Ja, ich kann all diese Dinge nicht tolerieren.

D: Was fühlen Sie dann?

P: Ich mag keinen Verrat. Ich verrate keine Menschen und ich mag es nicht, wenn Menschen mich verraten. Wie ich Ihnen sagte, bin ich eine übermäßig verpflichtete Person. Wenn ich mein Wort gebe, werde ich dazu stehen. Ich betrüge keine Leute, ich mag keine Leute, die mich betrügen. Ich vertraue Ihnen und ich tue alles, um Menschen zu vertrauen. Ich werde volles Vertrauen in sie haben und nicht versuchen, Fehler in ihnen zu finden. Ich erwarte, dass sie das erwidern.

Durch Verneinung kommt also heraus, dass sie es nicht ertragen kann, betrogen zu werden, und dass sie ihren Ehemann getötet hätte, wenn er dies getan hätte. Dies liegt daran, dass sie äußerst empfindlich auf Verrat reagiert.

Im Rest des Falles sprach sie über ihre Angst vor Dunkelheit und Geistern. Sie erzählte einen Vorfall, als sie drei Jahre alt war und ihr Vater ein Kochgefäß auf die Mutter warf. Die Patientin weinte, als sie das erzählte. Dieses Ereignis erzeugte eine intensive Angst in ihr. Sie war sehr empfindlich für Verletzungen. Sie war eine sehr reaktive Person, die sehr leicht weint, wenn sie eine traurige Szene im Fernsehen sieht. Sie hatte auch ein Erstickungsgefühl. Sie war sehr redselig. Ihr wurde Hyoscyamus niger 1M verschrieben und es ging ihr damit viel besser. Ihre Kopfschmerzen hörten vollständig auf. Ihr Energieniveau verbesserte sich. Ihre Reizbarkeit und ihre Angst nahmen drastisch ab und sie war viel ruhiger als zuvor.

Fall 3: Spondylitis ankylosans

Dies ist der Fall eines 28-jährigen Mannes, bei dem eine Spondylitis ankylosans diagnostiziert wurde. Er hatte auch wiederkehrende Halsinfektionen mit Fieber und Fisteln.

Er war sehr beunruhigt über die Spondylitis ankylosans. Er hatte Gelenkschmerzen, die zu Beginn der Bewegung schlimmer und bei fortgesetzter Bewegung besser waren. Er erlebte eine Art Unbeweglichkeit, ein Gefühl wie feststecken in der Iliosakralregion.

In seinen Träumen hatte er das gleiche Gefühl, von Gedanken an die Arbeit festgehalten zu werden.

Er fuhr fort, die Empfindung als zusammengedrückt zu beschreiben, und das Gegenteil davon ist offen.

Er hatte Träume von kaleidoskopischen Farben und hellen Visionen, die sich ausdehnen und immer größer werden, was das Gegenteil von zusammengedrückt ist.

Wir haben den Fall hier fortgesetzt.

D: Erzählen Sie mir von den Dingen, die Sie gerne machen.

P: Ich mag sehr die Natur, körperliche Aktivitäten und Sport.

D: Erzählen Sie ein bisschen mehr darüber.

P: Ich mag Wandern, ich mag Abenteuersportarten, wie Bungee-Jumping, Fallschirmspringen, Tauchen. Ich habe mich auch fürs Sporttauchen zertifizieren lassen.

D: Nennen Sie das, was Ihnen am besten gefällt.

P: Ich tauche wirklich sehr gerne.

D: Beschreiben Sie die Erfahrung des Tauchens.

P: Es fühlt sich sehr beruhigend an, es fühlt sich sehr offen an (HG: Arme weit gespreizt).

D: Beschreiben Sie dies (ich wiederhole dieselbe Geste wie der Patient).

Diese Handbewegung ist sehr wichtig. Sie kommt sehr spontan und unbewusst.

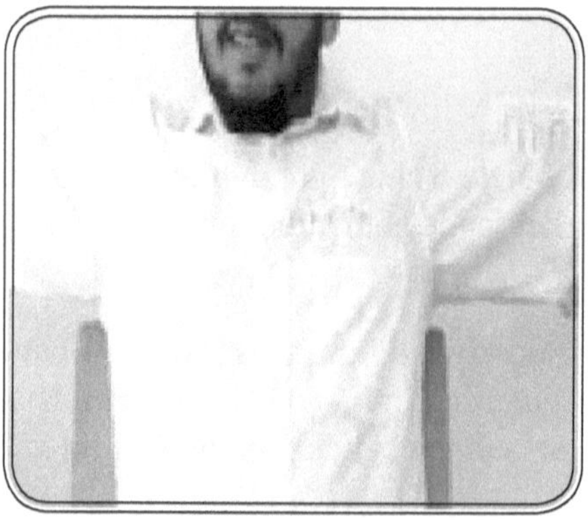

HG: Arme weit auseinander gespreizt

P: Es ist ein sehr offenes Gefühl, als wäre ich der Boss (HG: Arme weit gespreizt).

D: Beschreiben Sie, was Sie mit den Händen zeigen.

P: Als ob die Welt mir gehört!

D: Nun müssen Sie sich von sich selbst trennen und nur diese Erfahrung beschreiben (HG: Arme weit auseinander gespreizt).

Indem ich ihn auffordere, sich von sich selbst zu trennen, versuche ich, ihn von sich selbst zu dissoziieren und ihn dazu zu bringen, sich ausschließlich auf die Geste zu konzentrieren. Dadurch werden alle Gedanken und Denkprozesse des Patienten eliminiert. Diese kommen aus seinem logischen, bewussten Verstand.

P: Es fühlt sich einfach so an, als würde man sich selbst groß machen. Das Gefühl, dass Sie sich ausbreiten können. Es wird nicht zusammengedrückt; es ist mehr ausgebreitet.

D: Beschreiben Sie das Wort zusammengedrückt.

P: Zusammengedrückt ist wieder wie feststecken.

Er benutzt wieder das Wort feststecken. Wenn ein Wort vom Patienten wiederholt verwendet wird, nimmt es einen wichtigen Platz ein.

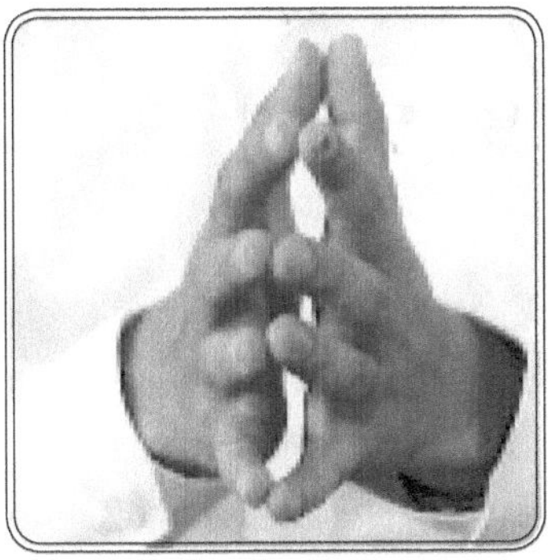

HG: Hände kommen

D: Vergessen Sie was Sie vorher gesagt haben. Nur das Wort Zusammengedrückt.

P: Zusammengedrückt bedeutet, dass alles eingeschlossen ist (HG: Hände kommen zusammen). Als wäre es in Grenzen (HG: Hände kommen zusammen). Es liegt innerhalb der Grenzen. Es ist komprimiert.

D: Beschreiben Sie das Wort zusammengedrückt.

P: Zusammengedrückt bedeutet, dass es zwei Wände gibt (HG: Hände kommen zusammen) und alles ist darin und es wird gepresst. Also, die Grenze ...

D: Beschreiben Sie gepresst.

P: Gepresst sind die Grenzen, die etwas binden.

Hier sehen wir, dass er, wenn er zusammengedrückt beschreibt, Synonyme wie eingeschlossen, komprimiert, in Grenzen und gepresst verwendet. Wenn der Patient Synonyme für ein Wort verwendet, welches er zuvor gebraucht hat, wird dies wichtig.

D: Verwenden Sie immer mehr Wörter, um zusammengedrückt oder gepresst zu beschreiben.

P: Wie im Star Wars-Film, wenn sie im Müllkompressor stecken bleiben und zusammengedrückt werden. Die Grenzen schieben es zu, (HG: Hände kommen zusammen) schieben es nach innen. Es lässt es nicht öffnen (HG: Arme weit auseinander gestreckt). Es rückt ganz nahe. Die Grenzen drücken (HG: beide Hände in Fäusten). Wie eine hydraulische Presse, die pressen. Es ist nicht erlaubt, sich außerhalb dieser Grenzen zu bewegen.

Als er gebeten wurde, zusammengedrückt etwas mehr zu beschreiben, gibt er uns ein Bild und eine Handgeste und sagt, dass es sich nicht öffnen lässt und macht die entgegengesetzte Handgeste. Hier sehen wir, dass er uns das Gegenteil von zusammengedrückt gibt (was für ihn offen ist). Wenn der Patient das Gegenteil eines zuvor gebrauchten Wortes verwendet, wird es wichtig. Wir sehen auch, dass der Patient von selbst in die entgegengesetzte Polarität gegangen ist. Wir wollen das jetzt tiefer verstehen, also frage ich:

D: Was ist das Gegenteil von zusammengedrückt?

P: Vollständig öffnen (HG: Arme weit auseinander gespreizt). Dieses Gefühl, sich zu bewegen, obwohl Grenzen da sind. Als ob es mir leid tut, mich wieder in einen Zusammenhang zu bringen. Wenn Sie tauchen, können Sie sich nach oben, nach unten, nach vorne und nach hinten bewegen. Es ist ein weiter Ozean, alles ist völlig offen.

D: Beschreiben Sie das Wort weit.

P: Es ist groß, riesig und unfassbar, als ob Sie die Größe nicht durch Betrachten bestimmen können. Es ist von allen sechs Seiten offen.

D: Beschreiben Sie weit, nur das Wort weit.

P: Es ist groß, es ist riesig, die Größe kann nicht bemessen werden (HG: Arme weit ausgebreitet).

Er gibt Synonyme für offen und sagt, es sei weit, groß, riesig, die Größe kann nicht bemessen werden und auch eine Handgeste dazu.

D: Was ist das Gegenteil davon?

P: Wieder nur feststecken (HG: Hände kommen näher), zusammengedrückt. Das Gegenteil ist, dass die Weite auf diese Kleinheit reduziert wird oder sich in einem bestimmten Bereich befindet. Es ist wie im Eimer anstatt im Ozean zu sein.

Er kommt zurück zu feststecken, ein Wort, welches er wiederholt verwendet.

Wenn ein Wort wiederholt verwendet wird, müssen wir mehr darüber erfragen, um herauszufinden, was es für den Patienten bedeutet.

Nachdem wir den Patienten gefragt haben, wissen wir, dass feststecken für ihn zusammengedrückt bedeutet und das Gegenteil offen oder expandieren ist.

Körperlich kamen seine Schmerzattacken intermittierend.

In Anbetracht aller oben genannte Punkt und den anderen Aspekten des Falles wurde ihm das Mittel Cactus grandiflorus 200 verschrieben, gefolgt von LM 6.

Seine Beschwerden haben sich wunderbar verbessert. Seine CRP-Werte sanken und seine Schmerzen hörten vollständig auf. Er nimmt keine allopathischen Medikamente mehr. Er genießt jetzt ein sehr aktives Leben ohne Einschränkungen.

Fall 4: Wiederkehrende Allergien und Kopfschmerzen

Dies ist ein Fall einer 26-jährigen Frau mit wiederkehrenden Allergien. Sie hatte auch Kopfschmerzen. Als sie ihre Kopfschmerzen beschrieb, sagte sie, dass es sich anfühlt, als würde etwas schlagen oder klopfen, wie Expansion und Kontraktion, und sie machte eine Handbewegung (HG: Patientin öffnet und schließt ihre Faust). Ich bat sie, die Bewegung weiter zu beschreiben, und das Interview entwickelte sich wie folgt:

D: Ich habe verstanden, aber beschreiben Sie diese Bewegung ein bisschen mehr. Was auch immer Sie dazu sagen können. Machen Sie diese Geste einfach noch einmal. Beschreiben Sie es.

P: (Die Patientin wiederholt die gleiche Geste vom Schließen und Öffnen der Faust und lacht dann). Ich bleibe an dieser Sache hängen. Sogar sie (Patientin zeigt auf die Assistenzärztin) hat mich bei dem gefangen, wissen Sie. Ich habe eine halbe Stunde lang weiter gesprochen, aber ich glaube nicht, dass wir irgendwohin gekommen sind.

D: Wenn Sie gefangen sagen, was meinen Sie damit?

P: Sie fragen mich immer wieder, ich versuche es zu erklären, aber wir kommen nicht weiter.

An diesem Punkt wechseln wir von ihren Beschwerden zu „gefangen". Dies ist eine tangentiale Befragung, wenn wir uns von dem üblichen Verlauf oder der üblichen Fragestellung, auf der wir uns befanden, entfernen und an einen Ort gehen, der für die Patientin unerwartet ist.

Auf diese Weise wird die Patientin ahnungslos erwischt und antwortet daher eher spontan als logisch.

D: Was bedeutet gefangen?

P: Gefangen bedeutet, dass es eine Art…(Patient lacht). Es ist wie ein Frage-Antwort-Spiel, aber Sie kommen nicht heraus. Wir sprechen nur immer und immer wieder darüber (HG: Die Patientin macht eine

Handbewegung mit einer kreisförmigen und schnellen Bewegung der rechten Hand), aber keiner von uns kann es sich oder den anderen erklären, oder vielleicht sind wir auch auf der Suche nach etwas mehr als das. Wir sind also auf unterschiedliche Weise in diese eine Frage und eine Antwort verwickelt (wiederholt HG: kreisförmige und schnelle Bewegung der rechten Hand).

D: Vergessen Sie die Frage und alles andere ... nur das Wort gefangen.

Sie hat ein eigenartiges Wort verwendet, das spontan kam.

Wenn dies geschieht, ist es wichtig, es nicht loszulassen, sondern wir sollten es nachfragen manchmal sogar wiederholt.

P: Gefangen ist angelockt und eingekreist, definiert in einer Grenze.

D: Beschreiben Sie diese Wörter ein bisschen mehr. Angelockt, eingekreist, Grenze? Was auch immer Sie dazu sagen können.

P: Es ist so, als ob gefangen sein ein Gefühl ist, wissen Sie, wo Sie nicht frei sind (HG: beide Hände mit einander zugewandten Handflächen und Fingern voneinander entfernt und bewegen sich minimal aufeinander zu und voneinander weg) und Sie sind begrenzt durch etwas. Sie werden geistig, körperlich und emotional begrenzt durch Disziplin, durch Regeln, was auch immer. Es ist ein Gefühl, innerhalb eines definierten Bereichs oder einer definierten Grenze aufzutreten, oder was auch immer oder es ist impliziert oder es ist definiert oder was auch immer das ist.

D: Ein bisschen mehr. Gefangen, begrenzt

P: Wie ich schon sagte, angelockt, eingekreist, definiert ...

D: Definiert, angelockt. Was bedeutet angelockt oder eingekreist?

P: Gefangen wie etwas, das eingefangen wird. Es ist ein Objekt, das eingefangen wurde, es ist ein Gefühl, das eingefangen wurde, es ist ein (HG: Mit beiden Händen öffnen sich die Finger, deren Spitzen sich berühren, und gleichzeitig eine kreisende Bewegung machen). Es ist jemand, ein Mensch oder ein Tier, das eingefangen wird. Es ist innerhalb eines ... Sie können sich nicht frei bewegen (HG: macht eine quadratische Form), Sie sind alleine. Es befindet sich in einem definierten Bereich. Eine Grenze. Ich sagte, es kann emotional sein, es kann sein…

D: Beschreiben Sie diesen Menschen oder dieses Tier, das eingefangen ist?

P: Wenn es sich um eine Maus handelt, stellen wir eine Falle und fangen sie ein. Dann legen wir sie in einen Käfig oder so. Also ist sie gefangen. Wie Sie wissen, um die Maus loszuwerden, fangen wir sie, stellen eine Falle und werden sie los. Sie wird aus irgendeinem Grund eingefangen. Sie ist da.

D: Beschreiben Sie diese Maus ein bisschen mehr, wenn sie gefangen ist.

P: Gefangen wie, wissen Sie, wir haben eine Falle gestellt, um sie zu fangen. Normalerweise kommt sie jedes Mal wenn sie gefangen ist, in einen Ecke, an einen bestimmten Ort, wissen Sie, so dass es zumindest für diese Minute keinen Ausweg gibt. Zumindest vorläufig.

D: Beschreiben Sie das ein bisschen mehr? An einen Ort kommen und es gibt keinen Ausweg.

P: Es ist eine Ecke oder so, aus irgendeinem Grund bringst du diese Kreatur an einen Ort. Wenn Sie sie aus dem Haus treiben oder sie fangen und aus dem Haus treiben oder sie in diesen kleinen Käfig oder was auch immer stecken, lenken Sie sie in diese Richtung, so dass sie eingeholt wird. Sie wird in diese Richtung gelenkt, um sie gefangen zu nehmen oder so.

D: Erzählen Sie etwas mehr darüber, sie in eine Richtung zu lenken.

P: Um sie zu fangen oder ihr eine Falle zu stellen, lenken Sie sie in diese Richtung. Sie stellen eine Situation auf, in der sie automatisch in diese Richtung geführt wird. Auf diese Weise wird sie eingefangen.

D: Erzählen Sie etwas mehr darüber, dass sie in diese Richtung geführt wird? Was auch immer Sie mehr darüber sagen können. Sie machen es wirklich hervorragend. Es gibt kein Problem.

P: Ich verstehe nicht, wovon wir sprechen.

D: Das ist in Ordnung. Das ist kein Problem. Ich verstehe es.

Es ist sehr wichtig, die Patientin zu beruhigen. Es wird dabei helfen, den Fall weiter zu führen, wenn sie sagt, dass sie nicht weiß, wovon sie spricht.

P: Ich habe das Gefühl ... ich weiß nicht was?

D: Wie fühlen Sie sich?

P: Ich meine, ich verstehe die Art dieses Gesprächs nicht oder was Sie fragen wollen. Ich kann nicht verstehen, wovon wir sprechen.

D: Wie fühlt es sich an, in dieser Situation zu sein?

P: Es fühlt sich nach nichts an, aber ich habe das Gefühl, dass ich vielleicht, wenn ich weiß, was Sie wollen, angenehmer sprechen kann. Wir können sofort dorthin gelangen. Das ist es, was ich fühle.

Hier werden wir einfach dem folgen, was sie ausdrückt, und versuchen zu sehen, wohin das führt.

D: Erzählen Sie einfach etwas mehr darüber, dass wir sofort dorthin gelangen können.

P: Als ob Sie versuchen, mir etwas in Form einer Frage zu stellen, aber ich kann die Art der Frage nicht verstehen (HG: Kreisbewegung der rechten Hand). Wenn wir genau wissen, wovon wir sprechen, können wir vielleicht angenehmer sprechen. Anstatt dass ich versuche, nach Wörtern und anderen Bedeutungen zu jagen (HG: Kreisbewegung der rechten Hand) ... vielleicht irre ich mich, aber das ist, was ich denke. Aber vielleicht können wir ...

D: Vielleicht können wir...?

P: Vielleicht können wir einfacher darüber sprechen (HG: bringt beide Hände nahe beieinander, wobei die Handflächen einander zugewandt sind). Eine kurze Auflistung der Wege und schnell darauf zukommen.

D: Erzählen Sie von kurzer Auflistung der Wege und schnell darauf zukommen.

P: Ich bin ungeduldig, also mache ich so schnell. Vielleicht bin ich zu ungeduldig, ich mache ein bisschen schnell, aber ...

D: Erzählen Sie von Ungeduld.

P: Ich bin von Natur aus ein bisschen hyperaktiv. Ich möchte, dass die Dinge schnell gehen.

Aufgrund der tangentialen Fragestellung ergeben sich weitere Aspekte ihrer Natur, die sonst nicht so einfach zu entlocken gewesen wären.

D: Erzählen Sie davon.

P: Ich kann nicht sitzen oder mich entspannen. Ich brauche die ganze Zeit Aktivität. Ich möchte in kürzester Zeit zu viel erreichen. Also denke ich weiter, lass uns das schnell beenden und dann das und dann das. (HG: schnelle kreisende Bewegungen beider Hände, rasch immer und immer wieder). Ich gehe gerne zum nächsten Schritt über. Dann weiter zum nächsten und dann zum nächsten und dann ... (HG: Kreisbewegungen ihrer rechten Hand und gleichzeitig Vorwärtsbewegung). Nimm so viel wie möglich auf einmal. Deshalb tut es mir leid, ich habe vielleicht Ihre Fragestellung, Ihr Thema gestört.

D: Sie haben nichts gestört; Sie machen es perfekt.

Auch hier ist es sehr wichtig, den Patienten zu ermutigen und zu beruhigen.

Der Patientin wurde das Mittel Sarracenia purpurea 1M verschrieben und ihr Zustand verbesserte sich wunderbar. Körperlich gingen alle ihre Beschwerden weg. Geistig und emotional gab es eine sehr positive Transformation.

Illustrative Fälle mit DeWise: Bilder

Fall 1: Vitiligo, Psoriasis und Knieschmerzen

Fall 2: Psoriasis und Polyarthritis

Fall 3: Schulterschmerzen, Tennisellbogen und Reizdarmsyndrom

Hinweis: In all diesen Fällen wurde die Sprache des Patienten und des Arztes aus Gründen der Authentizität nicht stark verändert oder bearbeitet. Wir haben die Fälle jedoch gekürzt, um das Lesen zu erleichtern. Der Index der Kurzformen umfasst D: Doktor, P: Patient, HG: Handgeste. Zwischen den Mitschriften findest du Dr. Sankaran's Gedanken und Kommentare (kursiv) zu diesem Zeitpunkt während der Fallaufnahme.

Fall 1: Vitiligo, Psoriasis und Knieschmerzen

Dies ist der Fall eines 59-jährigen Mannes, der aufgrund der Beschwerden Vitiligo, Psoriasis und Knieschmerzen in Behandlung kam.

Der Assistenzarzt erhielt folgende Daten zu den körperlichen Beschwerden:

1) Vitiligo:

   ✓ Lokalität: auf dem rechten Unterarm, der rechten Seite des Halses und der rechten Seite der Brust

   ✓ Begann mit einem Fleck am Hals; bekam kleine Eruptionen (deshalb dachte der Patient, es sei Psoriasis); die Eruptionen verschwanden, aber hypopigmentierte Flecken blieben zurück und begannen zu verschmelzen

2) Psoriasis:

   ✓ Die Psoriasis besteht seit 15 Jahren

- ✓ Lokalität: kleiner Fleck auf dem Rücken; beide Ellbogen; Rückseite der Ohren; beide Schienbeine
- ✓ Die Psoriasis begann nach Stress (in der Arbeit)

3) Lungenembolie:

- ✓ Im Jahr 2011 hatte der Patient plötzliche Atemnot; zu diesem Zeitpunkt gab es eine deutliche Schwellung im Bein; in der unteren Hohlvene wurde ein Filter platziert, um eine weitere Lungenembolie zu verhindern
- ✓ Akute Thrombose im März 2018
- ✓ Schmerzen im rechten Bein vor der Thrombose im Jahr 2018

4) Knieschmerzen:

- ✓ Lokalität: rechtes Knie
- ✓ < morgens, beim Aufstehen aus dem Bett; Stehen (verursacht Ungleichgewicht); heruntersteigen
- ✓ > Bewegung

Als die Psoriasis begann, war der Patient viel Stress ausgesetzt, weil sein Geschäft nicht gut lief. Er hatte einen großen Verlust am Aktienmarkt erlitten und war besorgt über sein Einkommen und darüber, wie er die Ausbildung seiner Töchter finanzieren würde.

Als Kind war er sehr schüchtern und hatte wenig Selbstbewusstsein. In der Schule fühlte er sich gedemütigt, das machte ihn sehr wütend. Er hatte das Gefühl, dass er es seinen Klassenkameraden eines Tages zeigen wollte. Die Uneinigkeit seiner Eltern in seinem Zuhause haben ihn auch beeinflusst. Er war besonders betroffen von der Art und Weise, wie seine Mutter behandelt wurde. Er wollte Gerechtigkeit für seine Mutter.

Er beschrieb seine Natur als fürsorglich, liebevoll und ehrgeizig.

Seine Hauptängste waren, ins Gefängnis zu kommen, unter dem Druck verschiedener Klagen zu stehen und sich zu schämen. Am schwierigsten war der Gedanke, wie er seinem Guru begegnen würde, wenn dies passieren würde. Er sagte, dass sein Guru ihm alles bedeutete und dass sein Leben mit dem Guru an seiner Seite aufgrund der Unterstützung und Stärke, die er bietet, vollständig ist. Er hatte auch Angst vor Höhen und fühlte sich schwindlig, wenn er nach unten schaute. Es gab auch ausgeprägte Ängste, Horrorfilme und den Anblick von Blut zu sehen. Auch da wird ihm schwindlig. Auch gegenüber den Schmerzen anderer ist er sehr empfindlich.

Er interessiert sich sehr für Spiritualität und Satsang und ist sehr vorsichtig, was er tun oder nicht tun soll.

Er träumt davon, mit seinem Guru zusammen zu sein, der Guru hält seine Hand und nimmt ihn mit. Er fühlte, dass der Guru ein Teil seiner Familie war.

Er ist auch hellsichtig und bekommt Vorahnungen.

In diesem Fall sehen wir bisher viele menschliche Ausdrücke mit gemeinsamen und situativen Reaktionen. Wir wollen jedoch nicht die menschliche Geschichte. Wir müssen herausfinden, was das eigentliche Problem oder der eigentliche Stress ist und wie er die Welt wahrnimmt.

Wenn dies nicht getan wird, verschreiben wir jedes Mal die gleichen Mittel welche nicht helfen werden wenn sie oberflächlich gewählt sind. Das passiert, wenn wir nur gewöhnliche Symptome nehmen. Wir müssen tiefer gehen und die wahre Identität und das Muster des inneren Liedes finden. Die Verwendung der WISE-Prozesse ist ein nützlicher Weg, um oberflächliche Verschreibungen zu bekämpfen.

Ich habe diesen Fall mit dem WISE-Prozess fortgesetzt.

D: Sagen Sie mir bitte, was passiert?

P: Ich leide seit vielen Jahren an Psoriasis. Ich habe Vitiligo, die hat sich in einem Monat überall ausgebreitet.

D: Wann war das?

P: November 2018. Es dauerte bis Ende Dezember.

D: Vor 2-3 Monaten?

P: Ja. Als ich mit der Homöopathie begonnen habe, wurde sie eingedämmt. Danach hat sie sich nicht mehr verbreitet. Einige Flecken haben sich verdunkelt.

D: Wie ist Ihre Gesundheit sonst?

P: Ok, ich bin ein Patient mit TVT.

D: Okay. Wir werden jetzt einige WISE-Prozesse mit ihnen durchführen.

Es wird uns helfen, Sie besser zu verstehen und das am besten geeignete Mittel für Sie zu finden. Sie müssen Ihren logischen Verstand ausschalten. Schauen Sie sich dieses Bild an (wir zeigen ihm BAUM 1) und sagen Sie mir, indem Sie Ihre Fantasie nutzen, was passiert?

P: Es ist ein wunderschöner Morgen. Die Bäume reichen bis zum Himmel. Es ist sehr friedlich. Die Umgebung ist äusserst friedlich. Ich sehe diesen Baum dort drüben stehen und die Schönheit genießen. Es könnte ein Windhauch in der Nähe sein. Die Blumen oder was auch immer auf dem Baum ist, könnten im Wind wogen. Die Sonne geht auf. Es ist ein Ort, an dem ich mit mir selbst sein kann. Es könnte auch ein Sonnenuntergang sein. Aber nichtsdestotrotz könnte es ein Erlebnis sein, wo ich sitze.

D: Was ist die Erfahrung, wenn Sie das sehen?

P: Sehr friedlich, sehr gelassen.

D: Beschreiben Sie dieses friedliche, gelassene Gefühl.

P: Es ist etwas, wo mein ganzes Selbst, meine Sorgen ... ich bin mit der Natur.

D: Beschreiben Sie die Erfahrung von friedlich und gelassen.

P: Es ist etwas, was das Herz sehr berührt.

D: Nein, ich möchte nichts mehr über die Szene wissen. nur über die Erfahrung von friedlich und gelassen in Ihnen, unabhängig von dieser besonderen Szene. Wie fühlt sich friedlich und gelassen an?

Hier distanziere ich ihn von der Szene, weil er die Szene mit sich selbst in Verbindung bringt: „Wie ich mit der Natur bin; sie berührt das Herz ...“.

In diesem Stadium müssen wir wissen, was die Erfahrung der Szene ist und nicht die Beschreibung.

P: Es ist sehr freudig. Das berührt meine wahre Natur. Sehr freudvoll sein, sehr ruhig sein, sehr still sein in dem besonderen Moment, in dem es keine harschen Gedanken gibt. Etwas, nach dem ich mich sehne.

D: Beschreiben Sie diese Erfahrung, nach der Sie sich sehnen, dieses freudige, ruhige, stille, friedliche, gelassene. Beschreiben Sie diese Erfahrung, nach der Sie sich sehnen? Wie fühlt sich das in Ihnen an?

P: Ich fühle, dass ich zu diesem bestimmten Zeitpunkt nicht der Körper bin. Es gibt etwas, das tief in mir liegt und das ich zu berühren versuche, und ich möchte, dass diese Erfahrung sehr, sehr lange anhält.

D: Wie ist diese Erfahrung?

P: Gefühl der Stille.

D: Beschreiben Sie die Stille ein bisschen mehr.

P: Ich würde gerne das Licht in mir sehen, aber ich kann es im Moment nicht sehen.

D: Beschreiben Sie die Erfahrung der Stille ein bisschen mehr.

P: Keine Gedanken, keine Wellen, ruhiges Meer, ohne Kräuseln, würde darauf treiben.

D: Was ist das Gegenteil davon? Wenn Sie von Gedanken, Wellen, Sorgen bedrängt sind. Was ist die Erfahrung, die genau das Gegenteil von dieser stillen, ruhigen, friedlichen, gelassenen, freudigen ist?

P: Ich bin besorgt über den nächsten Moment, was passieren wird. Eine Art von Angst, wie das turbulente Meer.

D: Beschreiben Sie dieses turbulente Meer?

P: Es wirft mich ans Ufer, ich fühle mich, als würde ich ertrinken.

D: Okay, beschreiben Sie diese Erfahrung ein bisschen mehr. Turbulentes Meer, wirft mich ans Ufer.

P: Kann nicht atmen, ersticken.

D: Beschreiben Sie diese Erfahrung, nicht mehr zu atmen und zu ersticken.

P: Ich kämpfe in diesem Moment darum, nach Luft zu schnappen oder frische Luft zu bekommen. Ein Gefühl, direkt auf den Grund des Meeres zu sinken.

D: Beschreiben Sie diese Erfahrung ein bisschen mehr.

P: Bis zu einem gewissen Grad mit mir selber zu kämpfen. Ich verfluche mich tatsächlich dafür, dass ich so etwas getan habe. Ich hätte sicher spielen sollen.

An diesem Punkt kehrte er zu seiner persönlichen Geschichte zurück, also beendete ich hier und ging zum nächsten Bild über.

Ich notierte auch die nicht-spezifisch-menschlichen Begriffe und die Dinge, die er sagte, die nicht mit ihm oder dem Baum zu tun hatten, einschließlich: keine Wellen, ruhiges Meer, kein Kräuseln, turbulentes Meer, mich ans Ufer werfen, ertrinken, unfähig zu atmen, ersticken, um frische Luft zu kämpfen und direkt auf den Meeresboden sinken.

Aus dem Bild, das dieser Patient uns gibt, wissen wir, dass wir ein Mittel haben müssen, welches mit Turbulenzen, Kräuseln, dem Meer, Ertrinken und dem Grund des Meeres zu tun hat. Das ist so seltsam, dass es irgendwo eine Verbindung geben muss, aber an diesem Punkt wissen wir nicht, was es ist, also notieren wir es einfach.

D: Okay, jetzt lassen Sie uns zum nächsten Bild gehen (wir zeigen ihm BAUM 2).

P: Das ist meine Lieblingsfarbe. Ich liebe die Farbe gelb. Diese Farbe blüht, diese Blumen blühen; sie schafft Freude, sie platzt vor Freude!

Hier hat er das völlig aus dem Kontext das Wort „platzen" verwendet. Damit wird es wichtig und muss erforscht werden.

D: Beschreiben Sie das Wort platzen.

P: Es sagt der Welt, dass ich freudig bin. Ich bin innerlich friedlich.

D: Beschreiben Sie das Wort "Platzen", unabhängig vom Kontext.

P: Es gibt Freude im Inneren, deshalb wird sie aussen gezeigt.

D: Beschreiben Sie das Wort platzen.

P: Jeder Kern von mir spricht in diesem Moment, dass ich freudig bin und vor Glück berste.

D: Was bedeutet bersten? Nur das Wort bersten.

P: Es sprudelt nur so nach aussen. Es wirft alles weg, was da drin ist Es ist nicht in der Lage, das Glück im Innern zu kontrollieren.

D: Beschreiben Sie die Wörter bersten, sprudeln und Dinge wegwerfen, unabhängig vom Kontext. Was auch immer zu Ihnen kommt oder was auch immer das Erleben ist. Nur diese Worte.

P: Es ist ein Ausdruck von mir.

D: Vergessen Sie auch sich. Was bedeuten nur diese Worte, bersten, heraussprudeln, Dinge wegwerfen?

P: Es ist unfähig zu klicken, zu ertragen…

D: Unfähig zu?

P: Das Glück im Innern zu ertragen. Es will der Welt geben.

D: Erzählen Sie ein bisschen mehr, einfach über die Worte platzen, heraussprudeln und Dinge wegwerfen. Nur das. Völlig ausserhalb von jeglichem Kontext. Vergessen Sie alles, was Sie bisher gesagt haben. Stellen Sie sich vor, ein Kind fragt, was es bedeutet, zu platzen und herauszusprudeln. Wie würden Sie das beschreiben? Wie würden Sie das erklären?

Hier bitten wir ihn, mehr über die Worte platzen, heraussprudeln und Dinge wegwerfen zu erzählen.

Wir müssen diese Worte aus allen möglichen Zusammenhängen herausnehmen und den Patienten bitten, sie zu erklären, als würde er sie einem Kind erklären. Wir wollen ihn von seinem logischen Verstand wegbringen.

P: Eine Explosion des Glücks.

D: Beschreiben Sie das Wort Explosion, unabhängig vom Kontext und unabhängig vom Wort Glück. Nur Explosion.

P: Zerreißen.

D: Beschreiben Sie das ein bisschen mehr, Explosion, Zerreißen ...

P: Ohne Nähte, nahtlos ...

D: Was bedeutet zerreißen?

P: Heraussprudeln.

D: Beschreiben Sie das Wort Heraussprudeln

P: Ausschütten.

D: Beschreibe ein bisschen mehr, sprudeln und ausschütten.

P: Glück.

D: Nur das Wort heraussprudeln, was bedeutet es?

P: Kraft.

D: Beschreiben Sie diese Kraft.

P: Mein Herr ruft mich ...

An diesem Punkt beschließen wir, zum nächsten Bild überzugehen, da der Patient zu seiner menschlichen Sprache zurückgekehrt ist.

Mit dem Bild BAUM 2 fanden wir die folgenden wichtigen und einzigartigen Informationen: Platzen, bersten, heraussprudeln, herauswerfen von Dingen; es ist eine Explosion, zerreissen und Kraft.

D: Okay, schauen wir uns das dritte Bild an (wir zeigen ihm SCHWAN 1).

P: Kommunikation.

D: Was passiert dort? Nutzen Sie Ihre Fantasie.

P: Einer spricht mit dem anderen; einer versucht dem anderen zu helfen. Der andere findet etwas zu essen im Wasser, oder ich bin mir nicht sicher, aber es gibt da etwas, das sie finden. Ein Fisch ist drinnen! Sie sind dabei, eine Strategie zu entwickeln, wie sie ihn fangen. Oder es ist nur der Ältere, der dem anderen einen Rat gibt. Er ist ermutigend, komm schon, du kannst es schaffen, du wirst es schaffen. Ich bin für dich da, ich bin bei dir. Fürchte dich nicht.

Wenn er dies sagt, erinnern wir uns an die Guru-Geschichte von vorher, die ein ähnliches Thema hat. Denken Sie daran, alles muss im Kontext dessen gesehen werden, was zuvor gesagt wurde. Auch wenn neue Informationen kommen, muss am Ende des Falles alles integriert werden.

D: Beschreiben Sie die Angst.

P: Unfähigkeit, sich Situationen zu stellen.

D: Erzählen Sie ein bisschen mehr darüber.

P: Ein unglücklicher Moment.

D: Beschreiben Sie die Unfähigkeit, sich Situationen zu stellen.

P: Die Angst, bestraft zu werden, die Angst, deine Nächsten im Stich zu lassen, die Angst, etwas moralisch nicht richtig gemacht zu haben, die Angst, meinem Herrn und meinem Guru gegenüberzutreten.

Daraus ersehen wir einen wichtigen Zusammenhang zwischen der Erfahrung des Patienten mit SWAN 1 und seinem Gefühl mit seinem Guru: "Fürchte dich nicht, ich bin für dich da, ich bin mit dir ...". Er bezieht das Bild auf sein Leben. Das ist es, was er will. Es ist ein wichtiges Bedürfnis in seinem Leben und deshalb hält er sich so fest an seinem Guru.

D: Okay, schauen wir uns SCHWAN 2 an.

P: Klaps auf den Rücken.

D: Entschuldigung?

P: Ein Klaps auf den Rücken. Herzlichen Glückwunsch, du hast gute Arbeit geleistet, ergib dich mir

D: Beschreiben Sie einen Klaps auf den Rücken im Allgemeinen, ohne Zusammenhang mit diesem Kontext.

P: Etwas Gutes getan zu haben. Sie begegnen der Situation auf eine bessere Art und Weise; Sie sind dazu fähig.

D: Beschreiben Sie das Wort fähig.

P: Sie können klar denken, Sie haben den Mut, Sie haben die Intelligenz und Sie haben die Fähigkeit, sich dem Göttlichen hinzugeben.

D: Was bedeutet das Wort hingeben?

P: Den wahren Weg gehen.

D: Was bedeutet hingeben, unabhängig von Ihnen?

P: Bedingungslos nachgeben.

D: Was wäre das Gefühl, bedingungslos nachzugeben?

P: Ein Gefühl der Freude.

D: Erzählen Sie mehr.

P: Als hätte jemand übernommen.

D: Was übernommen?

P: Die Verantwortung übernommen.

D: Wie ist das Gefühl, wenn jemand die Verantwortung übernimmt?

P: Gefühl der Beruhigung, ein Gefühl der Sicherheit.

D: Beschreiben Sie das Wort Sicherheit. Nur das Wort Sicherheit, unabhängig vom Kontext.

P: Furchtlos.

D: Beschreiben Sie die Furcht.

P: Unfähigkeit, Angst, dass etwas falsch gemacht wird, dass etwas Falsches passiert.

D: Wie was?

P: Die Angst, etwas nicht im Stadium der Ursache korrigiert zu haben, sondern nur die Wirkung zu betrachten.

D: Also, was ist die Angst? Was könnte passieren?

P: Nicht nach dem Prinzip gelebt zu haben, welches sich durchgesetzt hat und welches ich bin.

D: Was könnte passieren? Was könnte die Folge sein?

P: Die Folge könnte beschämend sein.

D: Was ist beschämend?

P: Rechtsstreitigkeiten.

D: Was ist die Erfahrung von beschämend?

P: Ich kann nicht mit mir selbst umgehen.

Indem wir ihn nach den Schwänen fragen, verwenden wir die Projektionstechnik.

Die Schwäne sind nichts als er und wenn er sie beschreibt, beschreibt er sich selbst.

Was wir hier notieren müssen, ist das Wort Sicherheit.

D: Nun zum nächsten Bild (wir zeigen ihm den LOTUS).

P: Ein wunderschöner Lotus.

D: Beschreiben Sie das Erleben in Ihnen.

P: Fähigkeit, unbeeinflusst zu bleiben und dennoch die Farben nach aussen zu strömen.

D: Was bedeutet strömen?

P: Geben.

D: Beschreiben Sie das Wort strömen.

P: Zu duschen.

D: Strömen ... was bedeutet das?

P: Den inneren Fluss geschehen lassen.

D: Beschreiben Sie das Wort Fluss.

P: Eine starke Kraft von innen.

D: Beschreiben Sie die Kraft.

P: Glück.

D: Nur das Wort Kraft, Kraft von innen; was bedeutet das?

P: Die wahre Natur der Seele.

Ich notiere hier die Empfindungswörter: Strömen, Duschen, Fließen, Kraft.

Jetzt können wir sehen, wie ein Muster entsteht. Wir wissen nicht, was es ist, aber es ist so interessant, zu sehen, wie es langsam durchbricht.

An diesem Punkt können wir zu dem Ergebnis kommen, dass das Wasser- und Meereselement in seinem Fall sehr stark ist. Er nennt Wörter wie Sprudeln, Fließen und Duschen, die mit Wasser zu tun haben. Die Ideen von: von innen nach außen und etwas, das von innen nach außen gezwungen wird, stehen im Vordergrund. Dies sind die verborgenen Worte seines inneren Erlebens.

D: Sehen Sie sich jetzt dieses Bild an (wir zeigen ihm die ELEFANTEN).

P: Sie genießen das Bad.

D: Das Bad genießen, ja. Was ist dort die Erfahrung?

P: Sich selbst reinigen.

D: Ein bisschen mehr über diese Erfahrung.

P: Es macht Spaß, spielen.

D: Spaß, ja. Beschreiben Sie das Erleben in dieser Situation.

P: Persönlich bin ich immer sehr glücklich beim schwimmen.

D: Was ist die Erfahrung in diesem Glück?

P: Vergiss die Welt, alle Türen sind geschlossen.

D: Türen sind geschlossen?

P: Ja.

Ich werde ihm wiederholt die gleiche Frage stellen, was es heisst, wenn alle Türen geschlossen sind, weil es der Schlüssel zum verbinden der Punkte ist.

Wir müssen darauf abzielen, ihn vom Kontext zu dissoziieren und ihn zu bitten, von verschlossenen Türen im wörtlichen Sinne zu erzählen.

D: Beschreiben Sie, alle Türen sind geschlossen.

P: Keine Gedanken.

D: Beschreiben Sie die Worte, Türen sind geschlossen.

P: Die Außenwelt will hereinkommen.

D: Nur die Worte, Türen sind geschlossen, entfernen Sie den Kontext.

P: Aufhören an die Zukunft zu denken.

D: Nein, nur die Worte, Türen sind geschlossen.

P: Im wörtlichen Sinne?

D: Ja, der wörtliche Sinn.

P: Türen sind geschlossen, es ist nur ein Konzept der geschlossenen Türen.

D: Beschreiben Sie die geschlossenen Türen.

P: Niemandem etwas geben und niemandem erlauben, hineinzukommen.

D: Erzählen Sie davon.

P: Das bin nicht ich.

D: Vergessen Sie sich.

P: Nicht zulassen, dass etwas hineinkommt. Nich zulassen, dass jemand nach draußen geht. Was drinnen ist, bleibt drinnen, was draußen ist, bleibt draußen.

D: Beschreiben Sie diese Situation. Was drin ist, ist drinnen und was draußen ist, bleibt draußen. Beschreiben Sie diese Situation.

P: Keine neuen Herausforderungen annehmen.

D: Nein, nur die Worte geschlossene Tür, Türen sind geschlossen; was drin ist, ist drin; was draussen ist, ist draussen. Wörtlich, was bedeutet das?

P: Es könnte sein, dass es keine Hoffnung gibt. Es könnte sein, dass sich die Fenster öffnen können, wenn die Türen geschlossen sind.

D: Was meinen Sie damit, dass sich die Fenster öffnen können?

P: Es sollte nicht sein, dass die Türen geschlossen sind. Aber das Fenster kann sich öffnen und ein Sack voller Möglichkeiten.

D: Entschuldigung?

P: Ein Sack voller Möglichkeiten.

D: Beschreiben Sie, ein Fenster kann sich öffnen, nur so viel.

P: Gelegenheit.

D: Nein, nur ein Fenster kann sich öffnen.

P: Es gibt immer eine andere Seite, der wir uns im Leben annähern können.

Ich bemerkte, dass diese Aspekte „eine Tür schliessen" und „Innen und aussen" in diesem Fall sehr wichtige Phänomene sind. Aber da er an dieser Stelle nicht weiter darauf eingehen konnte, ging ich zum nächsten Bild über. Ich muss jedoch am Ende des Falles hierher zurückkommen.

Aus diesem Bild der Elefanten ergeben sich interessante Wörter: innen, außen und ausgehen. Was drin ist, ist drin und was draußen ist, bleibt draußen.

D: Lass uns noch ein Foto machen (wir zeigen ihm die ZIEGE).

P: Es ist ein sehr schönes Bild. Es ist sehr friedlich. Sie hat ein wunderschönes Fell. Furchtlos.

D: Beschreiben Sie das Wort furchtlos.

P: Sie hat vom Fotograf überhaupt nichts zu befürchten.

D: Beschreibe das Wort Furcht.

P: Du kannst mir nichts Unrechtes antun.

D: Warum?

P: Du kannst mir nichts Unrechtes antun. Ich liebe dich und das Foto strahlt Frieden aus, es strahlt Liebe aus.

D: Beschreiben Sie das Wort ausstrahlen, nur dieses Wort. Was bedeutet es?

Ich bat ihn, das Wort ausstrahlen zu beschreiben, weil es ein nicht-spezifisch-menschliches Wort ist.

P: Übertragen.

D: Ein bisschen mehr über dieses Wort ausstrahlen.

P: Stille Kommunikation.

D: Erzählen Sie etwas mehr über das Wort. Beschreiben Sie das Wort ausstrahlen im Allgemeinen. Was bedeutet es?

P: Was innen ist, kommt heraus.

D: Beschreibe innen und außen.

P: Was dein wahres Selbst ist.

D: Nur die Worte innen und außen, was bedeutet innen und außen?

P: Was da drin ist ...

D: Was bedeutet drinnen?

P: Was innerhalb ist, was innerhalb gespeichert ist. Was innen gespeichert ist.

D: Was ist innen gespeichert?

P: Ein Gepäck voller Gedanken.

D: Beschreiben Sie einfach das Wort innen.

P: Was drinnen aufbewahrt wurde.

D: Was bedeutet drinnen?

P: Reservoir.

D: Was ist ein Reservoir? Nur das Wort Reservoir, was bedeutet das?

P: Speichern.

D: Nur das Wort Reservoir, was bedeutet Reservoir? Das erste, was zu Ihnen kommt.

P: See.

D: Beschreiben Sie einen See.

P: Still, ruhig.

D: Beschreiben Sie das Wort Reservoir etwas genauer.

P: Eine Wasserspeicherung.

D: Was passiert hier?

P: Es geht weiter zu den Feldern.

D: Wie?

P: Durch die Kanäle.

D: Was ist das für ein Prozess?

P: Pumpen.

D: Beschreiben Sie das Pumpen. Was bedeutet Pumpe?

P: Eine Kraft erzeugen.

D: Was ist diese Kraft?

P: Was im Reservoir ist.

D: Was ist eine Kraft? Beschreiben Sie diese Kraft ein bisschen mehr.

P: Geben wollen, hilfreich sein für andere.

Ich notiere, was er hier sagt: Was da drin ist, kommt heraus; was innen gespeichert ist; Reservoir; See; still, ruhig; Wasserspeicherung, geht durch die Kanäle auf das Feld; Pumpen; eine Kraft schaffen.

Interessanterweise hat all dies nichts mit dem gezeigten Bild zu tun, es kommt ausschließlich aus seinem Zustand.

Aus diesem Bild der Ziege ergibt sich: Die Angst steigt immer wieder auf, er gibt uns viele Bilder von Wasser und er gibt auch der Idee Bedeutung, wie eine Pumpe, die mit Gewalt herausdrückt, herausdrückt mit Kraft.

D: Schauen Sie sich das nächste Bild an (wir zeigen ihm den SEE) und erzählen Sie, was Sie erleben.

P: Da ist etwas am aufgehen oder ein Sonnenuntergang, stilles Wasser; das Boot ankert; stiller Wasserfall, das Spiegelbild; klare Reflexion, klares Wasser.

D: Wie ist die Erfahrung hier?

P: Ruhe, Frieden, Freude.

D: Was bedeutet das Wort ankert?

Das Verb hier ist ankern, also frage ich danach.

P: Es will sich nicht bewegen.

D: Will sich nicht bewegen?

P: Ja.

D: Warum?

P: Weil es die Schönheit genießt.

D: Erzählen Sie etwas mehr über das Wort Anker.

P: Geerdet.

D: Ein bisschen mehr.

P: Fest an der Seite eingehakt, die sich nicht bewegt.

D: Was bewegt sich nicht?

P: Der Anker, der seitlich eingehakt ist. An etwas festhalten, was mehr ist, was kein sich bewegendes Ziel ist. Es ist nicht etwas, was sich bewegt.

D: Beschreiben Sie das Wort Festhalten.

P: Versicherung.

D: Nur das Wort festhalten.

P: Sicherheit.

D: Beschreiben Sie das Wort Sicherheit.

P: Geborgen.

Sicherheit und Geborgenheit sind auch schon früher aufgetaucht, daher sind sie sehr wichtige Worte.

Hier frage ich immer wieder danach, weil wir letztendlich wissen wollen, was dem Patienten in den Sinn kommt, wenn er an sicher und geborgen denkt. Wir wollen wissen, was er sich vorstellt und was sein inneres Erleben von Sicherheit ist.

D: Beschreiben Sie das Wort geborgen.

P: Ohne jegliche Ängste.

D: Nur die Wörter Sicherheit und Geborgenheit; was auch immer Ihnen in den Sinn kommt.

P: Vertrauenswürdig.

D: Nur die Wörter Sicherheit und Geborgenheit. Was können Sie sich vorstellen, wenn Sie die Wörter sicher und geborgen sagen? Was wäre die innere Erfahrung von Sicherheit und Geborgenheit?

P: Im Selbst wohnen.

D: Entschuldigung?

P: In sich selbst wohnen.

D: Beschreiben Sie diesen Satz vollständig… in sich selbst wohnen.

P: Erfahrung der Seele.

D: Nein, nur die Worte, in sich selbst wohnen. Was meinen Sie damit, in sich selbst?

P: Unberührt von der Außenwelt.

D: Was ist die Außenwelt, was bedeutet das? Was bedeutet das Wort aussen?

P: Alles, was nicht in mir ist, ist draußen.

D: Was ist in mir?

P: Was nicht ist. Das bin nicht ich. Ich bin ganz anders. Ich bin die reine Seele.

D: Beschreibe einfach das Wort in mir.

P: Das verankerte Selbst, die reine Seele.

Mit diesem Bild finden wir einige Schlüsselwörter: verankert, fest eingehakt, Sicherheit, nicht von der Außenwelt beeinflusst (wiederholt), innen und außen (wiederholt).

D: Sagen Sie mir, was haben Sie für Träume?

P: Ich habe nicht so viele Träume. Ich habe eine Form von Vorahnungen darüber, was passieren soll; ob es gut oder schlecht ist, aber nicht viele Träume.

D: Gibt es aus früheren Zeiten einen Traum, an den Sie sich erinnern?

P: Nein, ich schlafe ziemlich gut.

D: In der Kindheit oder zu irgendeiner Zeit?

P: In meiner Kindheit war ich immer sehr ängstlich.

D: Beschreiben Sie ängstlich.

P: Es war immer Unsicherheit da, dass mich jemand verlassen würde. Ich wollte von Kindheit an, dass meine Mutter immer neben mir ist. Von dem Zeitpunkt an, als ich aufwachte, bis zu dem Zeitpunkt, als sie mich zum Schlafen brachte.

D: Beschreiben Sie die Angst und Unsicherheit etwas genauer. Was ist die Erfahrung von Angst für Sie?

P: Ich bin nicht in der Lage, irgendwo Unglück zu sehen.

D: Sie können kein Unglück sehen?

P: Ich kann kein Leid sehen. Ich kann auch bis heute kein Blut sehen.

D: Was ist die Erfahrung, wenn Sie Blut, Leid und Unglück sehen? Welches Erleben gibt es in Ihnen?

P: Ich habe nur das Gefühl, ich wünschte, ich könnte der Person helfen.

D: Nein, was passiert in Ihnen? Nicht Ihre Gedanken ...

P: Wenn ich Blut sehe, werde ich ohnmächtig; Ich kann keinen Operationssaal betreten oder eine Operation sehen. Ich kann von niemandem den Schmerz sehen.

D: Was passiert in Ihnen? Was ist das Erleben in Ihnen?

P: Sich von dieser Szene entfernen, Abstoßung.

D: Beschreiben Sie das Wort Abstoßung etwas genauer. Nur dieses Wort.

P: Abneigung.

D: Nur das Wort Abstoßung. Was ist die Erfahrung von Abstoßung?

P: Unantastbar.

D: Was bedeutet unantastbar?

P: Bleib weg davon.

D: Nur das Wort unantastbar, was meinen Sie damit?

P: Ich möchte es nicht berühren.

D: Beschreiben Sie das Wort Berührung.

P: Ich will nicht fühlen.

D: Nicht berühren wollen, nicht fühlen wollen? Beschreiben Sie das ein bisschen mehr.

P: Wegen dem Gedanke an den Schmerz, den diese Person bis zu einem gewissen Grad durchmachen wird. Hilflosigkeit.

D: Was können Sie in Fernsehen und Filmen nicht sehen?

P: Als ich ein Kind war, konnte ich keine Horrorfilme sehen und auch heute würde ich keinen Horrorfilm sehen wollen.

D: Was passiert in einem Horrorfilm? Was ist das Szenario? Eine typische Szene?

Indem wir ihn bitten, eine Szene zu beschreiben, die er sich vorstellt oder an die er sich erinnert, bringen wir ihn direkt auf Ebene 4, die Ebene der Wahnideen.

P: Es ist die Angst, dass du in der Dunkelheit bist und in der Dunkelheit verschlungen wirst.

D: Beschreiben Sie das Wort verschlungen.

P: Umgeben von ... keine Möglichkeit vorwärts zu gehen.

D: Beschreiben Sie die Wörter verschlungen und umgeben ein wenig mehr.

P: Rundherum Dunkelheit.

D: Erzählen Sie ein bisschen mehr, beschreiben Sie das Wort rundherum.

P: Tunnelgefühl.

D: Was meinen Sie damit?

P: Dunkelheit.

D: Beschreiben Sie ein Tunnelgefühl, rundherum, umgeben, Dunkelheit, Tunnel. Beschreiben Sie, was fällt Ihnen ein?

P: Hilflosigkeit.

D: Nein, gehen Sie nicht mit Ihrer Emotion. Beschreiben Sie einfach Tunnel, Dunkelheit, rundherum.

Hier sagen wir ihm, er solle keine Emotionen beschreiben, sondern den Tunnel und die Dunkelheit. Wir wollen seine Gefühle nicht. Wir wollen von der Imagination zur Erfahrung übergehen.

P: Schwarz.

D: Ja, erzählen Sie mir mehr.

D: Was können Sie noch sehen?

P: Nichts.

D: Wie ist es dort zu sein? Was ist das Erleben, verschlungen, umgeben oder rundherum Dunkelheit, Tunnel und Schwarz zu sein?

P: Ich möchte mich davon losreissen.

D: Beschreiben Sie das losreissen.

P: In eine sicherere Zone gehen.

D: Was ist eine sicherere Zone?

P: Licht.

Hier notieren wir die Wörter: verschlungen, umgeben, Tunnel, schwarz und sichere Zone.

Dies sind wichtige Aspekte, denn sie kommen aus seinem Unterbewusstsein.

D: Beschreiben Sie nur das Wort "sicherere Zone", unabhängig vom Kontext.

P: Himmel über mir, Licht um mich herum, Sonnenschein. Ich und ich, sonst niemand.

D: Was meinen Sie mit ich und ich, sonst niemand?

P: Bis zu einem gewissen Grad meinte ich mich und meinen Herrn, nichts zwischen uns beiden.

D: Wenn Sie sagen ich und ich, sonst niemand, was meinen Sie damit? Ich und ich?

P: Frieden.

D: Was waren die Krisensituationen in Ihrem Leben?

P: Ich habe viele gehabt.

D: Nennen Sie eine, die sofort auftaucht.

P: Im Moment leite ich einen Fall für ein Unternehmen, das ich 40 Jahre lang geführt hatte und das von den Bankern übernommen wurde.

D: Wie ist die Erfahrung für Sie in dieser Situation?

P: Bis zu einem gewissen Grad habe ich das Gefühl, dass das Beste für die Banken und das Unternehmen passiert ist, aber ich habe das Gefühl, dass ich das Unternehmen hätte retten und ausbauen können.

D: Was ist die Erfahrung in Ihnen? Das sind Ihre Gedanken.

P: Bedauern.

D: Beschreiben Sie das Gefühl des Bedauerns.

P: Zu viel Risikobereitschaft.

D: Beschreiben Sie das Bedauern oder die Erfahrung des Bedauerns. Wie fühlt sich Bedauern an?

P: Ich verfluche mich.

D: Erzählen Sie ein bisschen mehr darüber.

P: Ich hätte auf meine Familienmitglieder hören sollen.

D: Beschreiben Sie die Erfahrung des Bedauerns, sich selbst zu verfluchen. Was ist die innere Erfahrung?

P: Ehrgeizig.

D: Beschreiben Sie das ein bisschen mehr.

P: Ein großes Ego.

D: Also, in dieser Situation mit Bedauern, Krise, Ego, Fluchen, ich hätte auf das hören sollen, ich hätte kein Risiko eingehen sollen; Was ist die Erfahrung in Ihnen? Das sind so viele Gedanken, aber was ist das innere Erleben?

Ich stelle diese Frage hier, um seine Gedanken von seinem Erleben zu trennen.

P: Beschämend.

D: Beschreiben Sie das Wort beschämend.

P: Ich kann mich der Welt und der Familie nicht stellen.

D: Beschreiben Sie ich kann mich nich stellen, nur diese Worte, ich kann mich nicht stellen.

P: Kopf tief.

D: Nur die Worte kann mich nicht stellen, unabhängig von Ihnen. Erzählen Sie über ich kann mich der Welt nicht stellen.

P: Du hast etwas getan, für das du bezahlen musst.

D: Nur ich kann mich der Welt nicht stellen.

P: Bin nicht den Weg der Wahrheit oder des Rechts gegangen; was richtig ist. Erniedrigung.

D: Was ist das innere Erleben?

P: Ich habe diese Erfahrung überwunden und mich in diesem Moment mit mir selbst abgefunden, weil ich gelernt habe, dass es für jede Ursache eine Wirkung gibt und für jede Wirkung eine Ursache. In diesem Moment habe ich mich ziemlich mit mir selbst versöhnt, aber es hat mich von den Augen der Menschen weggebracht und was auch immer ich lange Zeit zu verbergen versuchte, tauchte auf und alles wurde freigelegt.

D: Beschreiben Sie das Wort freigelegt; nur das Wort freigelegt; unabhängig von Ihnen, völlig unabhängig von Ihnen.

Von hier an bitte ich ihn, das Wort freigelegt unabhängig von der Situation oder von ihm zu beschreiben. Ich frage ihn mehrmals danach. Ich tue das, weil dies seine stressigste Lebenssituation ist.

Er hat seine Gedanken und Gefühle auf menschlicher Ebene ausgedrückt, aber wir müssen in das Erleben einsteigen. Dies kann nur passieren, wenn er aufhört, seinen logischen Verstand zu benutzen.

P: Zu zeigen, was tatsächlich da ist, faktisch.

D: Nur das Wort freigelegt, völlig unabhängig von der Situation oder von Ihnen.

P: Präsentieren, wie es ist.

D: Nur noch einmal das Wort freigelegt.

P: Was versteckt war, ist jetzt herausgekommen.

D: Beschreiben Sie das Wort versteckt.

P: Unterdrückt.

D: Nur das Wort versteckt.

P: Verborgen.

D: Beschreiben Sie das Wort versteckt oder verborgen.

P: Das Ding bleibt weg von dem, was es ist.

D: Nur das Wort verborgen, was bedeutet es?

P: Nicht zeigen, was es eigentlich ist.

D: Was bedeutet verbergen? Erzählen Sie etwas mehr über versteckt, verbergen.

P: Abgedeckt.

D: Abgedeckt?

P: Abdeckung.

D: Beschreiben Sie eine Abdeckung.

P: Künstlich.

D: Nur das Wort Abdeckung, Abdeckung, das Sie gesagt haben, was bedeutet Abdeckung?

P: Sich zu verstecken.

D: Beschreiben Sie die Wörter Abdeckung und sich verstecken.

P: Verstecken ist verlogen.

D: Nur das Wort verstecken, abdecken und verstecken.

P: In meinem Kontext wahrscheinlich, um mein Ego zu schützen.

D: Beschreiben Sie das Wort schützen, unabhängig vom Ego. Nur das Wort schützen, was bedeutet es?

P: Unfähigkeit, sich der Realität zu stellen.

D: Was bedeutet Schutz?

P: Sicher.

D: Beschreiben Sie ein bisschen mehr die Wörter schützen und sicher.

P: Schild.

D: Beschreiben Sie das Wort Schild.

P: Verstecken.

D: Beschreiben Sie das Wort Schild.

P: Man kann nicht durchstechen.

D: Was bedeutet stechen? Was bedeutet dieses Wort?

P: Um die ... die Realität berührt Unwahrheit.

D: Entschuldigung?

P: Das Wirkliche berührt das Unwahre.

D: Was bedeutet das Wort stechen? Unabhängig vom Kontext.

P: Durchgehen.

D: Bedeutung von durchgehen?

P: Im Innern stochern.

D: Was bedeutet innen?

P: Müll.

D: Was ist ein Schild im Allgemeinen?

P: Zum Schutz.

D: Ein Schild schützt, richtig? Aber was ist ein Schild?

P: Stahl.

D: Erzählen Sie mir etwas mehr über den Schild.

P: In Bezug auf jedes Vergehen ist er die beste Form der Verteidigung.

D: Entschuldigung?

P: Er ist die beste Form der Verteidigung.

D: Was ist die beste Verteidigungsform?

P: Nicht zuzulassen, dass der Gegner dich für sich gewinnt.

D: Was ist die beste Verteidigungsform?

P: Sich zu verstecken.

D: Was ist mit dem Wort Verteidigung gemeint?

P: Um sich selbst zu schützen, sich selbst zu sichern und wenn der Schild in offensiver Form verwendet werden soll, dann um sich vor dem Tod zu verteidigen.

D: Was ist nochmal ein Schild? Beschreiben Sie einen Schild.

P: Sehr schwer zu durchstechen, extrem solide.

D: Beschreiben Sie dieses feste.

P: Metall, hart, unzerbrechlich, die Fähigkeit, alle Schläge zu ertragen, Sicherheit.

D: Wie sieht er aus? Was ist die Farbe, Form, Größe?

P: Ja, ich kann eine breite Form sehen, die Farbe ist fast goldschwarz.

D: Erzählen Sie mehr über die Beschreibung des Schildes.

P: Glänzend und von innen ist es schwarz, außen ist es golden.

D: Okay.

P: Fest in meiner Hand.

D: Fest? Was meinen Sie damit?

P: Halte es sehr fest.

D: Was ist halte es sehr fest? Was meinen Sie damit?

P: Als ob mein Leben davon abhängt.

D: Was meinen Sie damit, halte es fest?

Zu diesem Zeitpunkt erinnerte ich mich daran, was er über den Anker und festhaken sagte.

P: Ich bin in einem Krieg und möchte mein Bestes geben, um mich zu schützen.

D: Was meinen Sie damit?

P: Es ist die beste Waffe, die ich habe, um mich zu schützen.

D: Ja was ist das?

P: Der Schild.

D: Der Schild ... ja. Warum ist das die beste Waffe?

P: Verteidigung ist besser als Angriff.

D: Warum ist das so?

P: Weil ich niemanden verletzen will.

Wir sehen hier, wenn wir sanft beharren, kommt nicht nur die Erfahrung, sondern in diesem Fall auch die Quellenqualitäten auf:

✓ Was versteckt war, wurde freigelegt

✓ Verdeckt, bedeckt, abdecken, schützen, sichern, Schild

✓ Schwarz, golden

✓ Hielt es fest

D: Sie sagen, dass es eine Angst gibt, Ihre Nächsten im Stich zu lassen, und Sie fühlen sich moralisch nicht richtig, oder? Wie ist das Gefühl hier? Was ist die Angst, wenn Sie etwas nicht richtig gemacht haben, was könnte die Folge sein? Was könnte passieren?

P: Die Folge könnte sein, dass ich im Gefängnis wäre.

D: Was wäre die Erfahrung, dort zu sein?

P: Bis zu einem gewissen Grad würde ich mich versöhnen mit der Tatsache, dass es mein Tun ist. Ich muss da durch gehen. Ich werde es leicht durchmachen, aber ich glaube nicht, dass meine Familie es leicht durchmachen kann.

D: Was wäre das Erleben?

P: All meine falschen Taten zu überdenken und das Leben neu zu beginnen, dass es keine Abkürzung im Leben gibt; dass man in kürzester Zeit Geld verdienen will…

D: Was war das für ein Gefühl, in kürzester Zeit Geld zu verdienen?

P: Ehrgeizig.

D: Beschreiben Sie dieses Ehrgeizige ein bisschen mehr.

P: Ich wollte es der Welt zeigen, ich wollte materielle Dinge, ich wollte materielles Glück. Ich habe ein großes, aufgeblähtes Ego.

D: Beschreiben Sie dieses aufgeblasene Ego. Was meinen Sie damit?

P: Dass mein Glück von der Wertschätzung anderer abhängt, dass ich sehr groß bin.

D: Beschreiben Sie das ein bisschen mehr, dass ich sehr groß bin.

P: Was immer ich für angemessen halte, ich werde es schaffen, ich werde die Welt erobern.

D: Wie fühlt sich das an? Was ist die Erfahrung dort, das Gefühl zu haben, die Welt erobern zu können?

P: Ich bin über allen anderen. Ich kann ... bis zu einem gewissen Grad fordere ich mich selbst heraus.

D: Beschreiben Sie diese Erfahrung, ich bin über allen anderen.

P: Ich bin besser als alle anderen, besser als die meisten Leute um mich herum.

D: Okay.

P: Ich wollte das schon als Kind sein, wollte immer so sein. Ich erlebte keine Armut, aber ich habe in den frühen Tagen meiner Kindheit einige Entbehrungen gesehen. Weil ich einen Freundeskreis hatte, der extrem reich war, wollte ich dieses Glück auch meinem Kind und der Familie geben. Und ich mag auch die guten Dinge im Leben, die Fähigkeit, Dinge zu kaufen und die Fähigkeit, Dinge zu erwerben.

D: Dieses Gefühl, ich bin über allem, ich möchte die Welt erobern; Ich bin besser als alle; Was wäre das genaue Gegenteil davon?

P: Ich sage nicht, dass es mir besser gehen würde, aber ich kann die Welt erobern. Das genau entgegengesetzte Gefühl wäre die Unfähigkeit, über die Runden zu kommen.

D: Was wäre das Gegenteil dieser Erfahrung?

P: Extrem stressig, kein Essen auf dem Tisch, Schmerzen erleiden, Probleme, Unsicherheit.

D: Was?

P: Es gibt keine Sicherheit.

D: Was bedeutet Sicherheit? Nur das Wort.

P: Fähigkeit, für sich selbst auszugeben.

D: Nur das Wort Sicherheit, Unabhängig von Ihnen. Was fällt Ihnen als Erstes ein, wenn Sie Sicherheit sagen?

P: Frieden.

D: Nein, nur das Wort Sicherheit; Angenommen, ich würde Ihnen ein Papier geben ...

P: Unfähigkeit, tut mir leid, die Notwendigkeit, dass ich meine Hände nicht für andere ausstrecken muss.

D: Wenn ich Ihnen ein Papier geben und Ihnen sagen würde, dass Sie Sicherheit zeichnen sollen, was würden Sie zeichnen? In Form von einem Bild oder Symbol.

Dies ist eine weitere Technik, mit der wir Patienten vom Kontext dissoziieren. Wir bitten sie zu zeichnen, was sie sagen. Wir bitten sie, ein Bild zu machen oder fragen, wie sie es symbolisieren würden.

P: Ich würde den Schild zeichnen.

D: Den Schild? Okay.

Hier verstehen wir endlich, dass das Ego in seinem Fall eine Entschädigung für keinen Schild oder keine Sicherheit ist. Der Schild ist das, was er will, seine Sicherheit.

D: Irgendwann in einem der Prozesse, haben Sie mir gesagt, die Türen sind geschlossen und es gibt eine geschlossene Tür, richtig?

Hier hatten wir noch keine Klarheit, deshalb kamen wir zurück.

P: Ich kann sehen, dass der Geist in Frieden ist und nichts vor mir ist.

D: Können Sie diese geschlossene Tür und Türen sind geschlossen beschreiben?

P: Es ist ein Moment der Freude.

D: Nein, nicht das Gefühl.

P: Sondern?

D: Nur die Türen. Können Sie sich eine geschlossene Tür oder eine Tür schliessen vorstellen?

Dies ist die Technik der Visualisierung. Wir bitten den Patienten, eine geschlossene Tür zu visualisieren und zu beschreiben, wie sie aussieht.

P: Ja.

D: Wie sieht sie aus?

P: Groß, ohne Griffe.

D: Keine Griffe, okay ...

P: Nicht sehr breit.

D: Beschreiben Sie die Form, die Größe.

P: Ja, es ist eine Doppeltür.

D: Beschreiben sie die Doppeltür. Was bedeutet Doppeltür?

P: Zwei Seiten, eine Tür, die in zwei Hälften geschnitten wurde (HG: beide Hände nebeneinander, mit den Handflächen nach oben).

D: Was ist eine Doppeltür?

P: Es sind 2 halbe Türen, die geschlossen sind, nicht sehr breit, wie die Haustür eines Hauses (HG: beide Hände nebeneinander, wobei die Handflächen nach oben zeigen und trennt sie dann).

D: Beschreiben Sie die Doppeltür.

P: Sie besteht aus Melamin.

D: Melamin?

P: Ja, ich meine, es ist Furnier. Aber nicht dunkel gefärbt.

D: Was ist die Farbe?

P: Es ist hell, nicht weiß, aber nahe an Weiß.

D: Hat es innen und außen die gleiche Farbe?

P: Ich kann die Außenseite nicht sehen.

D: Was können Sie sehen?

P: Ich kann nur das Innere der Tür sehen.

D: Okay. Die Seite, die nicht nach aussen, sondern zum Raum zeigt?

P: Ja.

D: Welche Farbe hat sie?

P: Nicht weiss, aber leicht gelblich oder cremefarben.

D: Gibt es noch etwas anderes, was Sie über die Tür sagen können?

P: Nein.

D: Was ist der Zweck dieser Tür?

P: Sie lässt niemanden von aussen nach innen kommen.

D: Warum nicht?

P: Im Moment sehe ich keinen Grund.

D: Bleibt sie offen oder geschlossen?

P: Im Moment ist sie geschlossen.

D: Und normalerweise?

P: In meinem Haus ist die Türe geschlossen, obwohl ich mir wünsche, dass sie offen bliebe.

Hier gibt er diese kritischen beschreibenden Eigenschaften an:

✓ Tür ohne Griffe

- ✓ Zwei halbe Türen, innen, cremefarben
- ✓ Nichts darf ein- oder ausgehen
- ✓ Hofft, sie bleibt offen.

D: Ich denke, wir haben ein gutes Mittel, welches Ihnen bei Ihrem Vitiligo helfen kann. Das ist Ihre Hauptbeschwerde, oder?

P: Ich habe auch seit 10 oder 20 Jahren Psoriasis. Es hat sich bis zu einem gewissen Grad reduziert, aber ...

D: Wie wirkt sich dieses Hautproblem auf Sie aus?

P: Es juckt.

D: Okay.

P: Es wird trocken, ich muss es feucht halten, also mache ich das. Im Moment sind es 5% von dem, was es vor 15 Jahren war, aber es gibt einen kleinen kosmetischen Effekt auf mich, weil ich meine eigenen Hände nicht sehen kann.

D: Gut, wir werden mit der Behandlung beginnen.

P: Denken Sie, das ist reversibel?

D: Ja.

P: Ich weiß genau, dass ich deshalb hierher gekommen bin. Ich frage, weil ich gesehen habe, dass viele meiner Freunde und Kollegen mit der Behandlung gescheitert sind. Oder war es weil sie keine Zeit für die Behandlung gefunden haben? Oder fanden sie nicht die richtige Behandlung?

D: Also…

P: Ich habe Glauben, das ist überhaupt kein Thema.

D: Grundsätzlich sind beide Probleme, an denen Sie leiden, die Psoriasis und der Vitiligo, Autoimmunerkrankungen und diese hängen sehr, sehr stark von Stressfaktoren ab. Stress entsteht dadurch, wie ein Individuum die Realität sieht oder wahrnimmt. Es hängt vom eigenen Muster ab. Wenn wir das beeinflussen können, wie man die Realität wahrnimmt, nimmt der Stress ab und das hat dann einen Einfluss auf die Erkrankung. Wenn wir das Mittel an Ihre innere Wahrnehmung anpassen, ist es also sehr wahrscheinlich, dass es Ihnen besser gehen wird. Das erste ist, dass die Umstände aufhören sollten und dann kann die Aufhebung der Beschwerde passieren. Ich bin zuversichtlich, dass dies im Laufe der Zeit geschehen wird. Aber wichtiger als das: Ihr gesamtes Immunsystem ist im Moment gegen sich selbst gerichtet. Sie bekämpfen sich gerade selbst. Es ist ein innerer Kampf im Gange. Wenn Sie also in der Lage sind, die Abschwächung dieses Kampfes zu erleben, können diese Hautbeschwerden verschwinden.

P: Ich weiß, dass die Medikamente innerlich wirken, aber kann ich irgendetwas äusserliches tun? Was ich tue, sind viele spirituelle Lektionen und ich bin der Spiritualität sehr zugeneigt. Dies ist mein einziger Bereich des Glücks.

D: Wenn Sie das bereits tun, kann ich nur eine vegane oder pflanzliche Ernährung vorschlagen.

Ende des Falles.

Fallanalyse

Um diesen Fall zu analysieren, haben wir die Informationen aus den WISE:Bilder-Prozessen in verschiedene Felder eingefügt (ähnlich der 8-Box-Methode).

Diese Art der Anordnung der Daten ermöglicht die Klarheit und Organisation aller gesammelten Informationen. Darüber hinaus ist es visuell sehr nützlich, Ähnlichkeiten der Erfahrungen des Patienten zwischen den Bildern festzustellen.

In der folgenden Tabelle sind eine kurze Beschreibung * des Patienten von jedem Bild (und anderer Bereiche des Falls, einschließlich Ängste, Interessen und Hobbies usw.) sowie die spezifischen Schlussfolgerungen für unsere Analyse enthalten.

** Hinweis: Die kursiven Beschreibungen sind die wesentlichen Aspekte des Falls*

Frau 1	Baum 1	Baum 2	Schwan 1
Etwas wegschieben. Hilferuf, Verzweiflung. Es würden Leute da sein, die Person *bittet um Hilfe*. Das Hindernis könnte eine Person sein oder etwas, das auf die Person gefallen ist. Oder die Person versucht, etwas zurückzuhalten, damit es nicht herunterfällt. Oder die Dame versucht etwas zu erschaffen. Künstlerische Finger. Ein Modell, das sie macht. Sie könnte versuchen, perfekt zu sein, und manche Menschen haben die Angewohnheit, den Mund zu öffnen, wenn sie etwas Perfektes tun. Leichter Moment von Heureka, dass ich etwas abgeschlossen habe. Oder die Person bringt jemandem bei, wie das Modell hergestellt werden soll. Oder sie posiert für die Künstlerin, um ein Modell zu erstellen.	Schöner Morgen. Schönheit genießen. Windstoß. Die Blumen wogen. Die Sonne geht auf. Friedlich, ruhig. Mein ganzes Selbst, Sorgen usw. sind weniger. Freudig, es berührt meine wahre Natur, ruhig, still. Keine harschen Gedanken. Ich bin nicht der Körper. Ich versuche etwas tief in mir zu berühren. Stille. Keine Gedanken. *Keine Wellen. Ruhige See. Kein Kräuseln.* Angst vor dem nächsten Moment. Eine Art Angst, turbulentes Meer. *Ans Ufer werfen. Ertrinken. Gefühl. Kann nicht atmen, erstickt. Kampf um frische Luft. Sinke direkt auf den Grund des Meeres.* Mit sich selbst kämpfen. Ich verfluche mich selbst dafür, dass ich so etwas getan habe. Ich hätte auf Nummer sicher gehen sollen. (Hier geht er zurück zur persönlichen Geschichte. Deshalb beende ich das und gehe zum nächtens Foto. Ich markiere die nicht-spezifisch-menschlichen Ausdrücke, die weder zu ihm noch zum Bild einen Bezug haben.) Fazit: *-die Bilder des Meeres, ertrinken, auf den Grund des Meeres gehen, Turbulenzen* *-das Mittel, das wir wählen, muss etwas mit Turbulenzen und Wellen zu tun haben* *(Zu diesem Zeitpunkt wissen wir nicht, was es ist, wir beachten es nur).*	Platzen vor Glück. Jede Pore spricht, Platzen, heraussprudeln, Dinge rauswerfen. Kann nicht kontrollieren, kann das Glück nicht ertragen. (Wir fragen ihn hier, mehr über die Wörter platzen, sprudeln, Dinge rauswerfen zu erzählen. Er soll es unabhängig vom Kontext erzählen, als würde er es einem Kind erklären.) Explosion des Glücks. Zerreissen. Sprudelnd. Kraft. Der Herr ruft mich (Das ist seine menschliche Sprache, deshalb wechseln wir zum nächsten Bild) *Fazit:* *- platzen, sprudeln, Dinge rauswerfen* *-es ist eine Explosion, die zerreißt und sprudelt*	Mit dem anderen reden, dem anderen *helfen* *Nahrung im Wasser finden* *Kommunikation, Ratschlag, komm schon, ich bin für dich da,* mit dir kannst du es tun. Fürchte dich nicht. (Hier erinnern wir uns an die Geschichte mit dem Guru. Wir müssen alles im Kontext mit dem früher Gesagten sehen. Und wenn neue Informationen kommen müssen wir sehen, wie wir diese am Ende integrieren.) *Angst: Unfähigkeit, sich einer Situation zu stellen. Angst, bestraft zu werden. Angst vor Enttäuschungen. Etwas moralisch nicht richtig gemacht.* Angst, sich dem Herrn und Guru zu stellen. Ich werde im Gefängnis sein. *Fazit:* *- Keine Angst, ich bin für dich da, ich bin bei dir* *- genau das, was er mit seinem Guru fühlt* *-Er bezieht sich auf sein Leben ... das ist es, was er will* *-es ist ein wichtiges Bedürfnis in seinem Leben und so hält er am Guru fest*

Schwan 2	Lotus	Elefanten	Ziege
Ein Klaps auf den Rücken, herzlichen Glückwunsch, Sie haben gute Arbeit geleistet. Etwas Gutes getan zu haben. Sie haben die Situation auf eine bessere Art und Weise gemeistert. Sie *sind dazu in der Lage*. Sie haben den Mut, die Intelligenz. Sie haben die Fähigkeit, sich dem Göttlichen zu ergeben. Bedingungslos nachgeben. Jemand hat die Verantwortung übernommen. Versicherung. Sicherheit. Furchtlos. Angst, dass etwas nicht stimmt. Nicht nach den Prinzipien gelebt. Beschämend. (Diese Befragung über das Bild der Schwäne ist eine Projektionstechnik. Die Schwäne sind nichts ausser ihm, und wenn er sie beschreibt, beschreibt er sich selbst.) *Fazit:* *-Was wichtig ist, ist das Wort Sicherheit, da es sich wiederholt*	Fähigkeit, unbeeinflusst zu sein. Die Farben *nach ausessen* strömen Duschen. Den inneren Fluss geschehen lassen. Kraft von innen. Wahre Natur der Seele. *Fazit:* *-Was symbolisiert Fließen, Duschen und Gießen?* *-Das Wasser- und Meerelement ist in seinem Fall sehr stark* *- Viele seiner Worte wie Sprudeln, Fließen, Duschen haben mit Wasser zu tun* *-die Idee von innen und aussen kommt auf* *-Etwas wird von innen nach außen gezwungen* *-das sind alle geheimen Worte seiner inneren Erfahrung*	*Das Bad genießen. Sich selbst reinigen.* *Spaß.* *Glücklich beim Schwimmen.* *Vergiss die Welt. Türen sind geschlossen.* (Hier frage ich ihn wiederholt die gleiche Frage: „Beschreiben Sie, die Türen sind geschlossen“.. dann dissoziiere ich ihn vom Kontext und frage ihn über Türen im Allgemeinen.) *Nicht zulassen, dass etwas hereinkommt. Nicht zulassen, dass etwas herauskommt. Was drin ist, ist drin, was draußen ist, ist draußen. Das Fenster kann sich öffnen.* (Ich notiere, dass dies ein sehr wichtiges Phänomen ist in diesem Fall. Aber da wir im Moment an diesem Punkt nicht weiter kommen, gehen wir zum nächsten Bild. Aber wir werden definitiv hierher zurück kommen am Ende des Falles.) *Fazit:* *-innen, aussen und heraus kommen* *-Was drin ist, ist drin und was draußen ist, ist draußen*	Schön. Friedlich. Fell. Furchtlos. Angst. du kannst mir etwas unrechtes antun Ich liebe dich und es strahlt Frieden und Liebe aus. *Hier frage ich nach dem Wort ausstrahlen, weil es ein nicht-spezifisch-menschliches Wort ist.)* *Was da drin ist, kommt heraus. Innerhalb. Was im Inneren gespeichert ist. Reservoir. Geschäft. See. Still, ruhig.* *Wasserspeicherung, Wasser fliesst durch die Kanäle auf das Feld. Pumpen. Eine Kraft erzeugen. Was im Reservoir ist. Energie.* *Fazit:* *-Furcht kommt immer wieder auf* *-Er gibt viele Bilder von Wasser* *-Pumpe, Kraft, mit Kraft herausdrücken*

See	Träume	Interesse / Hobbys	Stress
Stilles *Wasser. Verankertes Boot. Klares Wasser. Ruhe, Frieden. Freude.* *Verankert* Das Verb ist verankert, deshalb frage ich danach. *Es will sich nicht bewegen. Geerdet. Fest auf dem Boden haken, der sich nicht bewegt. An etwas festhalten, das sich nicht bewegt. Sicherheit. Geborgen.* (Das haben wir schon zuvor gehört, also ist es wichtig. Hier stelle ich wiederholende Fragen: Wenn du an sicher und geborgen denkst, was fällt dir als erstes dazu ein? Was stellst du dir vor? Was ist das innere Erleben von sicher und geborgen?) *In sich selbst wohnen. Unbeeinflusst von der Außenwelt. Nicht in mir. Das verankerte Selbst.* *Fazit:* *-verankert,* *fest gehakt, Sicherheit* *-nicht von der Außenwelt betroffen* *-innen und außen*	Vorahnung dessen, was passieren soll. Gut oder schlecht. Angst, Unsicherheit, wollte immer die Mutter neben mir. Ich kann kein Unglück sehen. Ich kann kein Leid sehen. Ich kann kein Blut aussickern sehen. Ich werde ohnmächtig, wenn ich Blut sehe. Ich kann den Schmerz von niemandem sehen. Abstoßung. Unantastbar. Ich möchte nicht berühren oder fühlen.	Ich kann keine Horrorfilme sehen. *Verschlungen, umgeben. Kein Weg vorwärts, rund herum ist Dunkelheit, ein Tunnelgefühl. Ich fühle mich hilflos.* (Hier sagen wir nein, beschreiben Sie nicht Ihre Gefühle, beschreiben Sie den Tunnel und die Dunkelheit) *Ein Tunnel. Schwarz, will mich losreißen. In eine sicherere Zone bewegen.* *Ich und ich, sonst niemand.* *Fazit* *- Verschlungen, umgeben, Tunnel, schwarz* *- will eine sichere Zone*	Unternehmen wurde von Bankern übernommen. *Bedauern. Sich selbst verfluchen.* hätte auf Familienmitglieder hören sollen. Ehrgeizig. Großes Ego. (Hier müssen wir seine Gedanken von seiner Erfahrung trennen) Beschämend, *kann sich der Welt und der Familie nicht stellen.* Kopf tief. *Freigelegt.* (Hier bitte ich ihn, das Wort freigelegt zu beschreiben, unabhängig von ihm oder der Situation). *Was versteckt war, kommt heraus.* *Verborgen. Wegbleiben. Abdecken. Verdecken. Verstecken. Schützen. sicher. Schild.* Kann nicht durchbohren. Stochern im innern. Beste Form der Verteidigung. Nicht zuzulassen, dass der Gegner dich gewinnt. Zum Schutz, zur Sicherung. Schild. fest, metallisch, hart, unzerbrechlich. Kann alle Schläge aushalten. Sicherheit Runde Form, goldschwarz. *Hielt es fest.* als ob mein Leben davon abhängt. *(hier erinnert es uns an das, was er über Anker und festen Haken gesagt hat)* Verteidigung ist besser als Angriff.

Natur	Was wir nicht verstanden haben und zurückkommen mussten …
Ich kann dies tun. Ich kann die Welt erobern. Ich bin über allem. Ich bin besser als alle. Gegenteil: Stressig, kein Essen auf dem Tisch, Schmerzen erleiden, Ärger. Bei Krankheit keine Sicherheit. (Hier fragte ich ihn, wie er Sicherheit zeichnen würde, wenn er Papier und Stift bekommen würde.Was würdest du zeichnen? Wie würdest du Sicherheit symbolisieren? Schild) **Fazit:** -Ego ist eine Kompensation für keinen Schild oder keine Sicherheit -Schild	Geschlossene Tür. Türen sind geschlossen. (Hier habe ich gefragt, können Sie geschlossene Türen beschreiben? Ich habe die Visualisierung verwendet: Visualisiere einfach eine geschlossene oder verschlossene Tür, wie sieht sie aus?) Groß, keine Griffe. Nicht breit. Doppeltür. Zwei halbe Türen aus Melamin. Furnier. Nicht dunkel gefärbt, näher an Weiß. Ich kann das Innere sehen, nicht weiß cremig, gelblich. Lässt nichts von aussen rein. Im Moment ist es geschlossen. Ich wünschte, es bliebe offen. **Fazit:** -Tür ohne Griffe - Zwei halbe Türen, innen cremig -Lässt nicht zu, dass etwas ein- oder ausgeht -Hofft, dass sie offen bleibt

Dieser Patient beschreibt uns während der Fallaufnahme den gesamten Prozess eines Überlebensmechanismus. Wir sehen auch die Elemente des Wettbewerbs und des Vergleichs. Er sagt, er sei besser als alle anderen. Diese Art von Muster weist auf das Tierreich hin.

Wir sehen weiter, dass der Überlebensmechanismus für ihn ein Schild ist, etwas Festes, das nicht durchbohrt werden kann. Dieses Ding lebt im Wasser und hält sich an etwas fest, als ob sein Leben davon abhängt. Es gibt zwei Dinge, die diese Kreatur tut: Pumpt das Wasser heraus und schließt die Tür, so dass das, was drinnen ist, drinnen bleibt (was drin ist, ist drinnen) und das, was draußen ist, draußen bleibt (was draußen ist, ist draußen). Durch diese Beschreibung kommen wir zu einer Bivalve, einer Muschel.

Ein Patient, der ein Muschelmittel benötigt, sollte etwas über zwei Türen sagen. Das Mittel (und der Patient) sollte ebenfalls Klaustrophobie haben.

In diesem Prozess erreichte der Patient sogar die Quellensprache und beschrieb den Schild (oder die Schale), der außen golden und innen schwarz oder weiß war.

Wir brauchen also eine Muschel mit einem Schild, die sich an etwas oder jemandem festhalten muss, damit sie nicht durch die Turbulenzen ans Ufer geworfen wird. Sie sollte einen festen Griff haben.

Eines der Hauptmerkmale von Muscheln ist ihr Griff, sie haben einen der stärksten Haltegriffe in der Natur. Sie halten sich aneinander fest und sind nur dann sicher. Wenn sie alleine sind, können sie leicht weggespült werden.

Im Internet sehen wir, dass Wasser durch die Inhalationsöffnung in die Mantelhöhle der Muschel gelangt. Eine Reihe von Bewegungen werden beschrieben, bei denen ausgesetzte Partikel herausgefiltert und entweder aufgenommen und im Darm verdaut werden, während die unverdauten Überreste als Fäkalien zurückbleiben, oder sie werden als Pseudo-Kot entsorgt, der durch den Ausatmungssiphon ausgestoßen wird. Diese Wasserströme werden auch zur Atmung und zum Entsorgen von Ausscheidungsabfällen verwendet.

Dies wollte uns der Patient sagen, als er über die Pumpe sprach, wie das Wasser kommt und gewaltsam herausgedrückt wird.

Alle diese Eigenschaften summieren sich zum Mittel *Limnoperna fortune.* Da dieses Mittel jedoch zu dem Zeitpunkt nicht verfügbar war, wurde dem Patienten *Mytilus edulis,* 200 und LM6 verschrieben.

Follow-up

D: Sagen Sie mir bitte, wie geht es Ihnen?

P: Mir geht es besser. Ich sehe eine Verbesserung des Vitiligo und der Rest ist in Ordnung.

D: Sie hatten auch Psoriasis, richtig? Wie ist das jetzt?

P: Es wird weniger. In den letzten Wochen hat es sich prozentual stark reduziert. Ich mache auch eine Diät. Ich esse kein scharfes oder öliges Essen. Es hat sich auch in der Vergangenheit reduziert, wenn ich solche Diäten gemacht habe. Diesmal ist die Diät für immer. Aber es hat sich verbessert.

D: Inwieweit ist die Psoriasis zurückgegangen?

P: Sie ist 70% besser.

D: Was hat sich bei der Vitiligo geändert?

P: Sie verblasst. Das Weiß ist nicht mehr da. Ich sehe eine Verbesserung der Haut. Ich hatte weisse Haare auf meiner Haut. Anstelle von weißem Haar sehe ich jetzt einige schwarze Haare in demselben weißen Fleck. Sogar auf der Brust hat es nachgelassen.

D: Dann gibt es keine neuen Spots?

P: Nein.

D: Wie ist Ihre Gesundheit allgemein?

P: Sehr gut.

D: Irgendwelche anderen Beschwerden?

P: Nein. Ich habe angefangen, mein Gewicht zu reduzieren. Ich habe ungefähr 6 kg verloren. Dies liegt auch an der Ernährung. Meine Knie würden sehr weh tun, aber jetzt habe ich nur noch 10% der Schmerzen.

D: Welche Träume hatten Sie in den letzten Monaten?

P: Keine.

D: Wie ist Ihr Geist, Ihre Stimmung und Ihr Stresslevel im Allgemeinen?

P: Wenn es früher bei 10 war, muss es jetzt 0,5 sein.

D: Was hat sich geändert?

P: Einer der Gründe ist, dass ich aufgehört habe zu arbeiten. Wegen der Arbeit gab es früher viel Stress und ich habe mich bewusst entschieden, aufzuhören. Ich möchte nicht mehr arbeiten und ich möchte keinen Stress mehr. Ich habe mit mir selbst in Einklang gebracht, dass ich mit den begrenzten Ressourcen, die ich habe, den Rest meines Lebens überleben kann. Ich habe meine Spiritualität stark gesteigert.

D: Warum haben Sie sich entschieden mit der Arbeit aufzuhören?

P: Die Umstände haben mich gezwungen, eine solche Entscheidung zu treffen.

D: Wie meinen Sie das?

P: Die Bank hat die Firma übernommen und ich war aus der Firma raus, also habe ich beschlossen, nichts zu tun.

D: Was werden Sie jetzt tun?

P: Nichts.

D: Wenn Sie Spiritualität mögen, was machen Sie?

P: Ich gehe zu einem Guru und wir haben im Laufe des Monats viele Satsangs. Ich verbringe eine Woche bis zehn Tage in meinem Ashram. Wir haben viele Hausaufgaben und Prüfungen. Wir haben Dinge festgelegt, zum Beispiel muss ich etwas bis zum 14. dieses Monats beenden. Wie eine Ausbildungsmethode. Der Guru überwacht uns genau.

D: Was ist der Vorteil für Sie? Was erleben Sie auf dieser dieser spirituellen Suche?

P: Glückseligkeit. Ich bin auf dem richtigen Weg und ich bin zutiefst dankbar, dass ich bekommen habe, was man mit Geld nicht kaufen kann.

D: Wenn Sie Glückseligkeit sagen, was ist die Erfahrung von Glückseligkeit für Sie?

P: Ich bin nicht auf der Seelenebene, aber ich komme auf diese Ebene.

D: Wie wirkt sich das auf Sie aus? Wie wirkt sich das auf Ihr Leben aus?

P: Ich bin leiser geworden. Ich habe angefangen zu antworten anstatt zu reagieren.

D: Früher, wie wäre es gewesen?

P: Ich war wie eine Sodawasserflasche. Ich würde nur auf Situationen reagieren. Wenn jemand etwas falsches gesagt oder etwas falsches getan hat oder wenn jemand etwas nicht sehr gut gemacht hat, würde ich auf diese Situation reagieren.

D: Wie würden Sie diese Situation erleben? Was würden Sie fühlen?

P: Warum kann diese Person mich nicht verstehen? Warum ist sie so dumm? Dieses Engagement war nicht vorhanden. Ich habe versucht, die Organisation selbst zu leiten, und es waren 600 Leute dort. Es gab viele Feuer, die gelöscht werden mussten, und wenn mir jemand meine Zeit weg nahm, würde ich sagen, was versuchst du zu tun? Es war nicht so, dass ich Menschen nicht vertraute. Ich habe den Menschen immer vertraut. Ich glaube noch immer... bis die Schuld bewiesen ist, ist jeder vertrauenswürdig. Aber ich würde schnell reagieren. Jetzt reagiere ich nicht, ich antworte. Ich denke über die ganze Sache nach. Ich stelle mir Fragen, bevor ich etwas tue. Ein Teil von mir sagt, dass diese Person vielleicht Recht hat und ich versuche es aus ihrer Sicht zu betrachten.

D: Was war früher das Hauptgefühl im Stress? Was war der grösste Stress für Sie?

P: Früher gab es Angst.

D: Wie hat sich diese Angst in Ihnen angefühlt?

P: Wie ein Schuldgefühl. Ein sehr hohes Maß an Schuld.

D: Sind diese Gefühle jetzt nicht mehr da?

P: Ich sage, ich habe mein Bestes getan. Ich denke, ich hätte eine bestimmte Situation vermeiden können. Aber dann werde ich mit mir selbst einig, dass die Banken entschieden haben. Ich bereue die Tatsache, dass es nicht hätte passieren dürfen.

D: Schuld ist eine Emotion. Wenn Sie das Wort vom Kontext trennen, wie ist das Erleben von Schuld im Inneren? Wie hat sich die Schuld angefühlt? Im Kopf, Brust, Bauch, Hände, Füße, was ist das physische Erleben dieser Schuld?

P: Das Herz würde schneller schlagen.

D: Wie würde es sich in Ihrem gesamten System anfühlen?

P: Wenn es eine Emotion wäre, würde ich sagen, dass ich mir selbst nicht vergeben würde.

D: Was wäre der damalige Impuls gewesen, mit dieser Schuld umzugehen?

P: Ich würde einfach mein Bestes geben wollen.

D: Ich denke, wir sind auf einem guten Weg, wir werden die Medizin fortsetzen und ich glaube, dass der Rest Ihrer Probleme auch besser wird.

P: Ich bin sehr zuversichtlich, dass das passieren wird. Ich muss Ihnen für das letzte Jahr danken. Es ist kein kosmetischer Zweck, es geht um den Stress, ich bin so glücklich darüber. Ich habe Sie vielen Patienten weiterempfohlen.

Fall 2: Psoriasis und Polyarthritis

Dies ist ein Fall eines 40-jährigen Mannes, der aufgrund seiner Hauptbeschwerden, soriasis und Polyarthritis, in die Behandlung kam. Er hatte Psoriasis am linken Bein, an beiden Ellbogen, am Gesäß und an der Kopfhaut.

D: Sagen Sie mir bitte, was ist los?

P: Im Alter von 24 Jahren wurde bei mir Psoriasis diagnostiziert. Im Alter von 30 Jahren bekam ich Schmerzen in den Zehen, die jedoch meine normale Gesundheit zu diesem Zeitpunkt nicht beeinträchtigten. Aber im Alter von 32-33 Jahren nahmen die Schmerzen zu, also begann ich mit Yoga und Pranayama und damit ging es mir besser. Mit zunehmendem Alter konnte ich weniger Zeit meinem Körper widmen. Ich war in New York, bin aber nach Mumbai zurückgekehrt und seit anderthalb Jahren hier. Seitdem haben die Schmerzen zugenommen. Mir wurde gesagt, dass es sich um rheumatoide Arthritis handelt, und der Arzt gab Steroide und andere Medikamente, woraufhin es eine große Erleichterung gab. Zuvor war es extrem schmerzhaft. Mein jüngerer Bruder ist vor anderthalb Jahren gestorben, und meine Schmerzen haben danach definitiv zugenommen. Es wurde schwierig für mich, in mein Büro zu gehen oder Kunden zu treffen. Es ist in allen Gelenken schmerzhaft wenn ich gehe und sogar wenn ich stehe. Der Schmerz ist seitdem unerträglich.

Die essentielle Fähigkeit, die wir bei der Fallaufnahme entwickeln müssen, ist das reine Zuhören, ohne Konzepte oder Theorien zu entwickeln. Wir müssen genau zuhören, was der Patient sagt. Was ist seine Erfahrung? Was ist sein Stress? Mit was zeigt er sich? In diesem Fall denken wir daran, dass er eine Autoimmunerkrankung hat und die Hauptursache für Autoimmunerkrankungen ist Stress.

Wir müssen also nicht nur herausfinden, was die Ursache von Stress ist oder welchen Situationen ihn stressen, sondern auch, wie seine innere Erfahrung dieses Stresses auf der Ebene von Geist, Empfindung und Energie ist. Nachdem wir dies getan haben, müssen wir feststellen, wo genau dieses physische Symptom, diese Emotion, diese Wahnidee oder Erfahrung in unserer Materia Medica, unseren Repertorien, Reichen oder Quellen in der Natur zu finden ist.

Es gibt mehrere Aspekte des Falles, auf die wir uns konzentrieren müssen, und diese Informationen werden sehr verwirrend, wenn wir den zentralen Aspekt des Falles falsch verstehen und falsch wahrnehmen. In der Regel bilden wir zu diesem Zeitpunkt Theorien und spekulieren, betrachten nur Teilaspekte des Falles und verpassen den Hauptteil vollständig.

Die WISE-Bilder sind sehr nützlich, um das innere Erleben hervorzuheben, da sie den Patienten von sich selbst distanzieren.

Sie werden in diesem Fall sehen, dass der Patient, wenn er über die Frau, die Bäume, die Schwäne usw. spricht, sich offener und freier ausdrückt als wenn er über sich selbst spricht.

Was auch immer er zu den Bildern sagt, er spricht von nichts anderem als von sich selbst. Wenn wir das akzeptieren können, können wir auf seine reine Erfahrung hören und sehen, wo sein Stress ist.

Ich sagte dem Patienten, er solle seinen logischen Verstand nicht benutzen, seine Fantasie befreien und mir einfach sagen, was ihm spontan einfällt. Nur dann können wir mit ihm auf die Reise gehen und sehen, wie seine Individualität durch die Bilder entsteht.

D: In der Homöopathie müssen wir Sie grundsätzlich als Person verstehen. Das ist wichtiger, als über Ihre Diagnose Bescheid zu wissen. Wir werden jetzt einige WISE-Prozesse mit Ihnen durchführen. Die Hauptsache bei diesem ersten Prozess ist, dass Sie Ihren logischen Verstand, Ihre Argumentation und Ihre Intelligenz vergessen und nur Ihre Vorstellungskraft einsetzen. Versuchen Sie, Ihre innere Erfahrung zu beobachten, was auch immer es ist und wie unlogisch es auch erscheinen mag. Wir werden also hier mit diesen Bildern beginnen. Schauen Sie sich einfach dieses erste Bild an und lassen Sie Ihrer Fantasie freien Lauf (FRAU 1). Was denken Sie, was passiert hier? Was ist die Geschichte?

P: Ich nehme an, sie hat Angst vor jemandem. Sie hat Angst vor etwas oder vor jemandem.

D: Sie hat Angst?

P: Ja, vor einer Person. Sie möchte nicht, dass jemand in ihrer Nähe ist und jemand kommt näher. Sie ist in einem sehr schmerzhaften Zustand, vielleicht hat sie körperliche oder geistige Schmerzen, aber sie möchte nicht, dass jemand in der Nähe ist.

Während er FRAU 1 betrachtet, sagt der Patient, dass die Frau nicht möchte, dass jemand in ihrer Nähe ist. Sie ist in einem sehr schmerzhaften Zustand und möchte nicht, dass jemand in der Nähe ist.

Ich habe genau diesen Prozess bei so vielen Patienten durchgeführt, aber niemand hatte jemals diese Worte gesagt. Hier bekommen wir unsere ersten beiden Symptome des Falles, die emotionalen / geistigen Symptome: Abneigung gegen Gesellschaft und Verlangen nach Einsamkeit. Das Mittel, das wir auswählen, sollte diese Symptome beinhalten. Dies ist ein Beispiel für reines Zuhören. Der Patient drückt durch dieses Bild aus, dass die Frau bei Schmerzen Einsamkeit wünscht. Das ist sicher und es gibt keine Theorie darüber.

Während der gesamten Fallaufnahme müssen wir die Informationen, die wir auf diese umsichtige Weise erhalten, sorgfältig beobachten und klassifizieren. Wir müssen verschiedene Aspekte des Falls untersuchen und sehen, was auf uns zukommt, in der Hoffnung, den verbindenden Faden zu finden.

D: Gehen Sie tiefer in Ihre Fantasie ein und visualisieren Sie einfach, was genau mit der Frau passiert. Wo befindet sie sich, was ist um sie herum? Was verursacht den Schmerz? Warum will sie nicht, dass jemand in ihrer Nähe ist? Wovor hat sie Angst? Nehmen Sie sich Zeit, wir haben überhaupt keine Eile.

P: Ich kann mir nicht vorstellen, wo sie ist, weil ich aufgrund ihres Gesichtsausdrucks spüren kann, dass sie Schmerzen hat und jemand anderes auf sie zukommt. Sie möchte allein sein und sie möchte nicht, dass jemand in der Nähe ist.

D: Warum? Warum will sie alleine sein?

P: Vielleicht hat sie Schmerzen, ihr Mund ist offen, vielleicht hat sie Schmerzen.

D: Warum will sie alleine sein?

P: Sie ist möglicherweise vertieft, in ihren eigenen Gedanken oder ihrem eigenen Schmerz verloren und sie glaubt, dass niemand ihren Schmerz lösen kann. Das könnte der Grund sein, warum sie ihre Hände ausstreckt.

D: Sie ist in ihre eigenen Gedanken vertieft und sie fühlt, dass niemand ...?

P: Dass niemand ihre Probleme lösen kann und wenn sie alleine ist, kann sie ihre eigenen Probleme lösen. In dieser schwierigen Situation fühlt sie sich in der Gegenwart eines anderen nicht wohl.

D: Sie fühlt sich nicht wohl?

P: Sie fühlt sich in der Gesellschaft oder Gegenwart eines anderen nicht wohl, oder sie denkt, dass jemand anderes ihr Schaden zufügt, sie möchte weggehen.

D: Auf welche Weise schaden?

P: Gerade hier versucht jemand, ihr nahe zu kommen, sie fühlt sich nicht wohl.

D: Auf welche Weise? Wenn jemand sich ihr nähert, wie fühlt sie sich dann?

P: Sie könnte darüber beunruhigt sein.

D: Auf welche Weise?

P: Sie könnte denken, dass die andere Person etwas tut oder etwas sagt. Sie würde der anderen Person widerstehen.

D: Entschuldigung, ich kann Ihnen nicht folgen. Können Sie das erklären?

P: Zum Beispiel wird die andere Person so handeln oder sich so verhalten, dass ihr die Komfortzone weggenommen wird. Die Komfortzone ist wie der Status Quo, in dem sie sich befindet. Es ist, als ob sie da drin sein möchte, ob es schmerzhaft ist oder nicht. Sie möchte in diesem Status Quo sein.

D: Was wird die andere Person tun oder machen, um ihr den Status quo wegzunehmen?

P: Jemand könnte kommen und ihren Schal zurecht legen und versuchen zu erklären, dass er auf andere Weise gefaltet werden sollte, oder jemand würde in ihre Nähe kommen und mit ihr sprechen und sie möchte mit niemandem sprechen, sie möchte allein sein. Sie ist sich sehr sicher, dass die andere Person vorbeikommen und einige harsche Worte sprechen würde, und dann würde sie sich unwohl fühlen.

D: Wie würde sie sich unwohl fühlen?

P: Sie weiß, dass die andere Person immer etwas tun würde, das sich nicht in ihrer Komfortzone befindet oder sie aus ihrer Komfortzone bringt. Also streckt sie die Hände aus.

Mit der Technik der Visualisierung bitte ich den Patienten, sich vorzustellen, was in FRAU 1 passiert. Er sagt, dass sie allein sein möchte und sich in der Gegenwart von jemand anderem nicht wohl fühlt. Sie möchte nicht, dass Menschen in ihre Nähe kommen. Die Hauptsache für sie ist, dass eine andere Person so handelt oder sich so verhält, dass ihr Status quo weggenommen wird. Dies ist sehr, sehr wichtig, vielleicht das Hauptanliegen.

Die Frau möchte nicht, dass ihr Status Quo gestört oder weggenommen wird. Sie möchte nur in diesem Status quo sein. Wenn sie ihren Schal auf eine bestimmte Weise trägt und jemand sagt, tragen Sie ihn nicht so, tragen Sie ihn auf eine andere Weise, ändert dies ihren Status quo. Jemand möchte vielleicht mit ihr sprechen, aber sie möchte nicht sprechen. Sie ist absorbiert und vertieft in ihrem Status quo, und sie will niemanden. Dies ist die Empfindung in diesem Fall: Ich möchte meinen Status Quo (SQ).

Obwohl wir jetzt wissen, dass dies die Empfindung ist, dürfen wir noch nicht an ein Heilmittel, ein Naturreich oder ein Miasma denken. Konzentriere dich zunächst nur auf das reine Zuhören. Was sagt der Patient?

Im Wesentlichen sagt er, ich habe eine Abneigung gegen die Gesellschaft, ich möchte meine eigene Lösung finden, lass mich in Ruhe und die Empfindung ist, lass mich in mir selbst sein. Niemand sollte mit mir reden. Er fährt fort: „Die andere Person wird etwas tun, was sie aus ihrer Komfortzone, aus ihrem Status Quo, bringt. Sie will ihren Status Quo nicht verändern." Die Empfindung ist, dass sie jeder Art von Veränderung abgeneigt ist.

Was ich hier gemacht habe war nur reines Zuhören. Im weiteren Verlauf wirst du feststellen, dass dieses Thema immer wieder auftaucht: Ich möchte meine Komfortzone, ich möchte meinen Status quo, ich möchte keine Veränderung und ich möchte keine Störung. Das ist die Geschichte. Wir sehen, dass der Patient dies dreimal wiederholt, und wenn ein Patient etwas wiederholt, müssen wir danach fragen. Also frage ich ihn nach der Komfortzone.

D: Beschreiben Sie eine Komfortzone.

P: Komfortzone bedeutet diesen Status Quo, in dem sie sich befindet. Sie möchte ihren Status Quo nicht ändern. Wenn sie etwas tut, kann sie es selbst finden. Sie kann den Weg selbst finden und möchte die Probleme in ihrem Leben selbst angehen.

D: Was ist Komfortzone im Allgemeinen?

P: Die Komfortzone ist wie alles, was wir im täglichen Leben tun. Das wollen wir nicht ändern. Wenn zum Beispiel jemand jeden Tag um 7 Uhr aufwacht und aufgefordert wird, um 5 Uhr aufzuwachen, ist dies keine Komfortzone. Wenn er um 7 Uhr aufwacht, ist 7 Uhr seine Komfortzone.

D: Beschreiben Sie eine Komfortzone etwas mehr. Was fällt Ihnen ein, wenn Sie Komfortzone sagen, ganz allgemein? Denken Sie nicht nach, lassen Sie es spontan kommen. Vergessen Sie sich, vergessen Sie, was Sie bisher gesagt haben. Beschreiben Sie einfach die Wörter Komfortzone. Was fällt Ihnen ein, wenn Sie Komfortzone sagen, was stellen Sie sich vor?

P: Wenn etwas weniger schmerzhaft ist oder wenn ich alles darüber weiß. Wenn ich zum Beispiel in der Bank arbeite und einen Fall lösen kann und alles darüber weiß, dann ist das eine Komfortzone für mich. Wenn ich zu 10 verschiedenen Personen gehen und fragen muss, wie dieses Problem gelöst werden kann, liegt es außerhalb meiner Komfortzone.

D: Erzählen Sie mehr darüber.

P: Wenn ich zur Lösung eines bestimmten Falles körperliche Schmerzen auf mich nehmen muss, z. B. In einem Regionalzug reisen, ist das schmerzhaft für mich. Selbst wenn ich gehe oder reise, wäre das nicht in meiner Komfortzone.

D: Beschreiben Sie diesen körperlichen Schmerz.

P: Wenn zum Beispiel, um diesen Fall zu lösen, mich jemand 10 Mal anruft oder wenn eine Person Druck auf mich ausübt, dass etwas in Eile geschehen muss, usw. Ich habe meine eigene Art, Dinge zu lösen. Ich bin nicht so ein schneller Mensch, ich möchte nur systematisch und ein bisschen langsam sein, nicht sehr offensiv schnell. Ich mag es nicht, wenn mich jemand dazu reisst, es schnell zu machen. Ich mag es, Dinge richtig und langsam zu machen. Für mich wäre das also außerhalb meiner Komfortzone.

D: Wie erleben Sie das innerlich, wenn jemand Sie reisst, wenn jemand sagt, sie sollen sich beeilen, oder wenn jemand sagt, Sie sollen es schnell machen. Wie erleben Sie das innerlich?

P: In diesen speziellen 1-2 Minuten, in denen es viel Chaos gibt, kann ich nichts tun. So als ob viele Gedanken kommen und ich nichts tun kann. Meine Hände arbeiten nicht am Laptop ... nichts. Ich kann nichts machen. Ich bin ein Workaholic, also möchte ich arbeiten. Wenn jemand nach einer Arbeit fragt, die nicht in meine Komfortzone passt, kann ich nichts tun. Meine Hände arbeiten nicht, ich kann nicht genau hören, was die andere Person sagt. Bin nicht in der Lage, etwas auszuführen, bin nicht in der Lage, Dinge an andere Personen zu delegieren. Alles ist wie ein Stau. Ich stehe, wo ich stehe und kann mich nirgendwohin bewegen.

D: Beschreiben Sie diesen Stau etwas genauer.

P: Es bedeutet, nichts tun zu können. Im Stau kommt jemand von hier (HG: zeigt in eine Richtung), jemand kommt von hier (HG: zeigt in eine andere Richtung), jemand kommt von hier (HG: zeigt in eine dritte Richtung) und du stehst allein an diesem einzigen Ort. Wenn der Verkehr systematisch ist, kannst du aus dem raus, aber ansonsten weisst du zu diesem Zeitpunkt nicht, wohin du gehen sollst, und du stehst einfach nur da.

Für unseren Patienten ist die Komfortzone, dass er keine Änderung will, nur den Status Quo. Wenn du beispielsweise jeden Tag um 7 Uhr aufwachst und jemand sagt, dass du um 5 Uhr aufwachen sollst, ist dies eine Änderung. Und er möchte nicht, dass sich die Komfortzone, auch bekannt als Status Quo, ändert. Was er hauptsächlich sagt ist: Ich bin sehr empfindlich gegenüber Veränderungen, ich möchte den Status Quo. Jede Veränderung stört mich.

Er fuhr fort zu sagen, dass er Dinge nicht ausführen kann, wenn sie nicht in seiner Komfortzone sind. Wenn die Dinge außerhalb der Komfortzone liegen, kann er sich nicht bewegen. Alles ist wie ein Stau: „Ich stehe dort, wo ich stehe, kann mich nirgendwohin bewegen...“. Dieses „sich nicht bewegen können“ wird zu einer wichtigen Empfindung.

Er sagt auch: "Ich bin ein Workaholic ...". Dies passt unter das Symptom: Gemüt - FLEISSIG, ARBEITSAM, ARBEITSWUT.

Zu diesem Zeitpunkt hatten wir das Gefühl, dass die maximale Information aus diesem Bild extrahiert wurde, und gingen zum nächsten Bild über.

Interessanterweise werden die nächsten Bilder bestätigen, was wir bereits wissen, aber sie werden den Patienten auf eine tiefere Ebene bringen, wo weitere Details enthüllt und seiner Geschichte hinzugefügt werden.

Wenn der Patient zum ersten Mal etwas sagt, wird ihm möglicherweise nicht so viel Bedeutung beigemessen, aber wenn in verschiedenen Prozessen immer wieder dasselbe auftaucht, wird es sehr wichtig.

D: Ok, gehen wir zum zweiten Bild (BAUM 2). Was auch immer Sie sich vorstellen können, lassen Sie Ihrer Fantasie freien Lauf, verwenden Sie nicht Ihren Verstand, beschreiben Sie das Bild nicht, sagen Sie mir nicht, was da drauf ist, ich habe das Bild bereits gesehen... Verwenden Sie Ihre Fantasie und visualisieren Sie. Gibt es eine Geschichte? Erzählt es Ihnen etwas? Gibt es etwas, was Ihnen passiert, wenn Sie es sich ansehen?

P: Immer wenn ich solche Bilder visualisiere, fühle ich mich sehr ruhig und cool. Ich fühle mich sehr ruhig, wenn ich das sehe. Ich möchte an diesen Ort, in den Wald, gehen und mich einfach entspannen. Darüber nachdenken, was ich in meinem Leben tun muss, einfach entspannen und nichts tun. Sich einfach gut fühlen.

D: Beschreiben Sie, sich entspannen und nichts tun. Wie wäre diese Erfahrung?

P: Nicht zu viele Gedanken in meinem Kopf, weniger Gedanken. Ich würde entspannt da sitzen und nicht zu viel über Arbeit, meinen Job oder irgendetwas nachdenken. Ich würde dort entspannen.

D: Wie erleben Sie das, sich zu entspannen, nichts zu tun, keine Gedanken zu haben? Wie erleben Sie das innerlich?

P: Ich würde mich freuen, wenn es nicht so viel Druck gibt. Ich habe das Gefühl, dass es ein sehr ruhiger Ort ist, nicht zu viel Last von irgendetwas. Keine Fristen, denen man gerecht werden muss. Sie müssen dort sitzen, in die Umwelt versunken, die Umwelt fühlen. Die Vögel würden zwitschern.

In BAUM 1 sagt der Patient, er möchte sich entspannen und es würde nicht viele Gedanken geben. Als er gebeten wird, etwas mehr zu erzählen, sagt er, er fühle sich ruhig und glücklich. Wir fragen nach seinem Erleben und er spricht von weniger Druck, Belastung oder Fristen.

Wenn der Patient die positive Seite seines Zustands beschreibt, ist es besser, wenn wir nicht nach dem Gegenteil fragen, sondern es vom Patienten selber kommen lassen. Wenn wir immer wieder nach dem Positiven fragen, gehen sie automatisch auf die andere Seite. Indem ich ihn bitte, von glücklich zu erzählen, sagt er, dass es keinen Druck, keine Last oder keine Fristen gibt.

Wenn Patienten selber zum Gegenteil kommen, können wir sie bitten, über die Erfahrung des Gegenteils (in diesem Fall den Druck, die Belastung und die Fristen) zu sprechen.

D: Sie sagten mir, dass es nicht zu viel Druck, Belastung oder Fristen geben würde. Wie wäre die Erfahrung, wenn es viel Druck, Belastung und Fristen gibt? Was wäre die Erfahrung in Ihnen?

P: Wenn ich die Lösung habe, fühlt es sich gut für mich an, zu arbeiten, aber wenn du manchmal die Lösung nicht hast, weil du die Fristen nicht einhalten kannst, dann geht das in meinem Kopf ununterbrochen weiter. Viele Gedanken kommen.

D: Was passiert dann, wenn Sie keine Lösung haben?

P: Dann habe ich das Gefühl, in einer unangenehmen Situation zu sein, so wie ich mich fühle. Was kann ich tun? Wie mache ich dies? Wie mache ich das? Viele Dinge.

D: Beschreiben Sie das ein bisschen mehr.

P: Wenn ich zum Beispiel etwas tun muss und nicht weiß, wie ich das erreichen kann, laufen die Gedanken auf unendlich viele Arten, und es kommen ständig Gedanken. Zu einem bestimmten Zeitpunkt würde ich dies tun, zu einem anderen Zeitpunkt werde ich eine andere Sache tun, und das sehr schnell. Ich möchte eine Lösung.

D: Beschreiben Sie diesen Vorgang etwas genauer. Sie befinden sich in einer unbequemen Position, Sie wissen nicht, wie es geht, Sie versuchen es, Gedanken kommen, Sie möchten es schnell tun, keine Lösung ... Beschreiben Sie dies ein bisschen mehr.

P: Eigentlich kann ich nicht verstehen, was zuerst zu tun ist und was später zu tun ist. An diesem Punkt schreibe ich es manchmal auf ein Stück Papier und sehe dann, was ich zuerst tun soll. Wenn ich es auf Papier schreibe, habe ich das entspannte Gefühl, dass nur diese Dinge getan werden müssen, und dann kann ich angefangen, daran zu arbeiten. Aber manchmal sind es 10 Dinge, 12 Dinge und ich denke nicht einmal daran, es aufzuschreiben, ein Stück Papier zu nehmen und dann systematisch zu arbeiten. Ich vergesse die systematische Arbeitsweise.

Jeder Job hat einige grundlegende Dinge, die Sie tun müssen, ich vergesse sogar die grundlegenden Dinge, die ich tun muss.

D: Beschreiben Sie diese Situation etwas genauer.

P: Die Situation ist jetzt etwas anders als in den letzten beiden Jahren. Zum Beispiel, wenn ich jetzt mehr reisen oder mehr laufen muss, fühle ich mich unwohl, weil es sehr schmerzt. Eine unangenehme Situation vor zwei Jahren wäre gewesen, wenn mir jemand nicht die Freiheit gegeben hätte zu arbeiten, und mich die ganze Zeit mit Worten und Taten beschossen hätte.

D: Beschreiben Sie diese unangenehme Situation.

P: Ich möchte frei arbeiten. Zum Beispiel, wenn mich jemand immer wieder anruft oder mir immer wieder Anweisungen gibt. Wenn mich jemand die ganze Zeit überwacht, fühle ich mich ein bisschen unwohl. Nun, das ist weniger, aber jetzt habe ich körperliche Schmerzen und viele Probleme. Das bringt mich in die ungemütliche Zone.

D: Beschreiben Sie diese ungemütliche Zone, wenn Sie ständig von jemandem angerufen und überwacht werden. Beschreiben Sie diese Situation etwas genauer.

P: Leichte Kopfschmerzen, du fühlst dich sehr hilflos, sehr schwer im Inneren und kannst nicht klar denken, was zu tun ist. Was auch immer zuerst kommt, ich nehme es auf. Ich plappere viel, wenn ich spreche. Ich kann nicht sehr klar sprechen.

D: Können Sie mir ein Beispiel für eine solche Situation geben, die tatsächlich passiert ist?

P: Ja, das passiert die ganze Zeit. Zehn Dinge kommen, zehn Leute rufen dich an, du kannst nicht das besprechen was du mit jemandem besprechen musst.

D: Zehn Dinge kommen und dann?

P: Ich bin manchmal nicht in der Lage damit umzugehen, dann spreche ich so Englisch, als ob ich kein Englisch kann, ich plappere viel. Ich gehe zu der Person und sage etwas, ich kann keinen Bezug herstellen. Dann wird sie mich fragen, wovon redest du?

D: Sie sagen, wenn zehn Dinge kommen, sind Sie nicht in der Lage damit umzugehen. Beschreiben Sie das ein bisschen mehr, was passiert, wenn zehn Dinge kommen? Geben Sie ein Beispiel dafür, wenn zehn Dinge kommen.

P: Wenn es zehn Aufgaben gibt, die dringend erledigt werden müssen, dann würde ich mir überlegen, was zu tun ist, bevor das kommt. Ich bin völlig in das vertieft.

D: Was passiert in Ihnen, wenn zehn dringende Aufgaben kommen?

P: Ich bin sehr traurig. Die Lösung taucht nicht unvermittelt auf. Ich fühle mich gefangen. Lass uns etwas anderes machen. Mein Job erfordert es, in einer abwechslungsreichen Situation zu arbeiten und sehr schnell zu arbeiten. Mit verschiedenen Dingen arbeiten und sehr schnell darauf reagieren.

D: Beschreiben Sie das ein bisschen mehr.

P: Es ist wie wenn zehn verschiedene Menschen gleichzeitig mit Ihnen interagieren und alle zehn Menschen unterschiedliche Dinge fordern.

D: Was würden Sie dann erleben?

P: Manchmal schalte ich mein Telefon aus und fühle mich dann sehr ruhig und entspannt. Dann kann ich mir richtig überlegen, was ich tun soll.

D: Warum schalten Sie das Telefon aus?

P: Zehn Leute rufen an? Ich kann damit nicht umgehen. Ich fühle mich unwohl.

D: Sie können nicht mit was umgehen?

P: Zehn Leute rufen an und geben einen Status Quo zu diesem speziellen Problem und erklären, was bis jetzt passiert ist. Was wird dann als nächstes passieren? Das ist mir etwas unangenehm. Ich kann nicht arbeiten, wenn zehn verschiedene Leute zu mir kommen.

D: Was erleben Sie, wenn zehn verschiedene Leute auf Sie zukommen?

P: Ich würde gerne systematisch und in mittlerem Tempo arbeiten, damit alles perfekt stimmt, aber der Job verlangt, dass ich es ausführen muss, auch wenn es nur zu 90% richtig ist, damit fühle ich mich nicht wohl. Ich würde mir Zeit nehmen und es 100% richtig machen. Die Situation ist, dass ich es zu 90% mache, aber es schnell tun muss. Dies stimmt nicht mit meinen Eigenschaften überein.

Hier erklärt der Patient, dass er sich unwohl fühlt, wenn es eine Frist gibt oder wenn er keine Lösung hat. Er muss eine schnelle Lösung finden, aber wenn zehn bis zwölf Dinge passieren oder zehn Leute ihn gleichzeitig anrufen, vergisst er grundlegende Dinge. Er schaltet sein Telefon aus und kann nur dann damit umgehen, weil dann von außen nicht so viel Input kommt. Wir sehen, dass er in die Einsamkeit geht und versucht, die Lösung selbst zu finden.

Hier taucht die gleiche Geschichte wieder auf. Wenn er sich unwohl fühlt, geht er in seine Komfortzone und denkt von dort aus an Lösungen.

D: Gehen Sie zum nächsten Bild (BAUM 2).

P: Ich denke, es ist Sommer und es ist sehr entspannend. Da ich im Sommer weniger Beschwerden habe, fühle ich mich sehr entspannt.

D: Beschreiben Sie die innere Erfahrung des Entspannens.

P: Ich fühle mich entspannt, wenn ich nicht verpflichtet bin, Anforderungen zu erfüllen. Ich glaube nicht, dass ich in naher Zukunft dieses oder jenes tun muss. Mir ist nichts bekannt. Es stehen keine Forderungen von anderen an mich an.

D: Wenn die gegenteilige Situation vorliegt, wenn Sie Anforderungen erfüllen müssen, wenn etwas ansteht… was erleben Sie innerlich?

P: Ich denke die ganze Zeit darüber nach, was ich tun muss, mit wem ich mich koordinieren muss, wie ich es abschließen werde. Wenn ich die Arbeit nicht abschließen kann, was muss ich dann sagen ... all diese Gedanken werden in meinem Kopf jongliert.

D: Was würde mit diesen Gedanken sein?

P: Sie werden jongliert, einer nach dem anderen, systematisch oder unsystematisch.

D: Beschreiben Sie das Wort Jonglieren. Nur das Wort Jonglieren hat bisher nichts mit dem Kontext zu tun. Was bedeutet Jonglieren?

P: Gedanken, Lösungen der Gedanken.

D: Nein, ich möchte nicht die Gedanken oder Lösungen oder was auch immer Sie bisher gesagt haben. Konzentrieren Sie sich nur auf das Wort Jonglieren.

P: Kommen und gehen, etwas kommt und geht dann. HG (bewegt die Hand auf ihn zu und dann weg), etwas kommt und geht dann.

D: Das tun Sie sehr gut. Beschreiben Sie das einfach ein bisschen mehr, kommen und gehen. Sie haben etwas mit Ihren Händen gezeigt, oder?

P: Ja, etwas ist gekommen, wird verarbeitet, wenn es passt, bleibt es, sonst kommt das nächste. Dies passiert mir, wenn ich viele Dinge tun muss oder etwas ansteht.

D: Vergessen Sie sich, ich will Sie jetzt überhaupt nicht, nur das Wort Jonglieren.

P: Für alles, was dort kommt, würde es zwei Sekunden dauern, das andere würde 5 Sekunden oder 10 Sekunden dauern bis es kommt, über mir schwebt und mich dann verlässt. Es wird kommen, 2 Sekunden, 5 Sekunden, 10 Sekunden oder 25 Sekunden über mir schweben und dann würde es gehen. Manchmal aus einem Bereich wie dem Berufsleben, und manchmal aus einem zweiten Bereich wie dem Privatleben. Oder manchmal aus einem anderen Bereich wie dem sozialen Leben. Alles von überall.

D: Beschreiben Sie diesen Prozess ein bisschen mehr ... etwas kommt, bleibt 5-10 Sekunden und geht dann, es kann aus einem anderen Bereich stammen, oder? Beschreiben Sie das ein bisschen mehr.

P: Wenn diese Situation eintritt, kommt es normalerweise zu einem Jonglieren von Gedanken aus der Vergangenheit. Was wäre, wenn das nicht passiert wäre?

D: Nein. Konzentrieren Sie sich einfach auf diesen Prozess des Kommens und Gehens. Als nächstes kommt etwas für 5-10 Sekunden, es wird aus einem Bereich kommen, dann aus einem anderen Bereich. Beschreiben Sie diesen Prozess etwas genauer, den Prozess des Kommens und Gehens. Dieses Jonglieren. Beschreiben Sie diesen Prozess, unabhängig von Ihnen.

P: Es ist unlogisch.

D: Ja, sagen Sie das!

P: Ein Gedanke kam, wenn ich die Lösung dafür habe, dann wird ein anderer Gedanke aus diesem bestimmten Bereich kommen. Wenn ich keine Lösung habe, wird etwas anderes kommen. Das zweite wird aus einem anderen Bereich kommen. Wenn ich damit vertraut bin, werde ich es erneut weitergeben.

D: Wenn Sie eine Lösung haben, kommen die Gedanken aus derselben Arena, wenn keine Lösung kommt, wird etwas anderes kommen?

P: Oder ich werde diesen Gedanken wissentlich niederlegen und einen anderen Gedanken erzeugen. Ich werde es wissentlich tun, anstatt dass es natürlich nachlässt. Ich würde es unterdrücken.

Aus BAUM 2 sammeln wir einige interessante Dinge vom Patienten. Er sagt, er fühle sich entspannt, als müsse er keine Anforderungen erfüllen. Er benutzt auch das Wort Jonglieren. Dies ist eine sehr interessante Wortwahl. Wir wissen, dass ein Jongleur Bälle in die Luft wirft.

Unser Patient sagt auch: Etwas geht und das nächste kommt aus diesem Bereich, aus jenem Bereich, aus dem Privatleben, dem Berufsleben. Es kommen zu viele Dinge.

Wir haben bereits gesehen, dass er seine Stabilität und seinen Status quo will. Das Jonglieren führt zu einer Änderung dieses Status quo.

D: Nehmen Sie das nächste Bild (SCHWAN 1). Sagen Sie mir, was Sie fühlen, wenn Sie das sehen.

P: Es würde sich gut anfühlen, an diesem Fluss zu sitzen und die Enten zu sehen, aber ich würde mich nicht so ruhig und friedlich fühlen, wie ich mich fühlte, als ich dachte ...

D: Vergessen Sie sich jetzt. Schauen Sie sich das Bild an und sehen Sie, ob es eine bestimmte Geschichte gibt, die Sie sich vorstellen können. Was passiert dort, nicht was Sie fühlen, aber was dort passiert?

P: Die Ente vorne versucht, der Ente hinten etwas zu vermitteln. Die hintere Ente fühlt sich nicht so wohl mit dem, was die Ente vorne vermittelt.

D: Was vermittelt die Ente?

P: Entschuldigung, ich benutze eigentlich meinen logischen Verstand. Ich kann mir das nicht vorstellen. Weil ihr Kopf gesenkt ist. Die Art und Weise, wie die erste Ente ihren Mund öffnet und die zweite Ente direkt anstarrt. Kein direkter Augenkontakt mit dem anderen. Sie fühlt sich nicht wohl. Sie ist wegen etwas bei ihm. Die hintere Ente stimmt nicht so sehr mit den Gedanken der ersten überein.

D: Was vermittelt die erste Ente, was die zweite Ente unwohl sein lässt?

P: Die zweite denkt anders und hat eine andere Denkweise und die andere versucht etwas anderes zu vermitteln.

D: Zum Beispiel? Was fällt Ihnen ein?

P: Es könnte sein, dass die erste der zweiten sagt: „Schwimm mit mir, warum schwimmst du nicht schnell? Komm mit mir. Warum bist du hinter mir? “. Die zweite kann nicht so schnell schwimmen oder gehen. Aber sie kann nichts tun, weil es keine andere Wahl gibt, als zuzuhören.

D: Was erlebt sie in sich? Wenn sie sagt, schnell schwimmen, mit mir schwimmen und die zweite kann nicht so schnell schwimmen, was erlebt sie dann?

P: Sie hat den Kopf gesenkt. Es gibt zwei Dinge. Erstens kann sie ohne die erste Ente nicht überleben, als wäre sie ihre Eltern oder so, also denkt sie, lass es sein. Lass es geschehen. Sie kann sich nicht widersetzen, also wird es ihr gut gehen. Sie hat den Kopf gesenkt. Wenn sie den Mut gehabt hätte zu sprechen, wäre ihr Kopf nicht gesenkt gewesen. Ihr Kopf hätte gerade sein können und sie hätte etwas sagen können. Es wäre eine andere Sprache gewesen. Ihr Kopf ist gesenkt, also heißt das, lass die Dinge so laufen.

D: Was ist die innere Erfahrung?

P: Sie kann nichts tun. Sie muss der ersten Ente folgen. Sie kann in dieser Situation nichts tun.

D: Das sind die Gedanken. Was erlebt sie? Was ist das innere Erleben in dieser Situation zu sein?

P: Sie hat den Kopf gesenkt und hört zu.

D: Wie fühlt es sich innerlich an, in dieser Situation zu sein?

P: Nicht angenehm.

D: Wie meinen Sie das?

P: Sie schwimmt in ihrem eigenen Tempo. Die erste Ente drängt sie und die zweite Ente wehrt sich. Die zweite Ente muss die Komfortzone verlassen, um der Geschwindigkeit der ersten Ente zu entsprechen.

D: Beschreiben Sie eine Komfortzone.

P: Dass sie sich mit diesem Tempo wohl fühlen würde.

D: Nur das Wort Komfortzone im Allgemeinen, vergessen Sie die Enten, vergessen Sie sich.

P: HG: (bringt die Hände nahe zusammen und zeigt einen Zwischenraum). Gewohnt.

D: Ja, ja, zeigen Sie Ihre Hände noch einmal. Beschreiben Sie einfach diese Geste Ihrer Hand. Beschreiben Sie eine Komfortzone.

P: Was auch immer Sie sich gewohnt sind.

D: Erzählen Sie etwas mehr über eine Komfortzone im Allgemeinen. Angenommen, ich würde Ihnen Papier und Stift geben und Sie bitten, ein Bild einer Komfortzone zu zeichnen. Was würden Sie zeichnen? Wie würden Sie eine Komfortzone bildlich darstellen, nicht für Sie, sondern für alle.

P: Auf welche Weise? Eine Komfortzone im Privat- oder Berufsleben?

D: Alles, im Allgemeinen. Nur das Wort, Komfortzone.

P: Aus professioneller Sicht würde ich ein Bild wie einen Raum zeichnen. Ich habe einen richtigen Platz zum Sitzen. Ich kann die Dinge richtig verwalten.

D: Beschreiben Sie diesen Raum.

P: Ich habe ein besonders komfortables Zimmer, es kann geschlossen sein oder nicht, ich bin mir nicht sicher. Es wäre ein richtiger Platz zum Sitzen.

D: Ist es geschlossen oder nicht?

P: Wenn es geschlossen ist, ist es besser, dann kann ich mich konzentrieren und arbeiten, anstatt mit zehn Menschen in einem offenen Raum zu arbeiten, was viel Chaos schafft.

D: Wie würde es sein, mit zehn Personen in einem offenen Raum zu arbeiten?

P: Nicht so angenehm wie in einem eigenen Raum zu arbeiten.

D: Beschreiben Sie die Arbeit mit zehn Personen in einem offenen Raum. Was wäre die Erfahrung?

P: Ich kann mich nicht so stark mit meiner Arbeit verbinden. Ich hätte es geschafft, wenn ich allein gewesen wäre. Die Effizienz meiner Arbeit sinkt.

D: Sie sagten, dass diese Komfortzone in Ihrem Arbeitsbereich, aber auch in anderen Bereichen sein kann?

P: In anderen Bereichen, zum Beispiel zu Hause.

D: Erzählen Sie mir von einem Zuhause.

P: Ich möchte, dass es ein isolierter Ort ist.

D: Beschreiben Sie diesen isolierten Ort.

P: Im Moment lebe ich in einer Wohnung, in der alles getrennt ist. Der Eingang ist anders, alles ist anders, du bist allein, niemand ist da, um dich zu stören.

D: Wenn Sie sagen, dass niemand da ist, um Sie zu stören, was meinen Sie damit?

P: Manchmal kommt es vor, dass dort, wo Sie leben, auch andere Menschen leben, die den Ort durchkreuzen müssen, an dem Sie leben. Ich wollte einen Ort, an dem weniger Menschen sind. Ein bisschen isoliert. Ich kann die Tür schließen.

D: Was passiert, wenn Sie die Tür schließen?

P: Meine Kollegen sagten, dass du ein Haus nehmen sollst, wo die Miete in Ordnung ist, aber ich habe vorzugsweise eine Wohnung mit höherer Miete genommen, in der alles perfekt, sauber und ordentlich ist. Ich muss nicht am Kanal des Aufzugs ziehen. Die Tür schließt sich automatisch. Das ist meine Komfortzone. Ich muss nichts tun, stehe einfach im Aufzug und er schließt sich automatisch. Mein Zuhause ist ordentlich und sauber.

D: Warum muss der Aufzug so sein und von selbst automatisch schließen?

P: Ich mag es nicht, das Kanaltor zu öffnen und zu schließen.

D: Was ist die Erfahrung zu öffnen und zu schließen?

P: Ich mag es nicht. Es ist eine unnötige Sache.

D: Wie ist die Erfahrung dort?

P: Um es zu öffnen, muss man manchmal viel Druck ausüben. Und manchmal wird es nicht geschlossen.

D: Wie ist die Erfahrung dort?

P: Es ist kein gutes Gefühl.

D: Wie ist das Gefühl?

P: Takleef (englische Übersetzung: Schwierigkeit).

D: Beschreiben Sie das etwas genauer.

P: Das Gegenteil ist, wenn der Aufzug automatisch geschlossen wird.

D: Was fühlen Sie?

P: Ich persönlich möchte in Luxus leben, also gibt es mir dieses Gefühl.

D: Beschreibe Takleef, das Wort Takleef, was ist Takleef auf Englisch?

P: Normalerweise bin ich alleine und in meinem Status Quo. Dies bedeutet, dass etwas in meinem Kopf passiert. Wenn ich also zum Aufzug gehen muss, um ihn zu öffnen und zu schließen, muss ich das ändern oder stoppen, was in meinem Kopf vor sich geht. Gleichzeitig muss ich mich auf den Lift konzentrieren, weil manchmal der Finger stecken bleiben kann.

D: Also, was macht es physisch mit Ihnen? Sie befinden sich in Ihrem eigenen Status Quo. Den müssen Sie anhalten und etwas mit dem Aufzug tun. Was bedeutet dies für Ihren Status Quo?

P: Sie müssen es überprüfen, da es manchmal nicht auf einmal geht. Sie müssen es also erneut drücken. Und es gibt manchmal zwei Kanaltüren, eine und dann eine zweite.

Bei SCHWAN 1 sagt unser Patient, dass die erste Ente der zweiten Ente sagt, sie solle schnell mitkommen. Die zweite Ente fühlt sich nicht wohl, weil sie nicht in ihrem eigenen Tempo schwimmt. Die zweite Ente wird gedrängt und muss ihre Komfortzone verlassen.

Hier kommen wir wieder auf die gleiche Idee zurück. Die zweite Ente muss ihre Komfortzone verlassen und will nicht.

Ich bat ihn erneut, die Komfortzone zu beschreiben, und der Patient erklärt, dass eine Komfortzone das ist, woran man sich gewöhnt ist. Er gibt ein Bild von einem komfortablen Raum, der geschlossen ist. Das Gegenteil davon ist die Arbeit in einem offenen Raum mit zehn verschiedenen Personen.

Für ihn ist der ideale Weg, in einen geschlossenen Raum zu gehen und alle draußen zu lassen. Auf diese Weise bleibt er in seiner Komfortzone. Der Patient zahlt sogar mehr Geld, um ein komfortables, isoliertes Zuhause zu finden, in dem niemand kommt und geht oder ihn stört.

Das beste Beispiel, das er gibt, ist der Aufzug. Er erklärt, dass er sein Zuhause mag, weil es einen Aufzug hat, dessen Türen sich automatisch öffnen und schließen. Er muss nicht reingehen, die Tür aufziehen und zuziehen. Er wollte dies ausdrücklich nicht in seinem Zuhause tun.

Die Erfahrung dieser Situation schließt den Kreis. Der Patient sagt, dass er in seinem Status Quo und seinen eigenen Gedanken ist, dann aber die Aufzugstür öffnen und schließen müsste, und das würde einfach nicht funktionieren.

Wir müssen hier sehr genau zuhören. Was stresst ihn? Es stresst ihn, aus seinem Status Quo herauszukommen, unterbrochen zu werden, eine Änderung vorzunehmen in dem, wo er ist. Das Gegenteil ist, in seinem eigenen Tempo in seiner eigenen Komfortzone zu sein, und das ist das Beste für ihn.

D: Bitte schauen Sie sich das nächste Bild an (SCHWAN 2). Sie machen es sehr, sehr gut und wir bekommen eine sehr gute Vorstellung davon, wie wir Ihnen helfen können.

P: Sie sind in Harmonie und ihre Gedanken sind in einer Linie. Beide genießen die Gesellschaft des anderen.

D: Was erfahren sie in dieser Situation?

P: Sie würden die Umgebung, das Wasser und die Fische und all das genießen.

D: Wie erleben Sie das innerlich, diese Zeit der Harmonie und des Genusses? Wie fühlt es sich innerlich an?

P: Sie sind nur in diese eine, bestimmte Sache vertieft, keine Unsicherheit. Sie fühlen, was auch immer in der Gegenwart da ist.

D: Beschreiben Sie die Worte vertiefen und keine Unsicherheit, die Erfahrung davon.

P: Im Moment sind beide sehr miteinander vertieft. Wenn sie nicht vertieft gewesen wären, dann hätte ihr Geist mit Gedanken jongliert. Unsicherheit bedeutet, dass alles passieren kann.

D: Was ist Unsicherheit?

P: Sie sind sich des Ergebnisses nicht sicher. Alles kann gegen dich passieren.

D: Was wäre die Erfahrung in einer solchen Unsicherheit zu sein, wie würde sich das anfühlen?

P: Kein Gedankenmuster, was wird in Zukunft passieren? Sie finden automatisch eine Lösung, wenn etwas Schlimmes passiert.

Bei SCHWAN 2 erklärt der Patient, dass er in Harmonie genießt, ohne Unsicherheit und ohne Jonglieren. Wir sehen, dass er das Wort Jonglieren früher verwendet hat. Jonglieren und Unsicherheit bedeutet für ihn, wenn die Dinge nicht seinem Status Quo entsprechen.

D: Erzählen Sie mir ein paar Träume, die Sie haben.

P: Ich habe viel zu lernen, aber ich habe meinen Kurs noch nicht abgeschlossen und muss mich morgen meiner Prüfung stellen. Ich habe nichts abgeschlossen. Wenn dieser Gedanke zunimmt, wache ich um Mitternacht auf. Dann merke ich, dass ich nicht studieren muss und morgen keine Prüfung habe.

D: Was ist das Erleben in dieser Situation?

P: Was würde passieren? Ich muss mich einer Prüfung stellen, ich habe nichts gelernt, was wird passieren? Ich werde wie ein Ghabrahat (Übersetzung: Angst).

D: Beschreibe Ghabrahat.

P: Der Herzschlag nimmt zu, es ist als wäre das eine sehr wichtige Sache in meinem Leben zu diesem Zeitpunkt. Ich habe nicht studiert, was wird passieren, ich muss lernen. Mein Herzschlag nimmt zu, die Atmung wird schneller.

D: Wie ist die Erfahrung in dieser Situation, wie fühlt es sich innerlich an?

P: Die Situation ist anspruchsvoll und etwas, für das ich nicht bereit bin. Es ist also das gleiche Gefühl, als ob jemand etwas mit Nachdruck verlangt und ich ihm nicht geben kann, was er will.

D: Beschreiben Sie die Erfahrung ein bisschen mehr. Wie fühlt es sich an? Es gibt keine Eile. Es gibt keine festgelegte Antwort auf diese Frage.

P: Ich fühle mich schuldig.

D: Wie erleben Sie das innerlich?

P: Schuldig, ich hätte studieren sollen.

D: Versuchen Sie, in die Situation zu gehen und zu sehen, ob eine körperliche Empfindung da ist.

P: Körperlich nimmt manchmal der Herzschlag zu und das Atemmuster ändert sich. Kurz vor dem Aufwachen überkommt mich eine Schuld. Ich hätte studieren sollen. Ich habe nur meine Zeit verschwendet. Wie wenn du in einem Chaos bist, fühlst du diese Art von Ghabrat (Angst).

D: Beschreiben Sie dieses Chaos.

P: Du weißt nichts. Wie wirst du die Prüfung schreiben, was ist, wenn du sie nicht bestehst? Es fühlt sich quälend an und ich bin verängstigt. Etwas zwischen Angst und Schreck.

D: Verängstigt und quälend, beschreiben Sie dies ein bisschen mehr.

P: Quälend bedeutet, dass ich Angst vor diesen Dingen habe. Und ängstlich ist, wie gebe ich überhaupt die Prüfung ab? Ghabrahat (Angst), Herzklopfen kommt auch.

D: Erzählen Sie mir ein paar andere Träume.

P: Manchmal habe ich das Gefühl, dass mein Fuß in ein Loch geht und wenn ich meine Füße hochziehe, wache ich auf. Dann merke ich, dass ich nicht auf einer Straße gehe.

D: Was ist Ihre Erfahrung, wenn der Fuß in das Loch geht?

P: Wenn Sie nicht wissen, dass da ein Loch ist, und Sie Ihren Fuß hinein setzen, bringen Sie sich aus dem Gleichgewicht. Das gleiche passiert mir, ich bin dadurch unausgeglichen.

D: Beschreiben Sie dieses unausgeglichen.

P: Sie setzen Ihren Fuß ab und entscheiden unbewusst, dass Sie stabil sind, aber wenn Sie feststellen, dass er sich in einem Loch befindet, gerät Ihr Körper physisch aus dem Gleichgewicht (HG: Hände bewegen sich auf und ab).

D: Beschreiben Sie das Wort Ungleichgewicht. Zeigen Sie diese Geste noch einmal mit Ihren Händen. Erzählen sie davon.

P: Ich mache das (legt die Beine nieder).

D: Was ist aus dem Gleichgewicht geraten, unabhängig von Ihnen?

P: Wenn mein Fuß in ein Loch geht, habe ich definitiv etwas, mein Körper geht zur Seite und wenn er tiefer geht, könnte mein Körper hinein gehen. Zittern ist da.

Der zweite Traum, der unser Patient erzählt, ist, dass er auf der Straße geht und dann plötzlich sein Bein in ein Loch rutscht und er aus dem Gleichgewicht gerät, ein plötzliches Ungleichgewicht.

Dies ist die Hauptidee des Falles. Er will keine Unterbrechung und kein Ungleichgewicht..

D: Wonach verlangen Sie beim Essen und Trinken?

P: Ich verlange nach Süßigkeiten, nach Süßigkeiten aller Art. Neben Süßigkeiten mag ich Poha (gepresster Reis), ich kann ihn vier von sieben Tagen essen.

D: Was ist mit Ihrem Durst? Wie viel Wasser trinken Sie an einem Tag?

P: Normal.

D: Wo ist der Schmerz?

P: Gelenkschmerzen sind in Handgelenk, Daumen, Schulter, wo es auch Schwellungen gibt, in beiden Knien und den Zehen.

D: Wann sind diese Gelenkschmerzen stärker?

P: Wenn es kalt ist. Im Alter von 30 Jahren hatte ich leichte Schmerzen und Symptome von Rheumathoider Arthritis. Aber der Schmerz war erträglich. Als ich nach Mumbai zurückkehrte, starb mein jüngerer Bruder. Ich weiß nicht warum, aber danach ist der Schmerz unerträglich geworden. Mein Bruder ging im Juli und die Schmerzen begannen im September. Im November war der Schmerz so stark. Es gab so viele Rückenschmerzen, dass ich fast fünfzehn Tage im Bett liegen musste.

D: Warum?

P: Es war mir nicht möglich aufzustehen.

D: Was passiert?

P: Zuvor hatte ich einen Arzt konsultiert, der sagte, es sei Ischias. Anfangs schwoll ein Zeh an und akute Schmerzen begannen im Rücken.

D: Welche Faktoren verstärken oder verringern die Schmerzen im Rücken, in den Gelenken und in anderen Bereichen? Wann ist der Schmerz mehr, wann ist er weniger?

P: Im Winter sind die Schmerzen stärker als im Sommer. Seit den letzten Tagen haben meine Schmerzen nachgelassen, seit der Winter abklingt. Nach dem Aufwachen ist der Schmerz am stärksten, besonders in der ersten Minute des Aufwachens.

D: Macht es einen Unterschied, ob Sie gehen oder ob Sie sich ausruhen?

P: Gehen ist ein bisschen schmerzhaft. Die ersten Schritte sind schmerzhaft, dann lässt der Schmerz langsam nach.

D: Was ist mit den akuten Rückenschmerzen? Was würde sie besser oder schlechter machen?

P: Orthopädische Arzneimittel. Anfangs war nur ein Zeh geschwollen, dann schwoll der volle Fuß an und nahm von Tag zu Tag zu. Ich dachte, es würde nachlassen, aber das tat es nicht. Ich wollte nicht zum Rheumatologen gehen, um Steroide zu bekommen, aber ich musste, weil es mir fast unmöglich war zu gehen, oder auch nur 2-3 Schritte zu machen.

D: Haben warme oder kalte Anwendungen einen Einfluss auf Ihre Schmerzen?

P: Ich habe nichts bemerkt.

D: Wie würden Sie die Art des Schmerzes beschreiben, was ist es für ein Schmerz?

P: Stechend.

D: Beschreiben Sie das Wort stechend ein bisschen mehr.

P: Von der Nadel bis zu den Knochen im Inneren.

D: Beschreiben Sie das Wort Stechend ein bisschen mehr.

P: Als würde ein Satz Nadeln in das Innere gestochen.

D: Wann fühlen Sie das Stechende mehr?

P: Beim Gehen, Liegen, vor allem aber beim Gehen. Im Moment gibt es keine Schmerzen, während ich hier bin, aber sobald ich anfange zu gehen, sind die ersten Schritte schmerzhaft und dann nimmt er ab.

D: In welchem Gelenk ist der stechende Schmerz am meisten? Wo ist das Maximum?

P: Der maximale Schmerz ist im Fuß und in der linken Schulter. Es gibt auch eine Schwellung in der linken Schulter.

D: Wo im Fuß?

P: Rückseite des rechten Fußes. Meine Schulterschmerzen sind am Morgen am stärksten.

An diesem Punkt kommen wir zum wichtigsten Teil des Falls: dem Erregungsfaktor.

Unser Patient sagte, dass seine Schmerzen nach dem Tod seines Bruders zugenommen hatten. Der Schmerz wurde danach sehr viel stärker. Daher ist es sehr wichtig, diese Situation bis ins kleinste Detail und so detailliert wie möglich zu untersuchen.

Wie wir in den nächsten Abschnitten sehen können, habe ich festgestellt, dass er nicht darüber sprechen wollte.

D: Dein jüngerer Bruder ist also verschieden?

P: Ja, er ist aus einem Zug gefallen.

D: Wie kommt das?

P: Er litt an Schizophrenie, also hatte er einen Schreck im Zug oder was auch immer passiert ist, wir wissen es nicht. Die Ermittlungen waren im Gange, aber wir wissen nicht, was wirklich passiert ist. Sie haben die Akte geschlossen und gesagt, er sei einfach so aus dem Zug gefallen. Er hatte ein Ticket und reiste legal, aber wie er herausgefallen ist, ist niemandem bekannt.

D: Denken Sie, es war Selbstmord?

P: Nein, ich habe keine Ahnung, was passiert ist.

D: Wie hat sich das emotional auf Sie ausgewirkt?

P: Eigentlich konnte ich ihm zu keinem Zeitpunkt des Lebens helfen, also fühlte ich mich schuldig, dass ich ihm nicht helfen konnte, und dann ging er weg.

D: Wie war also das Gefühl?

P: Ein Gefühl von Schuld, ich bin immer in meine Arbeit vertieft. Er hat mich angerufen, bevor er tatsächlich gestorben ist, ein paar Mal hat er mich angerufen und ich konnte nichts für ihn tun.

D: Am selben Tag, meinen Sie?

P: Ja, am selben Tag hat er mich angerufen.

D: Sie haben also mit ihm gesprochen?

P: Nein, es war ein Samstag, deshalb habe ich geschlafen und gesagt, ich rufe dich zurück. Aber dann starb er um 14 Uhr und ich bekam um 16 Uhr einen Anruf von der Polizei. Ich fühlte mich schuldig. Nachdem ich 2 Monate mit seinem Tod gerungen hatte, begannen meine Schmerzen.

D: Sagen Sie mir was das innere Erleben war? In Ihren Gedanken gab es Schuld, wie fühlte es sich in Ihnen an? Nehmen Sie sich Zeit, das ist sehr wichtig.

P: Immer wenn mir diese Gedanken in den Sinn kommen, habe ich das Gefühl, ich hätte ihm helfen können.

D: Das sind Ihre Gedanken, aber wie hat sich diese ganze Situation auf Sie ausgewirkt?

P: Sechs Monate nach seinem Tod habe ich immer geweint, wenn ich an ihn dachte. Ich habe geweint und alles wurde weggespült. Nach sechs Monaten bis zu einem Jahr fühlte ich mich schuldig, als hätte ich helfen sollen. Er hatte viele Tage lang Schmerzen.

D: Was war das innere Erleben?

P: Wenn ich ihm hätte helfen können, wäre er gesund gewesen.

D: Das sind Ihr Gedanke. Was ist Ihre Erfahrung?

P: Ehrlich gesagt habe ich angefangen zu weinen, deshalb kann ich die Erfahrung nicht beschreiben. Wenn ich weine, lässt das Schmerzhafte nach.

D: Wie fühlt es sich an, wenn Sie weinen?

P: Ich fühle mich leicht. Ich fühle nicht so viel Schmerz in mir.

D: Beschreiben Sie diese Erfahrung wenn sie weinen ein bisschen mehr, was passiert in Ihnen?

P: Ich kann die Situation akzeptieren, dass er nicht mehr da ist. Wenn die Gedanken an ihn jetzt kommen, kann ich nicht verstehen, was um mich herum ist. Meine ganze Welt konzentriert sich für 5-10 Sekunden nur auf ihn.

D: Entschuldigung, wiederholen Sie das noch einmal.

P: Wenn meine Gedanken für 5-10 Sekunden zu ihm gehen, ist er meine ganze Welt, meine ganze Welt ist nur um ihn herum. Dann weine ich. Ich kann nichts um mich herum verstehen.

D: Erzählen Sie mir davon, ich kann nichts verstehen.

P: Ich bin immer in die Arbeit vertieft, aber zu diesem Zeitpunkt gibt es keine Gedanken an Arbeit. Während dieser 10-15 Sekunden sind meine Gedanken nur in ihn vertieft. Keine anderen Gedanken.

D: Was passiert mit Ihnen, wenn sie nichts verstehen können, Ihre ganze Welt ist um ihn herum, keine anderen Gedanken. Was ist Ihr inneres Erleben in diesen 10-15 Sekunden?

P: Es ist schmerzhaft. Es passiert sehr schnell. Dann fange ich an zu weinen und entschuldige mich auf mentaler Ebene. Ich sage ihm, dass ich ihm nicht helfen konnte, und dann geht es weg. Dann fühle ich mich leichter, nicht so schwer. Danach gehe ich wieder in den Arbeitsalltag.

D: Beschreiben Sie dieses Schuldgefühl ein bisschen mehr.

P: Er hat mich in seinen letzten Tagen um Hilfe gebeten. Ich fühle, dass ich ihm hätte helfen sollen. Meine Eltern haben ihm nicht so viel Aufmerksamkeit geschenkt, wie er hätte bekommen sollen. Ich hätte ihn ins Krankenhaus oder zum Arzt bringen und mich dann um ihn kümmern sollen.

D: Warum hätten Sie das tun sollen?

P: Er hat um Hilfe gebeten und ich bin der ältere Bruder. Ich hätte es tun sollen.

D: Älterer Bruder bedeutet was?

P: Es war meine Verantwortung als älterer Bruder, es für ihn zu tun.

D: Weinen Sie in der Gegenwart von Menschen oder alleine?

P: Allein.

D: Warum?

P: Wenn ich in einem offenen Raum wie dem Büro weine, versichere ich mich, dass mich niemand beobachtet.

D: Warum?

P: Ich weiß nicht, was sie denken werden, also achte ich darauf, dass niemand zuschaut.

D: Also, dieses Gefühl der Trauer, welches Sie haben. Drücken Sie es jemandem aus? Sprechen Sie es aus oder behalten Sie es drinnen?

P: Nein, ich behalte es für mich.

D: Warum?

P: Ich habe niemanden, dem ich diese Dinge sagen kann. Es liegt an mir. Meine Eltern machen ihr eigenes Ding. Sie leiden unter Schmerzen.

Ich fragte den Patienten spezifisch, wie sein Bruder starb und er erklärte, dass er aus einem Zug gefallen sei. Der Bruder hatte Schizophrenie und der Patient deutete an, dass es sich um Selbstmord handeln könnte. Seine Erfahrung war, dass er seinem Bruder zu keinem Zeitpunkt in seinem Leben geholfen hat und massive Schuldgefühle hat. Er war so beschäftigt mit der Arbeit, dass er seinem Bruder nicht geholfen hat. Am Tag seines Todes rief der Bruder an, während der Patient geschlafen hat, aber leider wurde nur wenige Stunden später die tragische Botschaft seines Todes bekannt.

Können Sie sich diese Situation vorstellen? Der Verstorbene hatte unseren Patienten wenige Stunden vor seinem Tod angerufen, und der Patient reagierte nicht auf den Anruf, so dass er eine enorme Menge an Schuldgefühlen verspürte.

Wir müssen jetzt die Modalitäten dieser Schuld verstehen. Der Patient fühlt sich besser, wenn er weint. Weinen ist ein Symbol für Trauer. Aus dem Repertorium nehmen wir ein Symptom, welches Trauer mit Schuld, besser durch Weinen beinhaltet. Dies wird zu einem wichtigen Gemütssymptom.

Weiter sagt er, er weine, wenn er alleine ist, aber er muss selber eine Lösung finden. Auch diese Geschichte haben wir schon einmal gehört. Er wünscht sich Einsamkeit, um seine eigenen Lösungen zu finden.

Ein weiterer interessanter Teil dieser Geschichte ist, dass der Patient sagt, es sei seine Verantwortung als älterer Bruder, sich um seinen jüngeren Bruder zu kümmern, aber er habe das nicht getan. Dies ist seine zentrale Wahnidee. Vernachlässigte Pflicht. Er erzählte uns dies mit großen Schwierigkeiten und arbeitet hart, um sicherzustellen, dass es versteckt bleibt. Bei der Arbeit weint er alleine und stellt sicher, dass niemand in der Nähe ist.

D: Gibt es etwas, das Sie besonders gerne trinken? Kalte Getränke, warme Getränke, alkoholische Getränke, gibt es etwas, wonach Sie verlangen?

P: Nichts. Früher verlangte ich nach künstlichen Zuckersodas mit Orangen- und Pudina-Geschmack (Übersetzung: Minze).

D: Gibt es andere Belastungen, die Sie in der Vergangenheit hatten?

P: Als ich meine 12. Prüfung bestand, gab es tatsächlich viel Druck von meinen Eltern, dass ich Ingenieur werden musste. Ich hatte den ersten Versuch nicht bestanden und habe eine einjährige Pause eingelegt. Danach gab es einige Missverständnisse und meine Eltern erfuhren von jemandem, dass ich die Prüfung bestanden hatte und sie waren sehr glücklich, als ich nach Hause zurückkehrte. Aber eigentlich hatte ich nicht bestanden und das habe ich ihnen nicht gesagt. Ich dachte, lass den Status Quo so sein, ich werde es ihnen später sagen. Aber es ist nicht passiert.

D: Wie war das Gefühl zu dieser Zeit für Sie, als Sie die Prüfung nicht bestanden hatten und sie es nicht wussten usw.?

P: Ich wollte sprechen, konnte aber nicht sprechen. Es war eine Art Unterdrückung. Ich dachte, ich würde es schaffen und ich würde die Gelegenheit bekommen, darüber zu sprechen. Aber da ich es nicht konnte, dachte ich, ich würde die Prüfung erneut versuchen und ich würde sie bestehen, aber das ist nicht geschehen.

D: Was haben Sie gefühlt?

P: Da ich nicht auf dem College war, war es so, als müsste ich den ganzen Tag durchhalten. Wenn Sie ein College haben, ist das Leben einfach, aber ich hatte kein College. Ich konnte auch nicht mit ihnen sprechen.

D: Was haben Sie also gemacht?

P: Manchmal bin ich in der Bibliothek gesessen.

D: Ihre Eltern hatten den Eindruck, dass Sie zur Ingenieurschule gingen, aber Sie sind nicht gegangen?

P: Ja.

D: Was haben Sie damals erlebt?

P: Kein Erleben... nur im Alltag fließen. Ich hatte Angst, sie würden es herausfinden und es würde dann keine glückliche Situation sein.

D: Was würden Sie dann erleben?

P: Ab der 9. Klasse gab es Druck, Ingenieur zu werden, also würden sie sagen, dass ich nicht studiert habe. Sie würden mich anschreien.

D: Gab es damals auch Schuld?

P: Ja.

D: Was für eine Schuld? Wie war das Gefühl?

P: Ja, ich habe immer noch die Schuld, dass ich zu diesem Zeitpunkt die Wahrheit hätte sagen sollen. Ich hätte kommunizieren sollen, weil unnötige, kostbare Zeit verschwendet wurde. Aber ich hatte nicht die Kraft, mit ihnen zu sprechen.

Es gab eine weitere, wichtige Stresssituation im Leben unseres Patienten, als er jünger war.

Seine Eltern erwarteten, dass er eine Ingenieurschule besuchen würde, und so bewarb er sich, wurde aber nicht akzeptiert. Es gab einige Missverständnisse und seine Eltern dachten, es sei ihm gelungen, ins College zu kommen. Er erzählte seinen Eltern nicht, dass er nicht in die Ingenieurschule aufgenommen worden war und tat weiterhin so, als würde er jeden Tag aufs College gehen. Er hielt dies für sich und befürchtete immer, dass sie es herausfinden würden.

Wir sehen aus dieser Geschichte, dass der Patient sehr lange in mehreren Situationen mit Geheimhaltung und Schuldgefühlen lebt. Jahrelang gab er vor, aufs College zu gehen. Jetzt können wir sehen, warum er diesen immer wiederkehrenden Traum hat, seine Prüfung nicht zu bestehen.

Dies ist die Art von Stress, der Krankheiten hervorruft. Alles hat mit unseren eigenen, einzigartigen Mustern zu tun.

D: Was sind Ihre Hobbys und Interessen?

P: Nichts besonderes, ich schaue gerne fern.

D: Gibt es noch etwas, was Sie gerne tun?

P: Ich bin gerade dabei, lesen zu meinem Hobby zu machen. Ich bin immer in die Arbeit vertieft.

D: Haben Sie Freunde?

P: Ein Freund nach dem Abschluss, aber jetzt sind wir beide beschäftigt.

D: Was ist mit Ausgehen, Reisen?

P: Ich reise sehr gerne.

D: Wohin reisen Sie gerne?

P: Spirituelle Orte.

D: Warum?

P: Als ich ein Teenager war, reiste ich alleine mit dem Wunsch nach Gott. Diese Angewohnheit hielt an, also möchte ich an diese Orte gehen, an die ich früher gegangen bin.

D: Sprechen Sie allgemein eher viel oder wenig?

P: Wenig.

Hier fragte ich ihn nach seinen Hobbys und Interessen. Zu diesem Zeitpunkt wusste ich, dass sie nichts damit zu tun haben werden, aus dem Haus zu gehen. Es müsste etwas sein, was er in der Komfortzone zu Hause mit geschlossenen Türen tut.

Der Patient sagt, dass er gerne fernsieht. Er hat keinen Kontakt zu Freunden und geht nicht aus. Er sagt, er liebt es zu reisen, aber nur zu spirituellen Orten, und er sagt, es sei eine Gewohnheit, die er sein ganzes Leben lang fortgesetzt habe, um genau dieselben Orte zu besuchen. Es gibt keine Veränderung, nur die Orte, an die er gewöhnt ist.

Er redet nicht viel, ist ruhig und arbeitet sehr hart.

D: Haben Sie eine Familie? Sind Sie verheiratet?

P: Ich bin verheiratet, aber wir haben kein Baby geplant, weil ich an Psoriasis leide. Wir dachten, nachdem es geheilt ist, werden wir planen, aber wird es nicht geheilt, verzögert sich der Plan für ein Baby.

Ende des Falles.

Fallanalyse

Wir haben entschieden, dass der beste Weg, diesen Fall zu analysieren, die 8-Box-Methode ist.

In diesem Fall gibt es so viele feine Details, dass diese Art von Analyse die Organisation der Informationen auf logische, nicht interpretierte Weise erleichtert.

8 Box Tabelle

PATHOLOGIE/ ORGANAFFINITÄT	HAUPTBESCHWERDE LOKALE SYMPTOME BESONDERHEITEN	PHYSISCHE ALLGEMEINSYMPTOME MODALITÄTEN URSACHE	GEMÜTSSYMPTOME BEOBACHTUNGEN WIRKUNG DER HAUPTBESCHWERDEN AUF DEN PATIENTEN
Arthritis *Psoriasis*	*Lokalität. Empfindung, Modalitäten, Begleitsymptome* *Schmerzen in den Gelenken* *Stechender Schmerz* *Psoriasis am linken Bein, an beiden Ellbogen, am Gesäß und an der Kopfhaut*	*<Kalt* *< Beginn der Bewegung* *> Fortgesetzte Bewegung*	*Abneigung gegen Gesellschaft* *Wunsch nach Einsamkeit* *Möchte seine eigene Lösung finden* *Arbeitet viel, fleissig* *Trauer und Schuld* *> Weinen* *Stille Trauer* *Ruhiges Temperament*
TRÄUME WAHNIDEEN ANGST SITUATION	**EMPFINDUNG REICH QUELLE**	**MIASMA TEMPO**	**GENIUS MUSTER**
Vernachlässigte Verantwortung	*Ich möchte meinen Status Quo* *Abneigung gegen Störung* *Ich möchte nicht aus dem Gleichgewicht geraten* *Abneigung gegen Veränderung* *Ich kann mich nicht bewegen* *Will meine Komfortzone*	*In diesem Fall nicht klar*	*Gewissensangst*

Wie übersetzen wir nun diese Tabelle in ein Mittel?

Wir können jedes der oben genannten Fenster nehmen, von dem wir glauben, dass es hundertprozentig sicher und sehr klar ist, und dann als Arbeitshypothese damit beginnen. Danach können wir die anderen Bereiche des Falls damit abgleichen.

In diesem Fall war die Empfindung am deutlichsten: *Ich möchte meinen Status Quo, meine Komfortzone, ich möchte keine Veränderung und ich kann mich nicht bewegen.* Auch das Gegenteil: *Jede Veränderung von der Routine, jedes Ungleichgewicht bringt mich aus meiner Komfortzone.*

Aus der Sicht der Naturreiche sehen wir, dass es sich hier einfach um Sensitivität handelt. Das heisst, wir müssen nach einem Mittel aus dem Pflanzenreich suchen. Wir haben hier eine Sensitivität für die Konzepte von Komfortzone, Status Quo, Veränderung und Störung.

Wenn wir das einmal etabliert haben, können wir im Pflanzenreich die verschiedenen Ordnungen studieren, die verschiedenen Familien, welche diese Qualitäten haben. Zum Beispiel die Familie *Cucurbitaceae* hat einige dieser Eigenschaften. Sie beinhaltet Mittel wie *Bryonia* oder *Colocynthis.*

Aber hier fehlt etwas, was sehr auffallend ist in diesem Fall. Wir haben einen sehr klaren Geisteszustand und eine Ursache. Wir dürfen die folgenden Symptome nicht Vergessen: Abneigung Gesellschaft, möchte alleine sein, geschäftig, Trauer mit Schuld, > weinen, stiller Kummer, und die Wahnidee, seine Pflichten vernachlässigt zu haben.

Wenn wir also an die Cucurbitaceae denken, müssen wir alle Mittel dieser Familie betrachten. Aber wir müssen auch bereit sein, diesen Gedanken wieder loszulassen, wenn wir diesen extrem wichtigen und spezifischen Gemütszustand nicht finden, der vom Patienten sehr markant geäussert wurde.

Wenn die Suche leer ausgeht, müssen wir in einem breiteren Feld suchen.

In diesem Fall mussten wir weiter gehen.

Das Pflanzenreich ist ganz allgemein unterteilt in Angiospermen (Bedecktsamer) und Gymnospermen (Nacktsamer). Weiter sind die Angiospermen unterteilt in die Monokotyledonen (Einkeimblättrige) und die Dikotyledonen (Zweikeimblättrige). Die Dikotyledonen sind in sechs Unterklassen unterteilt. Jede Unterklasse müssen wir als ein Ganzes verstehen. Unter den Unterklassen kommen die Ordnungen und in den Ordnungen sind die Familien.

Die sechs Unterklassen der Dikotyledonen sind die *Magnolidae, Hamamelidae, Caryophyllidae, Dillenidae Rosidae und die Asteridae.*

In letzter Zeit haben wir gründlich die Hauptempfindungen der einzelnen Unterklassen studiert, anstatt nur die der Ordnungen oder Familien.

Wenn wir zum Beispiel die vierte Unterklasse betrachten, die *Dillenidae* sehen wir in dieser Unterklasse die Ordnung der Malvales. Wir sehen hier im Mittel Chocolate, dass der Patient in seiner Komfortzone sein will, nicht getrennt, in den Armen der Mutter und sie wollen nicht gestört werden. In der Familie der *Cucurbitaceae* sehen wir das in den Mitteln wie Bryonia und Colocynthis, beide haben eine Abneigung, gestört zu werden. Dieses Symptom ist sehr bezeichnend für diese Mittel und auch für den Patienten. Die Ordnung der *Primulales* gehört auch zu den *Dillenidae*.

Am Ende müssen wir versuchen zu verstehen, was gemeinsam ist zwischen dem Patient und dem Mittel.

In der vierten Unterklasse, den Dillenidae, beobachten wir folgendes:

- ✓ Bewegung agg.
- ✓ Ausruhen amel.
- ✓ Möchte in derselben Position bleiben
- ✓ Möchte Zuhause bleiben
- ✓ Möchte nahe gehalten werden
- ✓ Will Stabilität
- ✓ Status quo
- ✓ Komfortzone
- ✓ Entspannen und nichts tun
- ✓ Gleichgewicht

Darüber hinaus besteht die Tendenz, das Haus zu verlassen und auszugehen, aber diese Qualität kommt in den späteren Ordnungen zum Ausdruck. Bei den ersten Ordnungen ist die Hauptsache, *dass ich keine Veränderung will, ich will überhaupt keine Störung und ich will Stabilität.*

Mit diesem Wissen verstehen wir jetzt, dass wir ein Mittel von den Dillenidae brauchen. Wir brauchen ein Mittel aus dieser Unterklasse, mit den markanten Gemütssymptomen, die bei unserem Patienten so deutlich sind.

Aus der Materia Medica sehen wir, dass *Cylamen europium* aus der Ordnung der *Primulales* (Familie *Primulacea*) alle diese Symptome aufweist:

- ✓ GEIST, GEMÜT: KUMMER, VERNACHLÄSSIGTE PFLICHT, ÜBER (in dieser Rubrik befindet sich nur ein Mittel, nämlich Cyclamen)
- ✓ Stille Trauer und Schuld
- ✓ Wunsch, zu Hause zu sein; Wunsch, zu Hause zu bleiben (dies ist ein wichtiges Symptom von Cyclamen)

- ✓ Lahmes und gelähmtes Gefühl, als könne er sich nicht bewegen
- ✓ Kälte Agg.
- ✓ Stechende Schmerzen und Schmerzen < bei der ersten Bewegung

Aus der „Seele der Heilmittel“:

Die Situation von Cyclamen ist die einer Frau, die das Gefühl hat, etwas falsch gemacht zu haben oder ihre Pflicht nicht erfüllt zu haben, und infolgedessen ist etwas Schlimmes passiert. Sie fühlt sich allein verantwortlich für das, was passiert ist und fühlt sich wie ein Verbrecher.

Dies gleicht der Situation unseres Patienten, der glaubt, dass er es versäumt hat, den Anruf seines Bruders zu beantworten, und daraus ist etwas schrecklich Falsches resultiert.

Sie kann das Verbrechen niemandem offenbaren, behält alles für sich und versucht, die Dinge so weit wie möglich zu korrigieren. Sie vermeidet jeglichen sozialen Kontakt, spricht mit niemandem und fühlt sich völlig allein.

Dies ist wie bei unserem Patienten, der versucht hat, seine eigene Lösung zu finden und mit niemandem kommuniziert.

Jetzt müssen wir das Mittel *Cyclamen* im Hintergrund der *Dillenidae* betrachten und bewerten.

Unser Patient betont, dass er Komfort will, jedoch kein Unbehagen, keine Veränderung und keine Störung will. Er will abschalten und sich entspannen.

Bei den *Dillenidae* ist Cyclamen das Mittel mit dem höchsten Maß an Gewissensängsten. Primulaceae, die Familie, aus der Cyclamen stammt, hat das Gefühl festzustecken und sich nicht bewegen zu können

Schmerzsymptome (beschränkt auf Dillenidae)

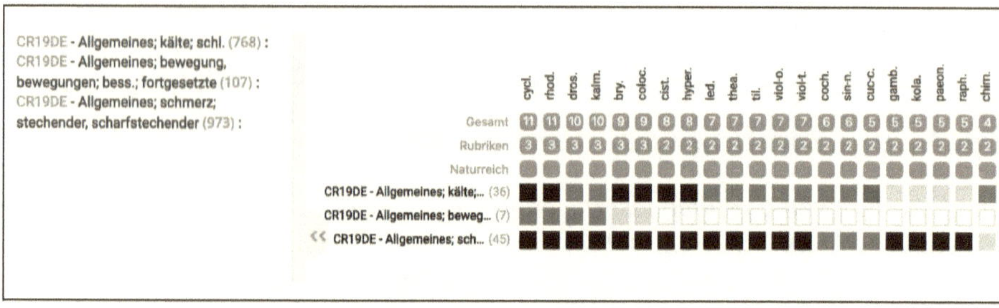

Am Ende haben wir ein Mittel, das die zentrale Empfindung unseres Patienten hat, eine Abneigung gegen Veränderung, mit dem Gefühl vernachlässigter Pflicht und Verantwortung, neben Schuld und Trauer, die besser ist durch weinen, mit einer Abneigung gegen Gesellschaft, einem Wunsch nach Einsamkeit, einem ruhigen Temperament und dem Wunsch, zu Hause zu bleiben. Cyclamen hat auch stechende Schmerzen und die wichtigsten Modalitäten sind schlimmer durch Kälte und anfängliche Bewegung und besser durch fortgesetzte Bewegung. Alle Aspekte dieses Falles werden durch das Mittel Cyclamen abgedeckt.

Die Gefühle unseres Patienten erzeugten seine körperlichen Beschwerden (psychosomatisch). Dies ist ein Fall der Ebene drei, daher war die von uns gewählte Potenz 200C. Aufgrund der progressiven Natur seiner Beschwerden erhielt er Cyclamen 200, gefolgt von LM 6

Follow-Up

D: Sagen Sie mir bitte, wie geht es Ihnen?

P: Es geht mir besser im Vergleich zu früher. Meine Gelenkschmerzen haben sich um 75% reduziert. Manchmal gibt es eine Schmerzspitze, die 2-3 Tage anhält. Früher war es mir nicht möglich meine Füße zu berühren oder jemanden meine Füße berühren zu lassen. Die Berührung hätte viel Schmerz ausgelöst. Jetzt kann ich gut laufen. Ich renne sogar schnell, um den Zug zu erreichen. In meinem täglichen Leben gibt es jetzt keine Beeinträchtigung mehr. Aber es treten Schmerzspitzen auf, die 2-3 Tage anhalten. Der Schmerz erreicht jedoch nicht mehr das Niveau, welches er früher hatte. Auch die Psoriasis wurde gelindert und ein bisschen normale Haut ist jetzt dort gekommen. Die Psoriasis im Kopfbereich hat aufgrund der Regenzeit leicht zugenommen.

D: Was noch?

P: Ich habe das Medikament Folitrax, das mir mein allopathischer Arzt gegeben hat, um die Hälfte reduziert.

D: Hören Sie jetzt allmählich damit auf.

P: Ja, jetzt werde ich.

D: Nach meinem Verständnis brauchen Sie es nicht mehr, aber Sie können es schrittweise stoppen. Wie war Ihr Geist und Ihre Stimmung?

P: Ein bisschen besser als zuvor.

D: Auf welche Weise?

P: Früher war ich depressiv. Jetzt kann ich eine Lösung finden. Es gibt mehr positives Denken.

D: Träume?

P: Ich habe geträumt, dass es meiner Mutter nicht gut geht. Ich war überrascht. Ich bin aufgewacht.

D: Wie war das Gefühl im Traum?

P: Ich hatte das Gefühl, dass es meiner Mutter nicht gut geht. Sie ist alt und hat in Wirklichkeit viele gesundheitliche Probleme.

D: Was ist im Traum passiert?

P: Ich habe mir vorgestellt, dass es ihr nicht gut geht und ich sie nicht treffen konnte.

D: Wie war das Gefühl?

P: Ich bin gerade aufgewacht. Es war ein angstvoller Moment, aber ich bin aufgewacht.

D: Irgendwelche anderen Beschwerden?

P: Die Psoriasis auf meinem Kopf hatte zugenommen. Die Stelle unter dem Knie ist verblasst und es gab einen großen Fleck auf meinem Bein, aber dieser Fleck ist verschwunden und neue Haut ist gekommen. Meine Schmerzen sind auch weniger.

D: Um wie viel Prozent haben sich die Schmerzen verringert von dem Zeitpunkt an, als wir vor einem Jahr angefangen haben?

P: Fast 85 bis 90% und manchmal sogar 95%.

Fall 3: Schulterschmerzen, Tennisellbogen, Reizdarmsyndrom

Dies ist der Fall eines 55-jährigen Mannes mit Schmerzen in der Schulter, Tennisellbogen, Reizdarmsyndrom, juckender Haut, wiederkehrenden Erkältungen und Schlafstörungen.

Dies war ein Live-Fall, der im Rahmen ihrer klinischen Ausbildung an die Schüler übermittelt wurde. Ich sage immer, der beste Weg, die Fallaufnahme zu lernen, besteht darin, eine Anamnese selber zu machen. Deshalb habe ich einige Studenten eingeladen, die Anamnese in meiner Gegenwart aufzunehmen. Ich würde einfach als Führer fungieren oder übernehmen, wenn sie stecken blieben.

Der erste Teil dieses Falles wurde von einem Studenten aufgenommen. Ich habe ihn hier integriert, um die praktischen Aspekte der Fallaufnahme zu demonstrieren und um zu zeigen, was wir tun können, um den Prozess der Fallaufnahme sowohl für den Patienten als auch für den Arzt weniger umständlich und reibungsloser zu gestalten.

D: Sagen Sie mir bitte, was los ist.

P: Ich habe seit einiger Zeit ab und zu ein paar Beschwerden. Einige Beschwerden habe ich bereits seit fast zehn Jahren, andere sind erst in letzter Zeit aufgetreten. Der Hauptgrund, warum ich hierher gekommen bin, sind die starken Schmerzen in meinen Schultern und die Schmerzen in meinem unteren und oberen Rücken. Außerdem leide ich auf beiden Seiten an einem Tennisellbogen. Ich habe starke Schmerzen in den Ellbogengelenken, ich kann meine Arme nicht einmal ausstrecken. Ich hatte Medikamente dafür genommen und es hat sich verringert. Ich habe auch ein Reizdarmsyndrom. Das kommt und geht. Es war unter Kontrolle mit allopathischen Medikamenten, aber es kommt immer wieder. Dies waren die Hauptfaktoren, die mich dazu veranlasst haben, hierher zu kommen.

Ich habe auch chronisch eine kalte, laufende Nase und Niesen. Ich musste ungefähr zweihundert Mal am Tag niesen. Mindestens zweimal pro Woche habe ich antiallergische Medikamente eingenommen. Meine Frau ist eine Homöopathin, mit ihrer Behandlung wurde diese Beschwerde um 90% besser. Drei- bis viermal im Jahr bekomme ich eine Erkältung, die sich in meinem Kopf festsetzt. Dann bekomme ich Kopfschmerzen und ein Husten beginnt. Dies hat in den letzten drei bis vier Jahren zugenommen.

Ich habe ein Problem mit der Haut, wenn ich Socken trage. Ich bekomme nasse, wässrige Furunkel, die sehr jucken. Ich kratze fest. Der Bereich wird rot, explodiert und es kommt auch etwas Blut raus. Außerdem habe ich viel Juckreiz am ganzen Körper.

Dann ist mein Schlaf ein Problem. Ich schlafe fast sofort ein, wenn ich mich hinlege. Die ersten zwei bis drei Stunden ist mein Schlaf gut, dann wird er gestört. Die Störung kann verschiedene Ursachen haben. Entweder muss ich aufstehen, um auf die Toilette zu gehen, oder wegen der Rückenschmerzen, die sich normalerweise verschlimmern, wenn ich schlafe. Der Schmerz war anfangs auf der linken Seite und hat jetzt auf der rechten Seite zugenommen. Aufgrund der Schmerzen fühle ich mich sehr unruhig und mein Schlaf wird dadurch gestört. Sobald ich aufwache, fällt es mir sehr schwer, wieder einzuschlafen. Der Schmerz nimmt zu und ich beginne, Gedanken in meinem Kopf zu haben und somit wird die zweite Hälfte der Nacht sehr schlecht.

D: Welche dieser Beschwerden stört Sie am meisten?

P: Der Schmerz. Anfangs war er im Nacken. In meiner Familie gab es in der Vergangenheit Gelenkbeschwerden, mein Vater und mein Großvater hatten Arthritis, meine Mutter hatte Spondylitis. Ich habe einen Schreibtischjob, also dachte ich anfangs, dass es an meiner schlechten Körperhaltung im Sitzen liegen könnte, also habe ich ihn einfach ignoriert. Später habe ich mich davon überzeugt, dass es jedem passiert. Dass es ein Teil des Lebens ist und ich nicht zu viele Vorkehrungen getroffen habe. Meine Frau sagte, ich solle einige Behandlungen ausprobieren, als es anfing zuzunehmen, also nahm ich Steroide. Anfangs war es gut, aber sobald ich sie stoppte, begannen die Schmerzen. Ich habe auch Physiotherapie versucht, aber nichts hat funktioniert. Es ist sehr frustrierend. Ich habe eine hohe Schmerzgrenze und eine hohe Schmerzschwelle, aber dieser Schmerz war immer da. Ich bin verärgert und frustriert, dass der Schmerz trotz allem, was ich mache nicht verschwindet. Ich entschied, dass ich mit dem Schmerz leben muss, was auch immer kommen mag.

Dieser Fall beginnt mit einer Flut von Informationen. Wir müssen verstehen, dass jeder Facette des Falles die gebührende Bedeutung beigemessen werden muss. Wir müssen Satz für Satz untersuchen.

Gleich zu Beginn des Falles erzählt der Patient seine Beschwerden. Er sagt, er habe Rückenschmerzen, Tennisellbogen, Reizdarmsyndrom, Erkältungen, Pilze zwischen den Zehen, Juckreiz und Schlafstörungen. Aus seinen Erzählungen können wir die Natur der Beschwerden verstehen: sie kommen und gehen.

Das zweite, was wir daraus verstehen können, ist, dass alle seine Beschwerden chronischer Natur sind. Wir sehen auch, dass die Tiefe seiner Probleme nicht schwerwiegend ist und ihn nicht töten wird. Sie sind leicht bis mittelschwer, ob es sich um Schmerzen oder Juckreiz handelt, sie sind nicht schwerwiegend. Er kann mit ihnen leben.

Dann müssen wir notieren, was er tut oder wie er mit diesen Problemen umgeht. Seine Frau sagt ihm, er solle verschiedene Behandlungen ausprobieren. Er geht und hofft, dass es besser wird, aber es wird nicht besser, also verliert er die Hoffnung und hört auf, es zu versuchen. Hier sehen wir, dass es einen Wechsel zwischen Hoffnung und keiner Hoffnung gibt. Dieses Muster deutet auf das Ringworm Miasma hin.

Gehen wir noch weiter.

D: Was ist die Erfahrung mit dem Schmerz?

P: Frust. Ich werde gereizt und wütend. Es gibt ein Schuldgefühl, als hätte ich vorbeugende Massnahmen treffen sollen. Ich hätte auf meinen Körper aufpassen sollen. Wütend darüber, warum der Schmerz nicht verschwindet. Ich kann mich nicht auf die Arbeit konzentrieren. Der Schmerz ist nicht stark, aber er ist den ganzen Tag da. Weniger tagsüber, mehr im Schlaf. Wenn ich mich hinlege, nehmen die Schmerzen zu. Der Schlaf ist nicht gut. Ich schlafe vielleicht drei bis vier Stunden. Am Morgen fühle ich mich nicht frisch. Es macht mich gereizt und schuldig.

D: Erzählen Sie von der Gereiztheit und der Schuld im Inneren?

P: Ich lebe die Gereiztheit an meiner Frau aus, nicht am Personal. Ich bin jemand, der sehr geduldig und cool ist im Büro. Für die bin ich nett. Obwohl sie Fehler gemacht haben, würde ich meine Wut auf sie nicht ausleben. Zu Hause lasse ich die Gereiztheit an meiner Frau aus. Ich lasse es nie bei meiner Tochter aus.

D: Was fühlen Sie in sich?

P: Traurigkeit und Wut.

Wir sehen, dass er sich aufgrund seiner Beschwerden gleichzeitig frustriert, gereizt, wütend und schuldbewusst fühlt, viele Emotionen gleichzeitig.

D: Erzählen Sie mehr über die Traurigkeit und Wut. Wie fühlt es sich innerlich an?

P: Ich behalte die Traurigkeit für mich. Die Traurigkeit kommt nicht heraus. Ich drücke zu Hause Ärger aus, aber niemals draußen. Dann fühle ich mich schuldig, warum lasse ich meine Wut an meiner Frau aus. Früher habe ich es gerne für mich behalten. Ich verkehre nicht mit anderen Leuten. Ich denke immer wieder darüber nach, warum es passiert. Ich gehe im Allgemeinen nicht aus und diskutiere mit Leuten. Ich behalte die Dinge in mir.

D: Was ist die Erfahrung?

P: Es ist innen unterdrückt. Eines Tages kann es ausbrechen. Ich bin überhaupt nicht bekannt dafür, wütig zu werden, aber wenn ich wütend werde, verliere ich die Kontrolle über mich. Im Zorn schreie ich oder weine sehr laut. Es passiert einmal alle sechs Monate. Ich bin so gemacht. Ich kann meine Gefühl anderen gegenüber nicht ausdrücken ... auch nicht ein normales Gefühl. Ich behalte die Dinge für mich und öffne mich nicht so leicht. Ich denke, ich sollte mit den Leuten reden, aber meine Natur erlaubt mir nicht, mich zu öffnen oder mit meiner Frau zu sprechen. Es ist nicht leicht, meine Gefühle auszudrücken.

D: Wie fühlt sich das an?

P: Einsam, Traurigkeit und Bedauern. Ich bin das einzige Kind. Ich konnte nicht leicht Freunde finden. Wenn ich jemanden fand, war ich ihnen sehr nahe. Seit meiner Kindheit sind wir in Indien von einem Ort an einen anderen gezogen. Mein Vater hatte einen Job, bei dem er an verschiedenen Orten eingesetzt wurde. Wenn wir an einem Ort zugeteilt wurden, bildeten wir eine Gruppe, und es war schwierig für mich, Freunde zu finden, aber sobald ich Freunde gefunden habe, bin ich nahe. Aber bald würde mein Vater woanders eingesetzt werden, und ich würde mich entwurzelt fühlte. An einen neuen Ort gehen, keine Freunde finden können. Wo immer ich Freunde gefunden habe, sind sie solche Freunde, dass wir uns auch vierzig Jahre später sehr nahe stehen. Ich hatte zu Hause nicht viel Begleitung. Die Leute können mich nicht wirklich verstehen.

D: Was war die Erfahrung dieses Kindes?

P: Von den Leuten nicht akzeptiert, da ich nicht mit ihnen sprechen konnte. Ich fand mich nicht als Teil dieser Gruppe. Ein Gefühl, ausgegrenzt zu werden. Fehl am Platz zu sein, kein Teil der Gruppe zu sein. Ich wurde introvertiert und fühlte mich mit bestimmten Dingen fehl am Platz. Ich habe versucht, mich anzustrengen, aber es passierte nichts. Fühlte mich einsam. Meine Schule war in Südindien, dort wurde eine andere Sprache gesprochen, so dass die Kommunikation schwierig war, wenn sie in ihrer Muttersprache sprachen. Früher hatte ich das Gefühl, kein Teil der Gruppe zu sein. Ich bin eine ganz andere Person und niemand akzeptiert mich so wie ich bin.

D: Erzählen Sie davon, dass mich niemand so akzeptiert, wie ich bin.

P: Ich war klein und alle waren groß. Für die Aufstellung war ich immer an vorderster Front und sie haben sich über mich lustig gemacht. Ich fühlte mich nicht dazugehörend. Sie würden Spaß haben und sich über mich lustig machen.

D: Was war die Erfahrung?

P: Ich bin nicht gut genug. Mir fehlt etwas. Ich habe nicht die Eigenschaften, die sie haben. Sie waren gut im Sport und ich nicht. Ich habe sie beneidet. Ich gehöre nicht dazu. Sie haben Spaß, sie sind im Kontakt miteinander und ich kann diese Sprache nicht sprechen. Mir fehlt auch diese Fähigkeit. Ich war klein und trug eine dicke Brille. Sie haben sich darüber lustig gemacht. Ich fühlte mich ihnen in jeder Hinsicht unterlegen. Ich wollte nicht zur Schule gehen, wäre lieber zu Hause geblieben.

D: In welcher Weise minderwertig?

P: Wie ich aussehe, die Grösse, nicht in der Lage, die Sprache zu sprechen. Ich wollte lieber in einer angenehmen Atmosphäre zu Hause bleiben.

D: Angenehm?

P: In einer Atmosphäre, die mir angenehm ist. Ich mache keine unbekannten Dinge. Ich würde mich nicht an neue Dinge wagen. Ich möchte kein neues Restaurant ausprobieren. Zuhause fühlte ich mich zugehörig. Das war ein Ort, wo ich hin gehörte.

D: Was fühlen Sie an einem unbekannten Ort?

P: Unangenehm, machtlos.

D: Was ist angenehm, ganz allgemein?

P: Einfach, akzeptabel, entspannend.

D: Entspannend?

P: Keine Spannung, kein Stress. Sie wissen alles, alles ist bekannt. An einem unbekannten Ort fühle ich mich steif.

D: Angenehm?

P: Sehr entspannt, locker.

D: Locker?

P: Ich fühle mich sehr gut dabei, ich fühle mich wohl. Es ist mir unangenehm, es Ihnen nicht erklären zu können.

D: Wie fühlt es sich in Ihrem Körper an? Das Angenehme und das Unangenehme?

P: Der Körper ist steif und unangenehm. Vielleicht zitternd. Selbst wenn ich wütend bin, zittere ich ziemlich stark, hauptsächlich in meinen Beinen. Wenn es angenehm ist, rede ich gerne und bin glücklich. In einer unangenehmen Situation ziehe mich gerne zurück, gehe in eine Ecke und sitze irgendwo alleine, ohne mich unter Menschen zu begeben.

D: Wie ist das innere Erleben, in dieser Ecke zu sein?

P: Ich möchte einfach weggehen und diesen Ort verlassen.

D: Von dort weggehen?

P: Ich mag es nicht, mit Unannehmlichkeiten konfrontiert zu werden. Es ist etwas, das ich nicht mag. Ich möchte in meinem eigenen Raum sein. Wo ich mich wohl fühle, nur bei mir.

Als mein Schüler den Fall aufnahm, sprach der Patient darüber, dass niemand seine Gedanken oder Gefühle versteht und dass er das Gefühl hat, nicht dazu zu gehören, und daher einsam ist. Dies kam von seinem bewussten, logischen Verstand.

Wir müssen sehen, dass dies die Realität war: Er ist klein, er trug eine dicke Brille, er wurde dazu gebracht, in der vordersten Linie zu stehen, und er kannte die Sprache nicht. Dies ist dem Patienten tatsächlich passiert. Es gab ihm das Gefühl, dass ihm etwas fehlte, er minderwertig war und nicht dazugehörte. Das ist seine Wahnidee. Wir müssen herausfinden, was seine individuelle Erfahrung mit dieser Wahnidee ist, wir müssen wissen, was für ihn wichtig ist.

Er sagt, dass er sich dadurch unwohl fühlt und wenn er sich in einer unangenehmen Situation befindet, zieht er sich gerne zurück, möchte diesen Ort verlassen und in seinem eigenen Raum sein, in dem er sich wohl fühlt.

Dieser Aspekt ist wichtig, weil wir sehen, dass er sich immer wiederholt: Ich möchte mich dem nicht stellen, ich möchte es nicht sehen, ich möchte von dort weg in meinen eigenen Raum gehen.

Wie hätten wir an diesem Punkt tiefer gehen können?

Unser Patient erzählt über Gefühle wie Traurigkeit, Bedauern und Einsamkeit. Aber wenn er nach der Erfahrung gefragt wird, kann er nicht tiefer gehen. Ein einfacher Weg, tiefer zu gehen, wäre, ihn zu bitten, traurig, bedauern und einsam zu beschreiben. Auf diese Weise wird er zur Visualisierung einer Situation geführt. Sobald wir ihn zu dieser Situation geführt haben, können wir ihn nach dem Erleben in dieser Situation befragen. Zwischen Ebene drei (Emotion) und Ebene fünf (Erfahrung oder Empfindung) liegt Ebene vier (Wahnidee). Wenn der Patient auf der Ebene der Emotionen ist, ist es einfacher, ihn zuerst zur Wahnidee und dann von dort zur Empfindung zu führen.

Wir haben wertvolle Informationen über ihn als Person und über die Situation, auf die er sensibel reagiert, erhalten. Wir sollten uns jedoch daran erinnern, nicht übermäßig zu betonen, was wir für wichtig halten. Wir müssen dem, was für den Patienten relevant ist, das höchste Gewicht beimessen.

Dann stellt sich die Frage, woher wir wissen, was für den Patienten relevant ist.

Wenn dem Patienten Raum gegeben wird und die Intension des Arztes reines Zuhören ist, wird das auftauchen, was für den Patienten wichtig ist. Der erste Teil des Falles sollte daher nur sehr wenig oder fast keine aktive Befragung durch den Arzt beinhalten. Es sollte stilles Zuhören und gleichzeitiges Scannen sein, wobei wir aufgreifen, was wir später tiefer befragen oder besser verstehen wollen.

Wenn wir Fragen stellen ohne Übersicht und Überprüfung, können wir den falschen Weg einschlagen, weil wir uns dafür entscheiden, zu fragen und beharrlich zu hinterfragen, was für den Fall möglicherweise nicht von zentraler Bedeutung ist. Dadurch geht das Wesentliche des Falles verloren.

Der Student begann dann mit FRAU 1.

D: Ich werde Ihnen einige Bilder zeigen. Sie sehen sich nur das Bild an und sagen mir, was auf diesem Bild passiert (FRAU 1).

P: Die Person hat Angst vor etwas und versucht, das Ding wegzuschieben.

D: Was wegschieben?

P: Könnte ein Hund sein, der sie ankläfft, oder irgend ein anderes Tier

D: Was fühlt sie?

P: Horror, Angst, Furcht. Sie ist nur erschreckt und will einfach nur werfen. Das Ding von ihr wegwerfen oder sich davon entfernen. Sie hat Angst um ihr Leben.

D: Wie fühlt es sich innerlich an?

P: Sie hat Angst.

D: Erzählen Sie mehr über dieses Angstgefühl, die Furcht, das schreckliche Gefühl.

P: Sie hat Angst, sie könnte sterben, nein nicht das ... sie könnte sterben, oder sie könnte schwer verletzt werden.

D: Wie?

P: Durch eine körperliche Verletzung, wenn das Ding sie beißt.

D: Wie wäre diese Verletzung?

P: Wenn der Hund sie beißt, wird es sie verletzen.

D: Was würde dann passieren?

P: Schmerz.

D: Erzählen Sie mir von diesem Schmerz.

P: Schmerz und Blut. Ich kann Ihnen sehr leicht etwas über Blut erzählen. Ich kann den Anblick von Blut nicht ertragen. Ich kann kein Blut sehen. Ich vermeide es. Ich würde anfangen zu zittern. Meine Beine würden sehr schwach werden. Ich kann kein Blut sehen. Sogar in dem Maße, dass wenn mir jemand Blut abnimmt, kann ich das nicht sehen. Ich würde auf die andere Seite schauen.

D: Was ist die Erfahrung, wenn Sie Blut betrachten?

P: Ich zittere. Ich fühle mich widerlich. Ich mag es nicht, wenn etwas aufgeschnitten wird oder Blut austritt. Das kann ich nicht sehen. Ich fühle mich widerlich ist das einzige Wort, das ich dafür verwenden kann. Wenn ich bestimmte Szenen in Filmen sehe, schließe ich einfach meine Augen. Ich kann nicht sehen, wie etwas aufgeschnitten wird oder Blut austritt. Selbst eine Injektion, wenn die Nadel in die Haut geht, kann ich nicht sehen.

D: Was genau ist die Erfahrung in diesem Moment?

P: Ich hätte Angst. Ich habe kein Problem, wenn mir jemand Blut abnimmt. Allein der Anblick von Blut macht mich entsetzt. Ich habe Lust zu weinen, eine Art Traurigkeit, definitiv Traurigkeit. Ich wünsche, dass das nicht passiert. Ich bin sensibel für solche Dinge, auch wenn ich andere leiden sehe, bin ich sehr traurig darüber. Ich werde empfindlich.

D: Was für ein Leiden?

P: Wenn Menschen hungern fühle ich mich traurig. Ich könnte weinen. Ich möchte ihnen helfen. Wenn ich im Fernsehen sehe, dass jemand wirklich leidet, wie wenn jemand ein kleines Kind in der Familie verloren hat, werde ich sehr emotional und traurig und weine.

D: Was erleben Sie im Inneren?

P: Dass das nicht passieren sollte.

D: Dies ist Ihr Denken, aber was ist das Erleben in der Traurigkeit?

P: Ich fühle mich machtlos.

D: Machtlos?

P: Hilflos, ich kann nichts dagegen tun.

D: Erzählen Sie ein bisschen mehr über machtlos, hilflos?

P: Wenn in einer Familie ein Kind gestorben ist. Wenn ich Macht hätte, würde ich dafür sorgen, dass das Kind nicht stirbt. Oder wenn jemand hungert. Wenn ich genug Geld hätte, würde ich dafür sorgen, dass sie nicht hungern müssen. Ich könnte etwas für ihr Leben getan haben. Ich fühle mich hilflos, dass ich das nicht getan habe. Etwas für sie zu tun, damit sie nicht so leiden. Ich habe nicht die Kontrolle, um etwas zu tun.

In FRAU 1 sagt der Patient, dass er nicht mit Unannehmlichkeiten konfrontiert werden möchte. Was bedeuten Unannehmlichkeiten für ihn? Für ihn bedeutet es das geringste Unbehagen. Er sagt nicht, ich möchte nicht mit Tod, Schock, schlechten Nachrichten, Unfällen oder Katastrophen konfrontiert werden. Er möchte sich nicht dem geringsten Unbehagen stellen.

Er sagt zum Beispiel, die Frau habe Angst vor einem Hund! Wenn wir anderen dasselbe Bild zeigen, stellen sich die Menschen vor, dass Leute kommen, um sie anzugreifen, oder Armeen kommen, um sie mitzunehmen, Menschen werden vergewaltigen oder töten. Aber dieser Patient sagt, es gibt nur einen Hund und was macht die Frau, sie bewegt sich weg. Das gleiche, was er tut, wenn er sich unwohl fühlt: er will weg, will sich dem nicht stellen.

Hier können wir die Gemeinsamkeit zwischen unserem Patienten und seiner Wahrnehmung von FRAU 1 sehen: Ich möchte mich dem nicht stellen, ich möchte weggehen.

Er fuhr fort, dass er den Anblick von Blut nicht ertragen kann. Er spricht nicht über Unfälle oder Morde. Er sagt, dass er es nicht ertragen kann, wenn ihm jemand Blut entnimmt. Wir können darin erkennen, dass es sich nicht um ein Problem von Vergleich, von Opfer / Angreifer, von Überleben oder aber um ein Problem der Kapazität oder Struktur handelt. Dies ist eine reine Empfindlichkeit.

Der Patient ist in einen Zustand, in dem er es nicht ertragen kann, also vermeidet er es. Er muss in seinen eigenen Raum gehen.

Er drückt auch viel Sensibilität für das Leiden anderer aus.

D: Schauen wir uns das nächste Bild an (FRAU 2). Was passiert hier?

P: Sie hat Schmerzen in den Beinen. Sie drückt auf diese Weise. Sie muss viel gelaufen sein, also schmerzen sie sehr. Sie hat wirklich Schmerzen, keine vorübergehenden Schmerzen, das sind lange Schmerzen. Sie hat Schmerzen. Sie muss etwas tun. Sich hinsetzen und entspannen.

D: Erzählen Sie mehr über entspannen?

P: Etwas tun, damit der Schmerz verschwindet. Sie hat nicht geglaubt, dass sie das bekommen würde. Warum passiert dies?

D: Was tut sie?

P: Sich setzen oder Medikamente nehmen.

D: Wenn sie schmerzen hat, möchte sie sich entspannen. Wie würde das sein, wenn sie sich entspannt?

P: Medizin nehmen, damit es ihrem Körper wieder gut geht. Damit sie die Sachen wieder tun kann, die sie wegen den Schmerzen nicht mehr tun konnte.

D: Was könnte sie sonst noch tun?

P: Sich für eine Stunde hinsetzen. Medizin nehmen oder zum Doktor gehen. Sie muss weiter machen, was sie tut. Sie kann ihre Aktivität nicht aufgeben.

D: Was ist die Erfahrung, wenn sie sich behandeln lässt?

P: Sie will nicht gehen aber sie muss gehen. Das ist genau das gleiche, was mir passiert. Ich vergleiche mich gerade mit ihr. Es ist kein angenehmes Gefühl, wenn man zum Doktor gehen und jeden Tag Medizin einnehmen muss. Du bist nicht sicher, ob es dir am Ende der Behandlung gut geht oder nicht.

D: Warum ist es nicht angenehm?

P: Wenn du über eine lange Zeit Medizin einnimmst und hoffst, dass es dir gut gehen wird, aber es passiert nichts, dann wirst du das nicht mögen. Du gehst in die Behandlung mit der Hoffnung, dass es gut wird.

D: Was ist das Gefühl?

P: Niedergeschlagenheit.

D: Was heisst Niedergeschlagenheit?

P: Warum hast du das getan? Es war nur Zeitverschwendung!

D: Nur das Wort Niedergeschlagenheit?

P: Wenn deine Erwartungen nicht erfüllt wurden, fühlst du dich traurig, frustriert, an einem Tiefpunkt, wütend, nicht wütend.

D: Was ist das Erleben dieser Niedergeschlagenheit?

P: Ich war zufrieden. Ich wusste, dass es nicht funktionieren würde. Es hat mich selber gerechtfertigt, dass es keinen Grund gibt, diese Behandlung zu machen. Ich habe vier bis fünf Monate lang Physiotherapie für meinen Rücken gemacht. Meine Frau sagte: „Versuch es!“ Ich sagte: „Nein, es wird nichts helfen.“ Sie sagte: „Versuche!“ Und so haben wir es versucht. Es hat nicht funktioniert. Ich war wütend, frustriert und niedergeschlagen, dass es nicht funktioniert hat. Aber ich konnte meiner Frau sagen: „Ich habe dir gesagt, es würde nicht funktionieren!“ So habe ich meinen ursprünglichen Gedanken, dass ich nicht gehen möchte, rechtfertigen können.

In FRAU 2 spricht der Patient davon, zum Arzt zu gehen und Medikamente einzunehmen.

Kurz gesagt, sagt er: „Du bist nicht sicher, ob es am Ende gut wird oder nicht. Du bist zuversichtlich, dass es in Ordnung sein wird und es wird nicht in Ordnung sein. Die Frau sagt, lass uns diese Behandlung versuchen und ich sage, es wird nicht funktionieren ... ”.

Dies ist die ganze Geschichte des Ringworm-Miasmas: Vielleicht oder vielleicht nicht, versuchen und hoffnungsvoll sein im Wechsel mit Hoffnungslosigkeit.

Wir müssen auf alles achten, was unsere Patienten sagen, und wir dürfen nichts hinzufügen oder entfernen.

P: Wenn das, was ich erwarte, passiert, ist das Zufriedenheit.

D: Was ist das Gegenteil?

P: Wenn etwas, was ich sage, völlig falsch ist. Dann fühle ich mich unzufrieden.

D: Wenn Sie etwas völlig Falsches sagen, was fühlen Sie dann? Was ist die Erfahrung?

P: Ich fühle mich schlecht und bin traurig darüber. Wie kommt es, dass ich nicht einmal ein bisschen verstehen konnte. Ich beschuldige mich, dass ich nicht gut bin.

D: Wie beschuldigen Sie sich?

P: Ich habe das Gefühl, dass ich mit meiner Ausbildung ein bisschen etwas wissen sollte. Ich denke darüber nach und fühle, dass ich nicht gut bin. Ich versuche, herauszufinden, was getan werden muss, um dies zu verbessern. Ich habe das Gefühl, nicht gut genug zu sein.

D: Wie tief ist das? Wie lange dauert das Gefühl?

P: Einen Tag oder so. Wenn es weitergeht, fühle ich mich schuldig und beschuldige mich. Besonders, wenn meine Frau mir rät, meine Haltung zu verbessern. Ich frage mich, warum habe ich es nicht getan. Das geht mir immer wieder durch den Kopf. Selbst jetzt denke ich, dass es mein Fehler ist, ich hätte es tun sollen.

D: Was passiert in Ihnen, wenn Sie sich selbst beschuldigst?

P: Ich fühle Wut. Eindeutig Traurigkeit, mehr Traurigkeit. Wenn ich nur zugehört hätte.

D: Was ist die Erfahrung?

P: Traurigkeit.

D: Traurigkeit?

P: Ganz alleine.

D: Ganz alleine?

P: Niemand ist um mich herum, der mich verstehen würde. Dies passiert nur mir, daher kümmert sich niemand darum ausser die Menschen, die mir nahe stehen.

D: Wenn es niemanden gibt, der Sie versteht, wie würde sich das anfühlen?

P: Ich bin zufrieden, wenn meine Familie versteht, wer ich bin oder was ich durchmache. Sie sind mir am nächsten. Sie erkennen, wer ich bin, wie sensibel ich bin.

Wir sehen hier, dass die Fragen zu schnell gestellt werden. Zu Pausieren ist eine sehr wichtige Fähigkeit, die bei der Fallaufnahme erworben werden sollte.

Wenn wir einem Patienten ein Bild zeigen und ihn bitten, sich eine Situation davon vorzustellen, was auf dem Bild geschieht, wirkt das Bild als Reiz, der etwas im Patienten auslöst. Wir können sehen, dass der Patient nachdenkt.

Wir müssen dem Patienten Zeit geben, uns nicht beeilen und nicht mit Fragen auf ihn schiessen. Dies kann den Fall auf die falsche Fährte führen.

D: Schauen Sie sich das nächste Bild an (BAUM 1).

P: Dies ist ein wunderschöner Baum. Ein gutes Bild. Ich liebe die Natur, es ist eine angenehme und beruhigende Erfahrung. Sonnenuntergang und Bäume, ich fühle mich glücklich und liebe die Natur.

Von diesem Punkt an habe ich den Fall übernommen.

D: Beschreiben Sie die Erfahrung des Glücks. Wie fühlt sich Glück an?

P: Ich bin eins mit der Natur. Wenn ich glücklich bin, sieht alles um mich herum gut aus. Ich bin glücklich beim Hören von Liedern. Eins mit der Natur und mit Gott.

D: Was ist die Erfahrung, eins mit der Natur und mit Gott zu sein? Was ist das Erleben in Ihnen?

P: Ich fühle mich völlig entspannt. Das sollte weitergehen. Das sollte niemals aufhören.

D: Beschreiben Sie diese Erfahrung, eins mit der Natur zu sein, eins mit Gott zu sein.

P: Wie jetzt erlebe ich etwas, das unbeschreiblich ist. Es geht über alles hinaus.

D: Was ist die Erfahrung in Ihnen?

P: Ich fühle mich leicht. Mein Körper fühlt sich leicht an. Tatsächlich wird der Verstand vollständig ausgeblendet. Es gibt keine Gedanken.

D: Beschreiben Sie, dass der Verstand ausgeblendet wird, nur das.

P: Im Allgemeinen habe ich Tag und Nacht viele Gedanken. Gedanken kommen mir ständig in den Sinn und wenn dies passiert, ist er völlig leer. Ich sehe nichts anderes. Total leer.

D: Beschreiben Sie nur ausgeblendet, unabhängig von Ihnen.

P: Ausgeblendet ist, dass du nichts fühlst, es gibt keine Erfahrung von irgendetwas, keinen Schmerz, nichts, eins zu sein mit ...

D: Beschreiben Sie, fühle nichts, fühle keinen Schmerz, nur so viel.

P: Wenn Sie so etwas betrachten oder so etwas erleben.

D: Nein, ohne Bezug zu Ihnen und sogar ohne Bezug zum Bild. Was bedeutet es, Sie fühlen nichts, Sie fühlen keinen Schmerz?

P: In diesem Moment würde nichts, was passiert, dich in irgendeiner Weise beeinflussen. Es gibt also keinen Einfluss der Welt auf dich. Es gibt nur dich und etwas anderes.

D: Beschreiben Sie, die Welt hat keinen Einfluss auf dich.

P: Also, jede Handlung, die um dich herum passiert, alles, was um dich herum passiert, du siehst das nicht einmal, du fühlst das nicht einmal. Du bist nur bei dir.

D: Was ist die Erfahrung dort, wenn es keinen Einfluss der Welt gibt, nicht schauen, nicht fühlen, es hat keine Auswirkungen auf mich, ausblenden. Was ist das Erleben in Ihnen?

P: Extremes Glück würde ich sagen.

D: Was wäre das genaue Gegenteil dieser Erfahrung?

P: Lärm, Chaos, viele Leute, Dunkelheit.

D: Beschreiben Sie das etwas genauer. Lärm, Chaos, viele Leute, Dunkelheit. Beschreiben Sie die Situation etwas genauer. Gehen Sie hinein. Sehen Sie, ob Sie Ihre Augen schließen und auf diese Situation von Lärm, Chaos und vielen Menschen eingehen können. Bleiben Sie dabei und beobachten Sie, was automatisch aufkommt. Was können Sie visualisieren?

P: Als ob ich von vielen Dingen umgeben wäre, die wirklich unangenehm sind. Zu viel Lärm macht, dass ich mich sehr unwohl fühle. Zu viele laute Geräusche, zu viele Leute rufen, schreien. Gedränge. Viele Lichter.

D: Bleiben Sie in dieser Situation. Sie sind umgeben von unangenehmen Dingen, von Lärm und von Licht. Bleiben Sie ein bisschen länger in dieser Situation und sehen Sie, was spontan auf Sie zukommt.

P: Ich fühle mich im Moment sehr unwohl.

D: Erleben Sie dieses Unangenehme etwas mehr.

P: Mein Herz schlägt ziemlich schnell.

D: Bleiben Sie ein bisschen länger dabei.

P: Ich fühle etwas im Magen.

D: Was Erleben Sie im Magen?

P: (HG: bringt die Finger nach innen, um eine Faust zu machen, und öffnet dann die Faust) Eine Art Krampf, nicht Krampf (HG: bringt die Finger nach innen, um eine Faust zu machen, und öffnet dann die Faust).

D: Was ist die Empfindung dort?

P: Sinkendes Gefühl (HG: Bringt die Finger nach innen, um eine Faust zu bilden, und bewegt dann die Hand nach unten) im Magen.

D: Beschreiben Sie ein sinkendes Gefühl. Sie machen das sehr gut.

P: Es ist wie ein freier Fall, wenn Sie plötzlich aus einer Höhe herunterfallen (HG: Hebt den Arm nach oben und bringt ihn dann nach unten). Was im Magen passiert (HG: zieht die Finger nach innen, um eine Faust zu bilden, und lässt sie dann los), es geht einfach hinein, so etwa?

D: Bleiben Sie ein bisschen länger bei diesem Gefühl, schauen Sie was passiert, plötzlich aus einer Höhe herunterfallen ...

P: (Der Patient öffnet abrupt die Augen). Nein, ich kann nicht, es ist ... (HG: bewegt seinen Arm auf seinem Bauch auf und ab).

D: Was passiert dort?

P: Eigentlich habe ich auch Höhenangst. Ich habe zwei sehr große Ängste, wie Phobien. Höhenangst und geschlossene, dunkle Räume. Wie Klaustrophobie. Dann bekomme ich dieses Gefühl (HG: bewegt die Hand schnell auf und ab).

In BAUM 1 sagt unser Patient, es sei angenehm, beruhigend und er fühle sich eins mit der Natur. Wir müssen die Erfahrung dieses angenehmen Gefühls verstehen. Er fährt fort zu erklären, dass der Verstand ausgeblendet ist und es keine Gedanken gibt. Ausblenden bedeutet, dass du nichts fühlst, es gibt keine Erfahrung von irgendetwas, es gibt keine Schmerzen. Es gibt keinen Einfluss der Welt auf dich. Dass irgendeine Handlung um dich herum passiert, fühlst du nicht. Es gibt keine Beeinflussung.

Auszublenden bedeutet für ihn, keinen Schmerz zu fühlen. Hier gibt es ein Thema der Anästhesie.

Das Gegenteil ist Lärm, Chaos, viele Menschen, Schreien und Gedränge.

Wir sehen also in diesem Fall eine Sensibilität, wo man etwas ausblenden muss, damit man nichts fühlt. Unser Patient drückt auch Höhenangst und Angst vor geschlossenen Plätzen aus. Er beschreibt ein sinkendes Gefühl im Magen.

D: Schauen Sie sich das nächste Bild an (BAUM 2).

P: Wow! Wieder Natur.

D: Sehen Sie, was Ihnen spontan dazu einfällt. Verwenden Sie nicht ihr Denken. Nur Ihre Imagination oder Ihr Erleben.

P: Nur extrem viel Glück, das zu sehen.

D: Ja, beschreiben Sie das Glück ein bisschen mehr. Was ist das Gefühl im Glück?

P: So sollte das Leben sein.

D: Wie fühlt sich Glück an?

P: Zufriedenheit, Liebe.

D: Beschreiben Sie die Erfahrung von Liebe, Zufriedenheit. Wie fühlt es sich innerlich an? Was ist die Erfahrung davon?

P: Dies muss erreicht werden und nichts anderes ist wichtig.

D: Was wäre das Erleben dieser Zufriedenheit und Liebe in Ihnen, wie würde es sich anfühlen?

P: Es würde sich sehr angenehm anfühlen, sehr überglücklich.

D: Beschreiben Sie das Erleben dieses Angenehmen und Überglücklichen.

P: Überglücklich.

D: Was ist das Erleben von überglücklich in Ihnen?

P: Wunder, Erstaunen, hier würde ich immer gerne sein.

D: Was wäre die Erfahrung dort?

P: Zufriedenheit, dies gesehen zu haben. Zufriedenheit, dort zu sein.

D: Was ist das Erleben in Ihnen?

P: Ich fühle mich entspannt und ruhig. So ist das Leben, so muss es sein.

D: Was ist die Erfahrung dieser Ruhe in Ihnen?

P: Frieden.

D: Wie fühlt sich dieser Frieden an?

P: Der Frieden könnte darin bestehen, nur die Augen zu schließen und zu schlafen. Alles im Leben erreichen.

D: Was wäre das genaue Gegenteil dieses Gefühls?

P: Zerstörung.

D: Beschreiben Sie die Zerstörung.

P: Wenn alles ... zusammenbricht.

D: Beschreiben Sie das ein bisschen mehr.

P: Zum Beispiel wie in einem Krieg, alles wird zerstört.

D: Erzählen Sie von einem Krieg.

P: Ein Krieg verursacht Zerstörung. Er verursacht Schmerzen und Elend.

D: Beschreiben Sie den Schmerz und das Elend.

P: Schmerz wäre ein körperlicher Schmerz.

D: Beschreiben Sie einen körperlichen Schmerz.

P: Verletzt.

D: Beschreiben Sie den Schmerz, stellen Sie sich ihn vor.

P: Der Schmerz würde zu mehr Elend und Traurigkeit führen.

D: Beschreiben Sie den Schmerz.

P: Verletzung ist Schmerz.

D: Beschreiben Sie die Verletzung selbst, in tatsächlichen Begriffen.

P: Körperlicher Schaden.

D: Beschreiben Sie einen körperlichen Schaden.

P: Es gibt Knochenbrüche, Blut, Enthauptung des Körpers.

D: Was wäre die Erfahrung dort, wenn Knochen brechen, Blut, Enthauptung?

P: Angst.

D: Beschreiben Sie die Erfahrung von Angst, wie fühlt sich Angst in Ihnen an?

P: Ich möchte mich einfach nur davon entfernen.

D: Wenn Sie sagen, davon entfernen, was meinen Sie damit?

P: Physisch nicht an diesem Ort sein, oder wenn ich physisch an diesem Ort sein muss, würde ich meine Augen schließen um nicht zu sehen, was passiert.

In BAUM 2 beschreibt der Patient ein Gefühl von Glück, Frieden, Entspannung und Ruhe.

Von dort aus wird das Gegenteil beschrieben. Ein Bild von Krieg, Zerstörung, Knochenbruch, Enthauptung des Körpers, Schmerz und Elend wird vermittelt.

Wichtig ist seine Reaktion, sich zu entfernen, zu vermeiden und nicht sehen zu wollen.

D: Nehmen Sie das nächste Bild (SCHWAN 1). Was passiert da?

P: Ein Schwan beschimpft den anderen Schwan über das Unrecht, das er getan hat, und der andere Schwan hat den Kopf gesenkt und hört leise zu, was gesagt wird.

D: Wie erlebt jeder dieser Schwäne die Situation?

P: Der Schwan, der schimpft, denkt, ich habe es dir gesagt, ich habe recht. Der andere Schwan weiß, dass dies passieren wird, also senkt er den Kopf und akzeptiert sanftmütig.

D: Was ist die Erfahrung dieses anderen Schwans, der gescholten wird?

P: Es ist mir egal.

D: Was meinen Sie damit, es ist mir egal?

P: Als ob er wüsste, dass es passieren würde.

D: Was ist das innere Erleben dort, in diesem es ist mir egal?

P: Ignorieren, was andere Leute sagen und Dinge so tun, wie ich sie tun möchte, ohne auf andere zu hören.

D: Erzählen Sie über dieses anderen nicht zuzuhören.

P: Also ich werde die Dinge auf meine eigene Weise tun und andere sagen lassen, was sie sagen wollen.

D: Wenn Sie sagen, Sie lassen andere sagen, was sie sagen wollen, was meinen Sie damit?

P: Die Leute werden dir viele Ratschläge geben, sie werden dir viele Dinge erzählen. Unterschiedliche Menschen haben unterschiedliche Meinungen, so dass sie alles mögliche sagen.

D: Was ist die Erfahrung, wenn sie Ihnen so viele Ratschläge geben?

P: Viele, viele Reizungen.

D: Beschreiben Sie die Reizung.

P: Ich mag es nicht, wenn mich jemand berät.

D: Was fühlen Sie?

P: Gereiztheit, Wut. Ich fühle ein Gefühl von Machtverlust, Kontrollverlust.

D: Beschreiben Sie den Kontrollverlust.

P: Ich bin eine Person, die es mag, Dinge selbst zu tun.

D: Nur die Worte, Kontrollverlust, unabhängig von Ihnen.

P: Etwas, das nicht in deiner Macht steht. Eine Person ist nicht in der Lage, Dinge so zu tun, wie sie es tun will.

D: Wie ist die Erfahrung dort?

P: Gereiztheit, Wut.

D: Beschreiben Sie das Erleben in der Gereiztheit und in der Wut.

P: Der Gedanke, der mir in den Sinn kommt, ist, dass ich wusste, dass dies passieren wird. Ich wusste, dass diese Person das sagen wird.

D: Und?

P: Und das Gefühl ist wieder, ich weiß, dass ich nicht gereizt sein sollte, aber ich kann es nicht ändern. So bin ich nun mal.

D: Wie ist die Reaktion?

P: Die Reaktion ist ignorieren, was die andere Person sagt. Ich versuche das auszublenden.

D: Sie versuchen, es auszublenden?

P: Ja, ich versuche es auszublenden und nicht zu hören, was diese Person sagt.

D: Beschreiben Sie das Wort ausblenden.

P: Ausblenden könnte sein ...

D: Nur das Wort ausblenden, völlig unabhängig von Ihnen oder dieser Situation.

P: In dem Moment absorbiere ich nichts, was um mich herum passiert. Sei einfach in deinen eigenen Gedanken. Lass dich von nichts beeinflussen.

D: Was wäre das Gegenteil davon?

P: Genau das tun, was andere dir sagen.

D: Was würde das dann bewirken?

P: Ich weiß es nicht, aber wenn man tut, was andere sagen, wird man nicht die Zufriedenheit haben, wie wenn man etwas selber erreicht hat. Man tut etwas, was jemand gesagt hat, und man bekommt es. Keine große Sache.

D: Wenn Sie tun, was andere Ihnen sagen, was passiert dort? Was machen Sie letztendlich?

P: Ich folge den Anweisungen anderer, daher bin ich nicht glücklich darüber.

D: Was macht es mit den anderen? Wenn Sie tun, was sie sagen. Was passiert mit ihnen?

P: Sie fühlen sich glücklich.

D: Wie?

P: Dass jemand dem folgt, was ich gesagt habe, aber ich werde nicht zufrieden sein.

D: Richtig, was werden Sie fühlen?

P: Ich werde mich unzufrieden fühlen. Ich werde das Gefühl haben, etwas getan zu haben, was mir andere gesagt haben.

In SCHWAN 1 nimmt unser Patient wahr, dass ein Schwan den anderen beschimpft. Der andere ist gereizt.

Die Erfahrung besteht darin, es auszublenden und nichts aufzunehmen, was sich in der Umgebung abspielt, während man sich von nichts beeinflussen lässt.

D: Schauen Sie sich das nächste Bild an (SCHWAN 2).

P: Beide haben sich versöhnt und werden zusammen Wasser trinken.

D: Was ist die Erfahrung?

P: Glücklich, Kompromiss, so nett, Liebe.

D: Was ist die Erfahrung dort?

P: Definitiv Liebe und das Gefühl von Ruhe, Frieden, also keine Auseinandersetzungen mehr, kein Schreien mehr, nichts mehr.

D: Beschreiben Sie die Erfahrung von Auseinandersetzung und Schreien?

P: Die Erfahrung mit Auseinandersetzungen ist, nun ja, ich bin eine Person, die Auseinandersetzungen immer vermeidet.

D: Warum vermeiden Sie Auseinandersetzungen?

P: Ich bin sehr diplomatisch. Ich vermeide Auseinandersetzungen immer.

D: Warum vermeiden Sie Auseinandersetzungen?

P: Ich mag keine Konfrontation.

D: Wie ist die Erfahrung in einer Konfrontation?

P: Es wäre unangenehm.

D: Beschreiben Sie die Erfahrung von Unangenehm. Wie fühlt sich unangenehm innerlich an?

P: Es macht mich traurig.

D: Beschreiben Sie die Erfahrung von unangenehm, Traurigkeit und Konfrontation in Ihnen.

P: Ich hätte Angst.

D: Beschreiben Sie die Erfahrung von Angst.

P: Die körperliche Erfahrung wäre ein bisschen zitternd.

In SCHWAN 2 sagt unser Patient, dass es keine Auseinandersetzungen, kein Geschrei und keine Konfrontation gibt. Wenn es zu Konfrontationen kommt, ist es unangenehm, ein Gefühl der Angst mit Zittern, Wut und Schuldgefühlen.

Hier sehen wir drei Emotionen zusammen: Angst, Wut und Traurigkeit.

D: Ok, bitte schauen Sie sich das nächste Bild an (VÖGEL).

P: Überfüllt. Der Himmel ist überfüllt mit zu vielen Krähen. Es verdirbt tatsächlich die Schönheit der gesamten Atmosphäre.

D: Erzählen Sie von dem Wort überfüllt.

P: Zu viele Dinge. Zu nahe zusammen (HG: bringt die Hände nahe beieinander).

D: Was ist die Erfahrung von zu vielen Dingen, zu nahe zusammen?

P: Oh! Ich fühle mich sehr unwohl.

D: Beschreiben Sie unwohl ein wenig mehr.

P: Ich mag offene Räume. Wenn etwas Nahes kommt (HG: Hände näher und näher zusammenbringen), fühle ich (Patient schließt die Augen), ich weiß es nicht, aber ich fühle etwas.

D: Beschreiben Sie das. Sie machen das sehr gut. Was ist die Erfahrung, wenn so etwas (HG: Hände näher und näher zusammenbringen) nahe zusammen kommt? Das Erleben von überfüllt?

P: Es fühlt sich unangenehm an. Ich fühle mich erstickt.

D: Beschreiben Sie erstickt.

P: Nicht richtig atmen können. Ich gehe nicht einmal in kleine Läden. Ich würde lieber in einem Einkaufszentrum einkaufen und ein bisschen mehr bezahlen, als in einen kleinen Laden zu gehen und zu handeln, weil ich diese typischen kleinen Läden (HG: Hände näher und näher zusammenbringen) nicht ausstehen kann.

D: Beschreiben Sie diese Erfahrung ein bisschen mehr.

P: Das ist sehr markant für mich.

D: Was ist die körperliche Empfindung?

P: Ersticken ist die stärkste Empfindung. Ich muss wirklich durch die Nase oder durch den Mund Atemzüge nehmen.

D: Beschreiben Sie die Erfahrung des Erstickens etwas mehr.

P: Ich fühle Dunkelheit um mich herum.

D: Beschreiben Sie das ein bisschen mehr, Dunkelheit um mich herum.

P: Dunkelheit, nicht zu wissen, wo ich bin, die Kontrolle über die Dinge zu verlieren, weiß nicht, was passiert. Ich könnte runterfallen.

D: Beschreiben Sie dies, nicht wissen, wo ich bin. Nur so viel. Ich weiß nicht, wo ich bin, unabhängig von der Situation.

P: Es würde sich völlig verloren anfühlen. Angst davor, wohin ich gehe, was um mich herum passiert, kann das nicht sehen.

D: Beschreiben Sie dieses verlorene Gefühl ein bisschen mehr, Sie machen es sehr gut.

P: Sich verloren fühlen wäre, alleine zu sein und nicht erreichen zu können, wohin ich gehen muss.

D: Wie fühlt es sich an, verloren zu sein? Was ist das Erleben?

P: Einsam.

D: Beschreiben Sie dieses Gefühl ein bisschen mehr.

P: Es gibt niemanden um mich herum, der mich unterstützt.

D: Wovor hat man Angst? Wann erleben Sie diese Angst, allein zu sein? In welchen Situationen?

P: Wenn ich an einen unbekannten Ort gehe oder wenn ich mich nicht in einer vertrauten Umgebung befinde.

D: Geben Sie mir ein Beispiel, wo fühlen Sie es am meisten? Welcher ist dieser unbekannte Ort, an dem Sie diese Angst vor dem Alleinsein besonders erleben?

P: Vielleicht fahren Sie durch eine unbekannte Straße. Ich fahre durch eine unbekannte Straße und habe keine Ahnung, wo ich bin.

Bei VÖGEL nimmt der Patient wahr, dass zu viele Krähen zu nahe beieinander fliegen, und es fühlt sich erstickend an.

Ersticken führt in die Dunkelheit, ohne zu wissen, wo er ist, und wieder das Gefühl verloren zu sein.

D: Wie ist die Erfahrung dort?

P: Ich habe keine Kontrolle darüber, wohin ich gehe. Ich muss zehn Leute danach fragen. Ich muss ... ich kann es nicht alleine machen.

D: Ich muss ...?

P: Ich muss mich von jemandem leiten lassen. Ich kann auch nicht alleine in der Stille bleiben, ich meine, in einem Raum, ganz alleine in der Nacht. Wenn ich also arbeite und ganz alleine in einem Hotelzimmer übernachte, fühle ich mich unwohl. Ich schalte nachts den Fernseher ein und gehe dann schlafen. Wenn ich dann mit geschlossenen Augen schlafe, gibt es eine minimale Lautstärke. Von dort kommt ein Geräusch.

D: Wie ist das Gefühl dort?

P: Wenn der Ton kommt, fühle ich mich wohl und schlafe ein. Wenn es keinen Ton gibt, dann ist alles Einsamkeit.

D: Wovor haben Sie Angst? Was könnte abends oder nachts in diesem Raum passieren?

P: Es würde tagsüber nie passieren. Niemals, nur wenn ich schlafen gehe, besonders wenn ich meine Augen schließe. Wenn die Augen offen sind, passiert das nicht.

D: Ist es normalerweise im Bett? Fühlen Sie es im Bett?

P: Ja, ich fühle es im Bett.

D: Nicht wenn sie stehen oder sich bewegen?

P: Nein, es ist im Bett und das auch nur, wenn ich meine Augen schließe. Wenn ich mich also ins Bett lege und ein Buch oder etwas lese, gibt es kein solches Gefühl.

D: Ok, aber wovor haben Sie Angst in dem Moment?

P: Es passiert etwas Unbekanntes.

D: Was könnte im schlimmsten Fall passieren? Was ist Ihre Vorstellung?

P: Etwas kommt und schadet mir körperlich, eine Person zum Beispiel.

D: Wenn Sie sagen, es schadet Ihnen körperlich, was zeigt Ihnen Ihre Vorstellungskraft?

P: Körperliche Schläge gegen mich, die mich verletzen würden.

D: Wie könnte das Ihnen schaden?

P: Ich könnte sterben. Mehr als nur zu sterben, es wäre mehr Schmerz, körperlicher Schmerz, den ich fühlen würde, denke ich.

D: Nehmen Sie das nächste Bild (WISE BILDER: BAUM 3).

P: Dieser Baum mit all diesen Zweigen, die ihn zu eng umschlingen und ihn ersticken.

D: Erzählen Sie von dem Wort ersticken.

P: Körperlich zu nah (HG: Hände näher und näher zusammenbringen) und um den Körper wickeln, damit Sie nicht atmen können. Alles, was mir sehr nahe kommt, ist mir unangenehm.

D: Was fühlen Sie?

P: Unbehaglich, ich habe das Gefühl, ich kann nicht atmen.

D: Beschreiben Sie das Erstickungsgefühl ein bisschen mehr.

P: Wenn etwas meinem Gesicht oder meiner Nase sehr nahe kommt, fühle ich mich unwohl. Ich beginne zu zittern und zu frösteln und kann nicht atmen. Körperlich bewege ich mein Gesicht weg.

D: Was ist die Empfindung im Körper?

P: (Patient schließt die Augen). Sinkendes Gefühl im Magen (HG: bewegt die Hand nach unten) und Zittern in den Beinen.

D: Beschreiben Sie das sinkende Gefühl im Magen.

P: Es ist, als würde etwas im Magen runtergezogen (HG: Finger kommen zusammen und Hand nach unten gezogen).

D: Zeigen Sie diese Geste ein bisschen mehr.

P: So (wiederholt die gleiche Geste).

D: Was zeigen Sie?

P: Im Magen geht es von oben nach oben bis zur Magengrube (HG: Finger kommen zusammen und Hand nach unten gezogen)

D: Richtig, zeigen Sie die Geste. Jetzt vergessen Sie den Magen, vergessen Sie sich, vergessen Sie alles. Beschreiben Sie einfach diese Bewegung, was auch immer Ihnen einfällt.

P: Dinge werden heran gezogen.

D: Jetzt vergessen Sie auch gezogen. Nur diese Bewegung (HG: Finger kommen zusammen und Hand nach unten gezogen). Was auch immer Ihnen einfällt. Sie nehmen Ihre Hände und bringen Ihre Finger richtig zusammen. Beschreiben Sie, was dort passiert. Was ist das? Sagen Sie, was auch immer Ihnen dazu einfällt.

P: Das ist im Grunde etwas, was zusammenkommt.

D: Was ist im Magen los?

P: Da gibt es ein Gefühl der Leere und es sammelt sich etwas am unteren Ende des Magens.

D: Was passiert dann?

P: Ich fühle ein wenig Schwindel.

D: Und?

P: Meine Beine fangen an zu zittern.

D: Und?

P: Ich schließe meine Augen.

D: Was passiert mit dem Atem?

P: Die Atmung wird sehr flach. Ich muss körperlich (Patient holt tief Luft).

D: Was erleben Sie dort?

P: Schwere in der Brust.

D: Ist das Erstickungsgefühl zu diesem Zeitpunkt da?

P: Nein, wenn diese Dinge passieren, verschwindet das Ersticken. Ich bewege normalerweise meinen Kopf weg.

D: Wann erleben Sie all dieses Sinken und diese Art des Atmens?

P: Wenn ich von der Höhe in die Tiefe gehe, wenn ich mit einer Seilbahn fahre oder wenn ich aus großer Höhe nach unten schaue.

D: Wenn Sie nach unten schauen, was erleben Sie?

P: Schwindel und Schwäche in den Beinen.

In BAUM 3 erzählt unser Patient über ein Gefühl im Magen, als ob etwas herunterkommt, seine Beine zittern, er fühlt sich schwindlig und es gibt Schwierigkeiten beim Atmen.

Er hat Angst, wenn er nachts allein im Bett ist, und es geht ihm besser, wenn er sich bewegt oder mit etwas beschäftigt ist.

D: Schauen Sie sich das nächste Bild an (LOTUS).

P: Dies ist eine schöne Blume im Teich, ein Lotus, ein blühender Lotus.

D: Was erleben Sie, wenn Sie es ansehen?

P: Sehr schön, sehr hübsch. Da ist viel Klarheit in dem Foto. Nur ein Gefühl von Vergnügen.

D: Beschreiben Sie dieses Gefühl des Vergnügens.

P: Etwas, das ich mag, also freue ich mich darüber.

D: Was ist die Erfahrung des Vergnügens?

P: Ich fühle mich sehr ruhig. Ich möchte am liebsten nur meine Augen schließen und weiter darüber nachdenken.

D: Wie reagieren Sie auf plötzliche Geräusche oder auf unerwartete Geräusche?

P: Ich fahre hoch, besonders wenn der Ton laut ist, würde ich hochfahren.

D: In der Nacht, wenn Sie sich ängstlich fühlen, wenn Sie alleine sind, was bringt Sie dazu, sich besser zu fühlen?

P: Leises Geräusch um mich herum.

D: Sonst noch etwas?

P: Licht.

D: Macht es einen Unterschied, ob Sie sich hinlegen oder im Raum herumbewegen?

P: Wenn ich mich bewege, geht es definitiv weg. All diese Dinge verschwinden definitiv, wenn ich auf den Beinen bin.

D: Wenn Sie sagen auf Ihren Beinen sein, was meinen Sie damit?

P: Ich meine, wenn ich herumlaufen würde, nicht nur stehen, sondern herumlaufen würde, würde es fast verschwinden.

D: Wenn Sie versuchen, Ihren Geist auf etwas anderes umzulenken, macht es dann einen Unterschied?

P: Ja, das würde es.

D: Was passiert?

P: Ich würde nicht daran denken, dass etwas geschehen kann, oder an die Dunkelheit, sondern ich denke an einen Sport oder ein Buch, welches ich gelesen habe, oder an ein Treffen, das ich tagsüber gehabt hatte.

D: Bemerken Sie irgendwelche Symptome in Ihrer Atmung wenn Sie ängstlich sind?

P: Nein, aber ich fühle das Sinken im Magen und wenn ich Angst habe, muss ich auf die Toilette und stuhlen. Meine Tochter hatte zum Beispiel eine sehr schlimme Krankheit und war auf der Intensivstation. Meine Frau war bei meiner Tochter und ich war zu Hause. Ihr Zustand begann sich zu verschlechtern. Meine Frau rief mich an, ins Krankenhaus zu kommen, weil es wirklich schlimm war. Ich musste zuerst stuhlen, erst dann konnte ich ins Krankenhaus gehen. Wenn etwas also wirklich Angst macht, passiert das.

D: Wie geht es Ihnen mit Entscheidungen?

P: Ich treffe Entscheidungen nicht so einfach. Ich recherchiere, bevor ich Entscheidungen treffe. Ich schaue mir die Dinge zehn Mal an, stelle sicher, dass die Entscheidung richtig ist, oder treffe die beste Entscheidung, die ich treffen kann. Sobald ich diese Entscheidung getroffen habe, bleibe ich dabei.

Wenn zu viel kalte Luft meine Ohren berührt, bekomme ich eine Erkältung, so dass ich meine Ohren unbedingt vor Kälte schützen muss.

Zufällig (und daher interessant) sagt uns unser Patient, dass seine Ohren empfindlich sind gegenüber kalter Luft und er sie bedecken muss.

Wir müssen wachsam sein und jedes Symptom notieren, welches der Patient erwähnt, unabhängig davon, wann es gesagt wird.

D: Kalt oder heiß, worauf reagieren Sie?

P: Ich kann mit Kälte umgehen. Ich mag kalt, aber heiß ist für mich unangenehmer. Aber ich bade mit warmem oder heißem Wasser.

D: Haben Sie Rückenschmerzen? Wo?

P: In meiner rechten Schulter. Früher waren es beide Seiten.

D: Welche Art von Schmerz ist es?

P: Dumpf und schmerzhaft.

D: Wo ist der Schmerz maximal?

P: Auf der rechten Seite und Schulter.

Wir bitten dann seine Frau, hereinzukommen und ihn zu beschreiben.

Frau: Er hat schon immer ein geringes Selbstvertrauen. Er möchte von niemandem gesagt bekommen, was er zu tun hat, nicht von mir, nicht von seinen Eltern, von niemandem. Man kann ihm nichts sagen. Wenn jemand ihm etwas sagt, rebelliert er. Entweder tut er es nicht oder er tut etwas anderes. Er lügt und versteckt es. Wenn er das Gefühl hat, die Kontrolle zu haben, fühlt er sich gut. Er fühlt sich schuldig. Er trinkt ziemlich viel Alkohol. Er hat das Gefühl, beim Fahren keine Kontrolle über die Lenkung zu haben. Wenn er an einem vertrauten Ort ausgeht, geht es ihm gut. An einem ganz anderen Ort ist er verloren. Er ist verloren und weiß nicht, was er tun soll. Mit seiner Tochter ist er sehr verbunden. Er weint, wenn wir über ihre Ehe sprechen, weil jemand anderes die Kontrolle über sie haben wird. Er weint sogar beim Musikhören. Er fühlt sich schuldig und deprimiert.

D: Erzählen Sie vom geringen Selbstvertrauen.

Frau: Geringes Selbstvertrauen, vor allem für etwas Neues. Die Angst ist auf seinem Gesicht zu sehen. Er ist unruhig. Es gibt ihm Vertrauen, wenn er rebelliert. Er fühlt sich schuldig und versucht, zu kontrollieren. Er kann sich nicht ausdrücken.

D: Was kann er nicht ausdrücken?

Frau: Er drückt sich nicht viel aus.

D: Wie ist sein Temperament?

Frau: Es ist sehr selten, aber wenn er wütend ist, ist es sehr schlimm und er versucht sich selbst zu schlagen. Er ist lieber ruhig und allein.

D: Welches sind die körperlichen Symptome, die er hat?

Frau: Schlaf und Träume. Hauptsächlich Schlafstörungen. Er wacht auf, wenn es nach den ersten Stunden Schlaf draußen etwas Lärm gibt. Jeden Tag träumt er davon, mit seinen Eltern zu kämpfen. Er hat einige Vorurteile, wenn es um seine Eltern geht. In seiner Kindheit kämpfte er mit seiner Mutter um kleine Probleme. Er träumt auch davon, einen Zug zu erwischen. Er versucht ihn zu erreichen und der Zug fährt ab. Außerdem träumt er von alltäglichen Ereignissen. Es gibt auch angenehme Träume. Sein Geist ist ständig aktiv. Er kann nicht sitzen, ohne etwas zu tun. Er muss die ganze Zeit etwas tun.

D: Ist seine Stimmung im Allgemeinen gut?

Frau: Er ist sehr humorvoll. Er fühlt sich auch minderwertig, als ob er nicht Teil der Gruppe wäre, und er streitet ständig mit seiner Mutter darüber. Er hat das Gefühl, dass sein Vater ihn nicht unterstützt hat.

Ende des Falles

Fallanalyse

Wir werden diesen Fall anhand der WISE: Bilder analysieren.

Indem wir den Fall auf diese Weise analysieren, können wir die Wahrnehmung des Patienten von jedem Bild ordnen und die Ähnlichkeiten zwischen den Bildern erkennen. Dies gibt uns einen guten Hinweis für das Mittelbild, welches wir suchen.

Frau 1	Frau 2	Baum 1	Baum 2
-Weg gehen *-Kann nicht schauen (Blut)* *-Vermeiden*	*-Kann oder kann nicht* *-Hoffnungsvoll* *-Versuchen*	*-Ausblenden* *-Nicht fühlen* *-Nicht schauen* *- Unangenehm, Lärm*	*- Krieg, Schmerz* *- Verletzung, Angst* *-Weg gehen* *-Nicht sehen*
Schwan 1	**Schwan 2**	**Vögel**	**Baum 3**
-Gereiztheit *-Kontrollverlust* *-Ausblenden* *- In deinem eigenen sein*	*-Auseinandersetzungen* *-Unangenehmes* *-Viele Emotionen*	*-Dunkel, Erstickung* *-Die Kontrolle verlieren* *-Nicht zu wissen, wo ich bin*	*-Erstickung* *-Ziehen im Magen*
Ängste	**Träume**		
-Alleine, Nacht, Bett, hohe Orte *-Bewegung amel.* *-Beschäftigung amel.*	*- Zug Verpassen* *-Streit mit den Eltern*		

In diesem Fall verstehen wir klar, dass das Hauptgefühl die Sensitivität und die Anästhesie ist. Der Patient kann den Anblick von Blut nicht ertragen, wie Nux moschata. Er kann sich dem Leiden nicht stellen und es nicht ertragen zu sehen, wie Menschen hungern. Das macht ihn sehr traurig und er beginnt zu weinen (wie Pulsatilla). Er fuhr fort zu sagen, dass er nichts fühlt, keinen Schmerz (wie Opium). Obwohl er Eigenschaften all dieser Mittel hat, ist sein Mittel nicht Nux moschata, Pulsatilla oder Opium. Er besitzt jedoch alle Eigenschaften der ersten Unterklasse, der Magnoliden.

Bei den Magnoliden herrscht extreme Empfindlichkeit. Sie sind empfindlich gegenüber den geringsten Schmerzen und der geringsten Emotion und ihre Reaktion besteht darin, sich zurückzuziehen und in ihre eigene Welt zu gehen. Dies sagte der Patient immer wieder: Ich muss ausblenden, nicht absorbieren, nicht fühlen, abschalten, meine Augen schließen, nicht schauen, vermeiden.

Innerhalb der Magnoliden ist die Ordnung Ranunculales die Familie, welche die Hauptgefühle von Wut und Verärgerung hat, die unterdrückt werden. Wie wir wissen, ist Wut, die Zittern verursacht, ein Hauptsymptom der Familie der Ranunculaceae. Ein typisches mental-emotionales Symptom der Ranunculaceae ist, wenn viele Emotionen nacheinander auftreten, wie Schuldgefühle, Wut und Angst. Die Frau des Patienten sagt, dass er sehr selten wütend wird, aber wenn er es tut, ist es ein Ausbruch. Diese Art von Ausbruch ist ein Thema der Ranunculaceae, wie wir im Mittel Staphisagria sehen.

Sobald wir unsere Suche auf eine bestimmte Familie beschränkt haben, können wir beginnen, die einzelnen Arzneimittel zu untersuchen. Wir müssen sicher gehen, dass die Hauptmerkmale des Patienten im Mittel vorhanden sind.

Unser Patient hat zwei sehr eigenartige Symptome und Empfindungen:

- ✓ Eine Empfindlichkeit für kalte Luft am Ohr
- ✓ Eine Empfindung des Sinkens im Magen

Rubriken

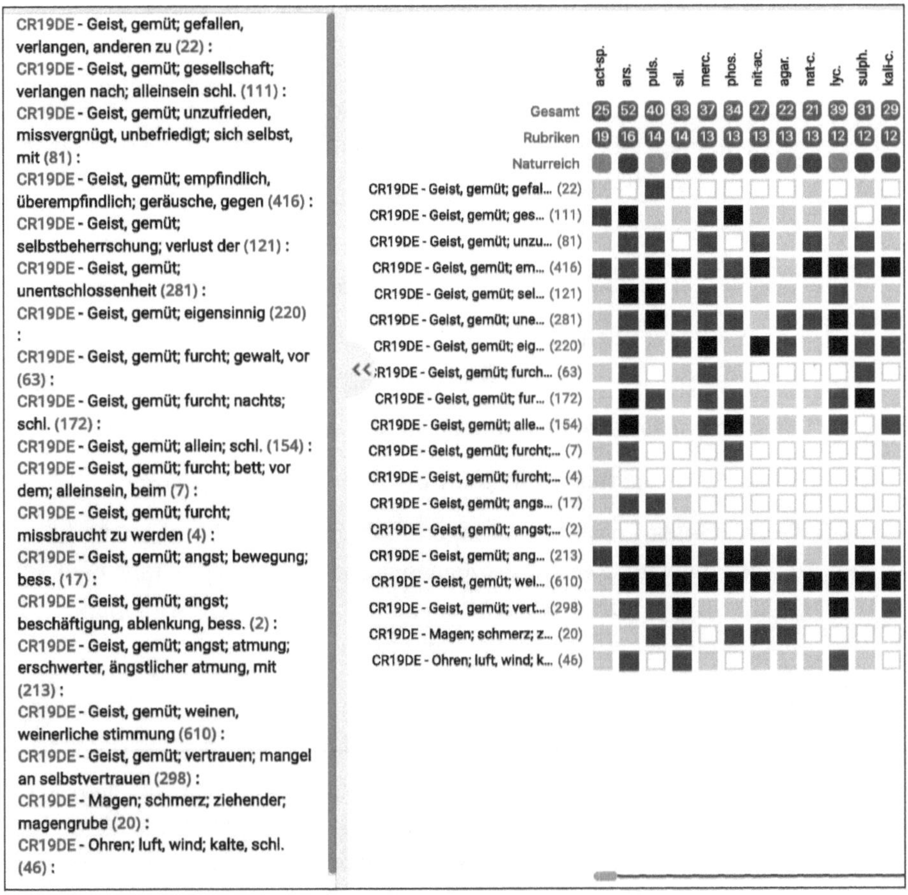

Das Miasma in diesem Fall ist Ringworm.

Der Patient erhielt das Mittel *Actea spicata* 1M und LM8.

Follow Up

D: Sagen Sie mir bitte, wie es Ihnen geht?

P: Ich fühle mich besser als früher. Ich kann viel besser schlafen als früher. Der Schmerz hat auch ziemlich nachgelassen, aber in den letzten Wochen hat er wieder zugenommen. Der Schmerz tritt am Ende des Schlafes, in der zweiten Hälfte der Nacht auf. Früher passierte das ziemlich oft, aber dann war es abgeklungen. Es hat gerade in den letzten Wochen wieder angefangen, aber ist jetzt nicht mehr so schmerzhaft wie früher. Deshalb nehme ich keine Medizin dafür. Sogar das SOS ist nicht erforderlich, da der Schmerz langsam nachlässt, sobald ich aufstehe und mich bewege. Es gibt ein paar Stellen, die weh tun, zwischen 4 Uhr morgens und 5:30 Uhr morgens. Die anderen Beschwerden sind viel besser.

D: Welche Beschwerden?

P: Die Haut ist besser und der Magen ist in Ordnung.

D: Die Haut zwischen den Zehen?

P: Ja, das ist jetzt viel besser. Es ist noch da, ist aber viel besser als früher. Es ist nicht so störend und nicht so juckend.

D: Bekommen Sie immer noch oft Erkältungen und Husten?

P: Nein. Sogar das ist weniger. Ich bekam früher auch häufig Kopfschmerzen, die zurückgegangen sind. Der Hauptunterschied liegt in den Kopfschmerzen. Ich hatte immer wieder Kopfschmerzen. Es hat jeweils lange weh getan, aber das ist jetzt besser.

D: Welche Träume haben Sie momentan?

P: Träume von Alltagssachen, welche mich nicht stören. Früher hatte ich Träume von meinen Eltern, die meinen Schlaf gestört haben. Ich bin aufgestanden und habe mich nicht sehr gut gefühlt. Jetzt sind sie alle über Routine. Davon, etwas zu arbeiten, Freunde zu haben oder ein normales Gespräch zu führen. Sie stören mich nicht wirklich und sobald ich aufwache, vergesse ich sie.

D: Wie ist Ihr Geist und Ihr Stimmungszustand im Allgemeinen?

P: Er ist ziemlich gut. Es gibt ein bisschen Stress im Zusammenhang mit der Arbeit und etwas zu Hause.

D: Gibt es eine Veränderung wie Sie damit umgehen?

P: Ja. Ich denke, ich bin jetzt geduldiger und verständnisvoller. Ich bin jetzt weniger gereizt.

D: Was ist Ihrer Meinung nach der Hauptunterschied verglichen mit einem Jahr zuvor?

P: Schlafen ist friedlicher und ich habe weniger Schmerzen. Die waren für mich am beunruhigendsten.

D: Wie wirkt sich das auf Sie aus?

P: Ich bin fröhlicher, glücklicher und energievoller.

D: Wie viel Prozent besser geht es Ihnen, was würden Sie sagen?

P: Insgesamt geht es mir 80% besser.

Dieser Patient ist noch immer in Behandlung und es geht ihm gut.

WISE: Das Doodle

Ein Doodle ist eine Zeichnung, die ziellos oder geistesabwesend erstellt wird, während etwas anderes getan wird.

Es ist abstrakt, irrational, unlogisch und nicht mit der äußeren Realität verbunden.

Ein Doodle ist spontan, ohne Plan und ohne Beteiligung des Geistes oder der Absicht.

Es kommt von einer sehr tiefen Ebene, der Ebene der Empfindung.

Viele von uns haben sich schon irgendwann während eines Vortrags oder eines Telefongesprächs gelangweilt und festgestellt, dass sie einige Formen oder sich wiederholende Gestalten auf ein Blatt Papier kritzelten. Ich bemerkte, dass ich automatisch (d.h. unfreiwillig) anfing, sich wiederholende Formen und Muster zu zeichnen, wenn ich während eines Gesprächs müde oder schläfrig wurde. Nachdem man das jahrelang getan hat, bemerkt man, dass es zwangsläufig zwei oder drei Muster gibt, die sich spontan wiederholen. Ganz natürlich fragt man sich, woher diese Muster kommen und was sie bedeuten könnten. Ich war mir sicher, dass diese Kritzeleien individuell sind, sich von Person zu Person unterscheiden und nicht logisch sind, weil sie offensichtlich nicht verbunden sind mit der äußeren Realität. Wenn „ich“ sie jedoch wiederholt kritzelte, kamen sie von „mir“, von einem Ort, tief in mir selbst.

Psychologen auf der ganzen Welt haben umfangreiche Forschungen zur Interpretation von Doodles durchgeführt. Interpretationen von Doodles berücksichtigen nicht nur die tatsächliche Zeichnung, sondern auch den Liniendruck, mit dem gezeichnet wurde. Zum Beispiel weisen leichte Linien auf Sensitivität und eine zaghafte Natur hin; der Künstler macht sich Sorgen um Fehler. Mittelschwere Linien deuten auf eine ausgeglichene, selbstbewusste Persönlichkeit hin. Viel Druck im Gekritzel kann Entschlossenheit, Stärke und

Energie anzeigen. Aggression erzeugt zu starke Linien, die einen Abdruck ins Papier machen oder das Papier zerreißen können.

So wie bestimmte Träume auf bestimmte Weise interpretiert werden, wurden auch Doodles interpretiert. Zum Beispiel weisen Kreise auf Selbstschutz sowie eine geschmeidige Natur hin. Leitern und Stufen zeigen den Wunsch an, in der Welt aufzusteigen. Häkchen zeigen an, dass sich die Person auf das jeweilige Geschäft konzentriert, anderen misstrauen und auch andere und / oder sich selbst korrigieren kann.

Ein neuer Blick auf Doodles

Nachdem ich die verfügbaren Informationen gelesen und unzählige Stunden über Doodles recherchiert hatte, tauchten in mir viele Fragen darüber auf, wie eine Spekulation oder Interpretation über das Unterbewusstsein eines Individuums gemacht werden konnte. Aufgrund mangelnder Antworten habe ich mich entschlossen, darüber selber für mich zu forschen und zu experimentieren.

Wie ich verstanden habe, ist ein Doodle spontan, unbewusst, ungeplant und ohne Verstand oder Methode. Es ist auch ohne eine Absicht, ohne ein Thema und ohne Botschaft. Weil es irrational und nicht mit der äußeren Realität verbunden ist, ist es in seinem Ausdruck nicht menschlich.

Das Wissen durch den Verstand unterscheidet sich stark vom Wissen durch Erfahrung. Die Erfahrung ist die Wahrheit; mentales Wissen ist bestenfalls eine kluge Vermutung über die aktuelle Situation oder eine Projektion dessen, was anderswo gesehen wurde. Es ist daher die alleinige Zuständigkeit vom Erzeuger des Musters (unseres Patienten), es zu erleben und diese Erfahrung in Worten, Gesten, Bildern, Empfindungen usw. auszudrücken. Dies ist die letztendliche Wahrheit, die wir entdecken müssen, indem wir mit dem Patienten in seine Erfahrung gehen.

Es ist sehr schwierig, die Empfindung, Erfahrung oder das Mittel nur durch Betrachten eines Doodles zu erraten, da das Doodle repräsentativ ist für das einzigartige Erleben der Person, die es getan hat. Nur dieses Erleben ist eine sichere Sache.

Wie man die Doodle-Übung mit Patienten macht

Die Doodle-Übung kann zu Beginn oder am Ende der Fallaufnahme durchgeführt werden.

Teil 1

Dem Patienten wird ein leeres Papier und ein Stift gegeben und er wird gebeten, darauf etwas zu zeichnen.

Die folgenden Regeln der Doodle-Übung sollten dem Patienten klar vermittelt werden:

1. Es sollte kein Objekt, keine Person, keine Landschaft usw. sein.
2. Es sollte abstrakt sein.
3. Es sollte eine Form sein.
4. Wenn Sie es gewohnt sind, in ihrem Alltag wiederholt etwas zu kritzeln, sollten Sie diese Form machen.
5. Wenn sie nicht an Doodles gewöhnt sind, sollten sie einfach irgendeine Form zeichnen, die spontan entsteht, ohne dass Sie ihren Verstand benutzen.
6. Sie können auch mehr als eine Form zeichnen, wenn sie spontan kommt.

Teil 2

a. Wenn der Patient mehr als eine Form gezeichnet hat, muss er die Form auswählen, welche die grösste Wirkung auf ihn hat. Er muss die Form wählen, die seine Aufmerksamkeit am meisten auf sich zieht.

b. Er muss sich auf diese Form konzentrieren, sie ein paar Minuten lang nur anschauen.

c. Er sollte nicht interpretieren, nicht darüber nachdenken und nicht versuchen, die Form zu verstehen oder zu erklären.

d. Er muss das Erleben in sich selbst beobachten, während er das Doodle zeichnet, und auch das Erleben, während er sich auf das Doodle konzentriert, welches er gemacht hat.

e. Dann kann er über sein Erleben erzählen.

f. Dieses Erleben kann eine körperliche Empfindung oder eine geistige Erfahrung sein.

g. Er sollte darüber sprechen, was in ihm passiert und nicht über das Doodle.

Was der Homöopath mit dem Doodle macht

Das Doodle ist einer der spontansten, natürlichsten und alltäglichsten Ausdrücke der vitalen Empfindung.

Es kann ein sehr kraftvolles Werkzeug sein bei der Entdeckung der Empfindung und ein rascher Weg, den Kern eines Patienten zu erreichen. Womit es zu einer weiteren Möglichkeit wird, dem Patienten zu mehr Bewusstsein zu verhelfen.

- ✓ Der Homöopath sollte nicht versuchen, das Doodle zu verstehen, zu interpretieren oder zu analysieren
- ✓ Der Homöopath braucht nicht einmal auf das Doodle zu schauen
- ✓ Der Homöopath hört lediglich auf die Erfahrungen des Patienten und beobachtet sie
- ✓ Wenn der Homöopath Empfindungswörter hört oder Handgesten sieht, sollte er diese aufgreifen und dann weiterführen (sehr oft kann dies die Ergebnisse der Fallaufnahme bestätigen).
- ✓ Wenn sich die Empfindung im Doodle sehr unterscheidet zu der in der Fallaufnahme hervorgerufenen Empfindung, muss der Homöopath sehr vorsichtig sein *

Durch das Doodle enthüllen wir das wahre Kunstwerk der inneren Realität eines Menschen. Dieses Experiment hat uns ausnahmslos geholfen, sofort zur Kernempfindung zu gelangen. Darüber hinaus hilft das Doodle dabei, das Erleben eines Patienten zu bestätigen, welches wir während der Fallaufnahme eruiert haben.

* *Wir müssen vorsichtig sein, wenn die Empfindung, die wir im Doodle oder in einem der anderen WISE-Prozesse erhalten, sich von der Empfindung aus anderen Bereichen unterscheidet. Wenn das passiert, müssen wir tiefer in*

diese Bereiche vordringen und prüfen, ob die Empfindung, wenn in der Tiefe erforscht, eine gemeinsame ist, oder ob es mehrere Empfindungen gibt, wie dies in einem tierischen Fall oder bei einem Salzmittel vorkommen kann.

Eine Falldarstellung mit dem Doodle

Dies ist der Fall einer 42-jährigen Frau, die wegen verstopfter Nase und Atembeschwerden aufgrund wiederkehrender Polypen in die Behandlung kam. Sie war wegen dieser Beschwerde bereits einmal operiert worden. Sie hatte auch eine verkrümmte Nasenscheidewand und eine Stauballergie, was ihre Beschwerden weiter verschlimmerte.

D: Erzählen Sie mir, was los ist?

P: Nachts wenn ich schlafe habe ich Schwierigkeiten zu atmen. Ich muss durch den Mund atmen, da ich eine verstopfte Nase habe. Meine Nase läuft die meiste Zeit und der Geruchssinn hat nachgelassen. Dies alles tritt aufgrund der riesigen Nasenpolypen auf, die ich zusammen mit einer verkrümmte Nasenscheidewand habe. Ich bin allergisch gegen Staub und fange sofort an zu niesen, selbst bei der geringsten Menge von Staub. Meine Nase ist dann komplett verstopft. Also muss ich eine Zeit lang nur ruhig sitzen, etwas Salbe auftragen oder Dampf einatmen.

D: Wie wirkt sich das auf Sie aus?

P: Ich bin gereizt und wütend darüber.

D: Wenn Sie sagen, es macht sie gereizt und wütend, können Sie das ein wenig beschreiben?

P: Meine Nase ist verstopft und die Atmung ist ein Problem. Wenn mir jemand sagt, dass ich etwas tun soll, stört mich das. Ich werde gereizt. Ich sage ihnen, sie sollen mich in Ruhe lassen. Zu diesem Zeitpunkt reizt mich jeglicher Lärm.

D: Erzählen Sie mehr darüber, was Sie fühlen wenn jemand Ihnen sagt, dass Sie etwas tun sollen?

P: Wie die Kinder, die mich um etwas bitten, oder mein Mann, der mich um etwas bittet. Ich brauche etwas Zeit für mich und tue nichts.

D: Was fühlen Sie?

P: Ich möchte in dem Moment einfach alleine sein.

D: Alleine sein?

P: Ja, ich möchte ganz für mich sein. Mich zuerst um mein Problem kümmern und dann mit anderen Situationen umgehen.

D: Erzählen Sie mehr darüber, nur alleine zu sein.

P: Alleinsein ist, nicht gestört zu werden. Für einige Zeit einfach nur mich sein. Ich habe Lust, einfach von allem abzuschalten und für einige Zeit ganz für mich zu sein.

D: Beschreiben Sie das Abschalten und ganz für mich sein?

P: Ausschalten in dem Sinne, dass man nicht auf Anrufe reagiert, nicht auf eine Türklingel reagiert, auf niemanden reagiert, der mich um etwas bittet. Ich möchte nur mit mir selbst sein, in mir sein (HG: bringt beide Handflächen nach innen zu ihrer Brust). Ich möchte mit niemandem reden. Wenn ich mich dann wieder in Ordnung fühle, bin ich auf und überall. Es ist nur für eine kurze Zeit, und dann, nach dem Einatmen des Dampfes, geht es mir besser.

D: Erzählen Sie ein bisschen mehr.

P: Ich meinte mich, mich selber (HG: bringt Handflächen nach innen und beide Hände in Form einer Faust), nur um mit der Situation umzugehen zu können und einfach 10-15 Minuten lang ruhig zu sitzen oder mich hinzulegen. Nur um in dir selbst zu sein (HG: Handflächen spreizen sich auseinander, um einen Raum dazwischen zu zeigen).

D: Beschreiben Sie einfach diese Handlung, die Sie da mit Ihren Händen zeigen?

P: Ja, das heißt, ich möchte zu diesem Zeitpunkt nicht gestört werden.

D: Haben Sie Träume?

P: Ich träume, aber nichts Besonderes. Meine Träume variieren.

D: Zum Beispiel?

P: Mein Vater ist vor anderthalb Monaten gestorben. Seitdem denke ich viel darüber nach, was passiert, wenn man stirbt. Wohin geht das Leben? Dann habe ich das Gefühl, dass alles hier bleibt. Ich habe auch viele Träume, die damit zusammenhängen. Mein Vater starb aufgrund eines Schlaganfalls. Ich war sein einziges Kind und hielt ihn zwei Wochen lang an einem Beatmungsgerät zu Hause, und dann brach er eines Tages zusammen. Ich hatte nicht erwartet, dass er so bald sterben würde. Er war in meiner Verantwortung. Dies war der erste Tod eines engen Familienmitglieds.

D: Was war Ihre Erfahrung?

P: Ich fühlte mich sehr traurig und verletzt.

D: Wie erleben Sie diese Traurigkeit?

P: Ich wollte mit niemandem darüber sprechen. Ich wollte, dass der Kummer mit mir ist, in mir (HG: Arme erhoben, die Handflächen einander zugewandt).

D: Erzählen Sie mehr über das.

P: Ich wollte, dass der Kummer da ist (HG: Arme erhoben, die Handflächen einander zugewandt); wollte es mit niemandem teilen.

D: Beschreiben Sie diesen Kummer ein bisschen mehr. Beschreiben Sie, ich wollte, dass er in mir ist?

P: Ja, ich wollte es mit niemandem teilen, da sie mich bemitleiden würden. Ich wollte es in mir behalten (HG: bewegt beide Hände nach innen in Richtung Brust).

D: Beschreiben Sie, es in mir behalten.

P: Behalte es in mir bedeutet, ich rede nicht mit jemand anderem darüber.

D: Ein bisschen mehr?

P: Nicht beschreiben, was ich durchmache.

D: Vergessen sie die Situation, konzentrieren Sie sich nur auf diese Worte, es in mir behalten.

P: Halte es in mir bedeutet, zurück zu halten (HG: beide Hände in Fäusten nahe beieinander).

D: Beschreiben Sie diese Geste, die Sie gemacht haben.

P: Zurückhalten. Ich bin eine sehr introvertierte Person (HG: beide

Hände in Fäusten nahe beieinander). Ich möchte mich niemandem öffnen (HG: erhobene Hände auseinander spreizen). Also halte ich viele Dinge zurück.

D: Also, beschreiben Sie diese beiden Gesten von Zurückhalten und Öffnen.

P: Zurückhalten (HG: beide Hände berühren sich in Form von Fäusten) ist sich niemandem zu öffnen, selbst wenn es ein enger Freund oder jemand ist, der wirklich nahe steht. Ich möchte mich nicht leicht aufmachen. Aufmachen bedeutet, nach Herzenslust zu sprechen (HG: öffnet und spreizt die Handflächen auseinander und nach außen).

D: Was meinen Sie mit aufmachen?

P: Aufmachen bedeutet, mit jemandem nach Herzenslust zu sprechen und sich zufrieden zu fühlen.

D: Beschreiben Sie nur das Wort aufmachen. Vergessen Sie sich.

P: Aufmachen ist, sich frei fühlen mit jemandem sprechen zu können.

D: Vergessen Sie jemanden, beschreiben Sie einfach das Wort aufmachen

P: Sich frei fühlen.

D: Frei?

P: Ja, frei reden, frei reden.

D: Was ist das Gegenteil von aufmachen?

P: Schließen (HG: Arme angehoben und Handflächen einander zugewandt).

D: Beschreiben Sie Schließen?

P: Schließen heisst Dinge zurückhalten (HG: Hände bewegen sich nach innen) Ich möchte mit niemandem teilen.

D: Was schließt? Nur das Wort schliessen.

P: Schließen ist einfach sich selber verschliessen.

D: Beschreiben sie, sich selber verschliessen?

P: Sich vor der Umgebung verschliessen.

D: Beschreiben Sie, sich vor der Umgebung verschliessen.

P: Sich nicht öffnen und nicht so sprechen, wie man sollte. Wenn man mit jemandem spricht, fühlt man sich viel leichter.

D: Beschreiben Sie die Worte, sich selber verschliessen, nur so viel.

P: Nicht offen sprechen (HG: Faust öffnen). Es ist wie (HG: Hände zusammengelegt).

D: Was zeigen Sie so (HG: macht die gleiche Geste wie sie)?

P: Geschlossen (HG: verbindet die Hände).

D: Was ist das?

P: Dies ist geschlossen, vollständig geschlossen.

D: Beschreiben Sie nur das?

P: (HG: Hände zusammengefügt) Dies ist vollständig geschlossen.

D: Beschreiben Sie das.

P: Ich möchte mich niemandem öffnen (HG: Hände verbunden) (HG: Hände auseinander). Dies ist geschlossen (HG: Hände zusammengefügt) und dies ist offen (HG: Hände weit auseinander geöffnet).

D: Warum schließt und öffnet man?

P: Man schließt wenn man nicht die richtigen Umstände hat, um mit jemandem zu sprechen. Oder auch wenn man die richtigen Umstände hat, aber es die Natur von jemandem ist, die Dinge in sich zu behalten.

D: Warum schließt jemand? Was bringt Sie zum Schließen? Was macht etwas geschlossen?

P: Ich möchte mit niemandem teilen. Nicht einmal mit jemand nahem.

D: Haben Sie noch andere Träume, an die Sie sich erinnern?

P: Nein.

D: Nehmen Sie sich Zeit und denken Sie nach. Es gibt keine Eile. Es kann sein, dass wir Ihren Fall heute lösen und Ihre verstopfte Nase definitiv besser wird. Aber ich muss etwas Tieferes über Sie verstehen. Nehmen Sie sich also Zeit. Erzählen Sie mir von Ihrer Kindheit, ob es Träume oder Ängste gab oder etwas, das Sie erschreckte oder aufgeweckt hat?

P: Das war, als ich fünf oder sechs Jahre alt. Wir gingen zu unseren Großeltern nach Kalkutta. Bei der Rückkehr haben wir unseren Zug fast verpasst, nachdem wir das Gepäck geladen hatten. Aber die Angst, den Zug nicht zu erwischen, ergriff mich, obwohl wir es trotz all unseren Schwierigkeiten geschafft haben, denselben Zug zu erreichen. Ich erinnere mich, dass ich danach aus Angst, den Zug nicht zu erreichen, aus dem Schlaf aufgewacht bin.

D: Was war das Erleben dieser Angst? Wie hat sich die Angst in Ihnen angefühlt?

P: Sehr traumatisch! Die Angst hatte mich gepackt.

D: Was meinen Sie mit dem Wort gepackt?

P: Gepackt ist dich zu fangen (HG: Arme angehoben mit Handflächen, die sich berühren).

D: Beschreiben Sie einfach diese Geste, was ist das?

P: Fangen. Fangen, dich halten, packen.

D: Beschreiben Sie das einfach ein bisschen mehr, fangen, halten.

P: Gepackt sein ist die Angst, die mich gepackt hat, sie hat mich umzingelt (HG: Handflächen berühren sich).

D: Hat mich umzingelt?

P: Ich war zu diesem Zeitpunkt von Angst umzingelt (HG: Handflächen berühren sich).

D: Beschreiben Sie das ein bisschen mehr, fangen, packen, umzingelt sein. Was auch immer Sie beschreiben können. Vergessen Sie sich.

P: Packen (HG: Handflächen berühren sich) oder umzingelt sein ist die Angst, wie die Angst, den Zug zu verpassen. Es hält mich nur fest (HG: Handflächen berühren sich).

D: Beschreiben Sie es hält mich fest.

P: Halten in dem Sinne, dass du von Angst umzingelt bist und nicht herauskommen kannst. Es ist ein sehr schlechtes Gefühl.

D: Sagen Sie mir, wie Sie als Kind waren?

P: Schüchtern. Ich bin in einem sehr konservativen Hintergrund aufgewachsen. Hatte keine Freiheit. Ich durfte mein Zuhause nicht verlassen, wenn ich von der Schule zurück war. Durfte keine Freunde treffen und durfte nur Salwar-Kurta oder Saree (indische Kleidung) tragen.

D: Wie haben Sie sich in dieser Situation gefühlt, in dem Konservativen, keine Freiheit, nicht ausgehen können?

P: Klaustrophobisch.

D: Beschreiben Sie das Wort klaustrophobisch?

P: Fühlte mich wie ein Vogel im Käfig.

Wir müssen bedenken, dass dies nur ein Bild ist, ein gefangener Vogel.

Es ist jedoch sehr wichtig, nicht nur an diesem Bild festzuhalten, sondern dabei weiter auf ihr Erleben in dieser Wahnidee (ihrem Bild) einzugehen.

D: Beschreiben Sie diesen Vogel, der eingesperrt ist?

P: Sie können sehen, wie sich Ihre Freunde unter freiem Himmel bewegen und irgendwie sind Sie drinnen eingesperrt.

D: Wie fühlt sich das in Ihnen an?

P: Dies ist die Zeit, in der du den Käfig aufbrechen und fliegen möchtest.

D: Warum haben Sie es nicht geöffnet und sind weggeflogen?

P: Ich wusste nicht, wie man rebelliert, ich habe alles so akzeptiert, wie es ist. Ich habe alle meine Freiheit nach der Heirat bekommen.

D: Sagen Sie mehr darüber, schüchtern, nicht mutig, nicht selbstbewusst zu sein. Sprechen Sie mehr darüber.

P: Ja, alle meine Probleme wurden von meinen Eltern gelöst. Ich hatte nie die Gelegenheit, irgendwohin zu gehen oder etwas alleine zu tun. Daher fehlte mir dieser Mut. Ich wurde immer abhängiger

D: Beschreiben Sie diesen Mangel an Mut ein bisschen mehr, wie würde er sich zeigen?

P: Nach der Heirat bekam ich Arbeit, von der ich dachte, ich könnte sie nicht tun und wollte sie zurückgeben. Mein Mann hat mich unterstützt, und meine Familie hat mir gesagt, dass es meine Arbeit ist, egal ob gut oder schlecht, ich muss es einfach tun. So bekam ich meinen Mut zurück.

D: Hatten Sie als Kind Angst?

P: Ja, ich hatte Angst, eine Rikscha selber zu rufen. Die Angst, was wäre, wenn der Rikscha-Typ sich weigert zu kommen? Was, wenn er mich schnappt oder demütigt, wie würde ich ihm antworten?

D: Welche Erfahrungen haben Sie in dieser Situation gemacht?

P: Ich war betäubt.

D: Was ist betäubt?

P: Betäubt bedeutet leise, ich würde nicht antworten.

D: Beschreiben Sie betäubt und leise.

P: Ruhig und akzeptierend, was immer sie von dir wollen. Betäubt. Was ich meine, ist ruhig zu sein und nicht zu antworten.

D: Wofür sind Sie empfindlich?

P: Empfindlich für alles, was nicht richtig ist, jemand, der mich verletzt oder negativ spricht.

D: Beschreiben Sie jemanden, der mich verletzt.

P: Verletzen bedeutet, über etwas zu reden oder etwas zu sagen, über das ich nicht gerne spreche. Manchmal ziehen dich die Leute einfach und zerren dich in Themen, die du nicht diskutieren willst, das tut weh.

D: Was fühlen Sie in sich, wenn Sie sagen, dass Sie nicht reden wollen, nicht diskutieren wollen, wie fühlt es sich in Ihnen an?

P: Ich fühle mich verletzt und möchte überhaupt nicht darüber diskutieren. Ich spreche also im Grunde nicht darüber, diskutiere nicht. Halte es einfach in mir.

D: Wenn Sie in sich sagen, was meinen Sie mit diesen Worten?

P: In mir bedeutet, mit niemandem darüber sprechen, ich behalte es nur für mich. Introvertiert sein.

D: Was meinen Sie mit introvertiert?

P: Einige Leute sprechen es einfach aus und sie sind frei, aber ich halte Dinge zurück.

D: Was bedeutet zurückhalten?

P: Zurückhalten bedeutet, dass ich zu diesem Zeitpunkt nicht reagiere, wenn ich durch bestimmte Dinge oder durch ein bestimmtes Verhalten oder eine bestimmte Umgebung verletzt werde.

D: Hatten Sie als Kind irgendwelche Ängste?

P: Angst vor Unbekanntem (Patientin lacht). Grundlose Angst, sei es vor einem Hund, der Dunkelheit, Alleinsein. Ich hatte von klein auf Angst. Ich wurde so erzogen. Die Eltern würden sagen, geh nicht dorthin, das könnte passieren, diese Art von Angst. Ich ging nicht dorthin und habe nicht gesehen, ob das tatsächlich passieren würde, weil mir der Mut fehlte. Außerdem hatte ich Angst, die Dinge nicht richtig zu machen und später darüber beschämt zu sein.

D: Was ist beschämt?

P: Die Aufgabe nicht zu erfüllen, die dir gegeben wurde. Du fühlst dich schuldig, beschämt. Du hättest es tun sollen.

Das erste, was wir hier verstehen müssen, ist die Ebene der Wahrnehmung. Die Ebene, auf der sie momentan das Leben erlebt, ist Ebene zwei. Sie kommt mit lokalen Symptomen zu uns, das ist es, was sie am meisten beunruhigt. Ihre Pathologie, also Nasenpolypen, ist auf Ebene eins, und die lokalen Symptome treten deswegen auf.

Wir sehen, während ***sich der Fall entfaltet, dass die Emotionen nicht sehr ausgeprägt sind. Es gibt keine Auswirkung der Emotionen auf den Körper oder umgekehrt. Es gibt keine herausragenden Träume und keine Empfindungen im Traum, die auffallen. Sie spricht über einen bestimmten Traum, aber alles auf der Ebene des Denkens. Es gibt keine starken Wünsche oder markante Allgemeinsymptome.***

In solchen Fällen müssen wir graben, um die Ebene der Emotionen zu erreichen, tiefer graben, um die Wahnideen zu erreichen, und noch tiefer, um die Empfindung zu erreichen. Wir wissen, dass dies ein schwieriger Fall sein wird und der Patient nicht sehr leicht durch jede Ebene gehen wird.

Die erste Frage, die ich gestellt habe, war: „Wie wirkt sich die verstopfte Nase auf Sie aus?“.

Darauf antwortete sie: "Ich möchte abschalten, ich möchte allein sein, ich möchte in mir sein, ich möchte ganz für mich sein, ich möchte nicht gestört werden."

Das ist etwas Seltsames und Individuelles. Eine verstopfte Nase kann Hunderte von Arten von Auswirkungen haben (zum Beispiel kann jemand sagen, ich bin verzweifelt, ich kann nicht atmen, ich renne von hier nach dort, ich schreie Leute an). In diesem Fall sehen wir, dass ihr Zustand, allein zu sein und nicht gestört zu werden, etwas Eigenartiges für sie ist. Wir verstehen also, dass dies eines der wichtigsten Dinge in diesem Fall ist. Deshalb versuchen wir das weiter zu erforschen, aber sie geht an dieser Stelle nicht darüber hinaus, weil sie sich nur auf Ebene zwei befindet, der Ebene der Tatsachen.

Wenn wir den Fall besser verstehen wollen, müssen wir tiefer eintauchen und versuchen, über Ebene zwei zu Ebene drei, dann zu Ebene vier und Ebene fünf zu gehen. Die Ebene der Erfahrung oder Empfindung erreichen, würde uns helfen, das eigentümlichste Erleben des Falles zu verstehen.

Es kann vorkommen, dass der Patient nicht tiefer als bis zu einer bestimmten Ebene geht. Hier muss man hartnäckig bleiben und versuchen, tiefer zu erkunden. Aber der Trick liegt dann darin, das zu verstehen und das Erleben von einem anderen Ort oder von einem anderen Gebiet aus zu erforschen. Wenn du beharrlich bist und tief genug gehst, öffnet sich das gesamte Erleben.

Der wichtigste Aspekt in diesem Fall waren die Handgesten, die durch den gesamten Fall vorherrschten und sich wiederholten. Die beiden Hauptgesten zeigen:

1) *Öffnen und Teilen*
2) *Schliessen und Dinge für sich zu verstecken*

Dann wird wichtig, dass die Gesten im Hinblick auf das damit verbundene Erleben bis ins kleinste Detail untersucht werden. Dazu muss der Arzt dem Patienten helfen, sich von der Situation und den verschiedenen Bildern zu lösen und tiefer in die Ebene des Erlebens einzugehen.

Dieser Fall konnte durch ihre Träume und den Vorfall des Todes ihres Vaters, welcher sie enorm betraf, weiter verstanden werden. Von da an sahen wir ein allgemeines Thema, das sich durch den Fall zog: Dinge in sich behalten, sich nicht öffnen wollen, allein sein, sich zurückhalten, geschlossen sein und von der Umgebung abgeschottet sein.

Das Gegenteil davon war frei, offen, Freiheit haben und frei zu reden.

Sie spricht wiederholt und nachdrücklich dieselbe Sprache: Ausschalten, alleine, nicht gestört werden. Sie benutzte sogar die gleichen Worte, um ihre Trauer zu beschreiben.

Wir sehen hier, dass das, was für die verstopfte Nase gilt, auch für die Trauer gilt. Dies muss eine sehr tiefe Ebene ihrer Erfahrung sein, ihre innerste Empfindung. Wenn jemand dieselbe Erfahrung in allen Situationen mit denselben Ausdrücken beschreibt (die nicht weiter gehen), ist dies die tiefste Erfahrungsebene dieser Person.

Als sie nach ihren Ängsten als Kind gefragt wurde, erzählte sie über ihre Angst, den Zug zu verpassen, und die Auswirkungen dieser Situation in Form eines Erlebens, welches sie als gepackt, gefangen, festgehalten, umzingelt, nicht herauskommen und gefangen sein beschreibt.

Aus diesem Ausschnitt des Falles erhalten wir einen Hinweis darauf, dass die Patientin ein Mittel aus dem Tierreich benötigt. Die Kernempfindung des Tierreichs ist nach dem Empfindungsansatz das Überleben, "ich" gegen "dich" und Opfer gegen Angreifer.

In diesem Fall gibt es also zwei Anhaltspunkte: der eine ist schließen und öffnen, verschlossen, zurückhalten, in sich selbst sein, und das Gegenteil ist offen sein. Der andere Anhaltspunkt ist etwas von aussen, was mich packt und hält, mich fängt, und das ist beängstigend.

Dadurch ist das eine Geschichte von einem gegen den den anderen geworden.

Wir wissen, dass das Mittel zwei Eigenschaften haben muss. Die erste ist die Idee zu halten, zu schließen und drinnen zu sein. Die andere Eigenschaft ist, dass etwas von außen kommen kann, mich ergreifen, halten und mich fangen kann.

Außerdem wissen wir aus ihrer Kindheit, dass ihr immer der Mut fehlte, sie keine Freiheit hatte, wie ein Vogel in einem Käfig, der sich befreien wollte, es aber nicht konnte, also akzeptierte sie es immer. Ihr Vater war sehr streng und konservativ und erlaubte ihr keine Freiheiten. Dies weist erneut auf ein Ich-gegen-Dich-Phänomen hin.

Abseits der Tatsache, dass sie Freiheit wollte, konnte sie sich nie zu Wort melden und würde es einfach akzeptieren. Dies ist ein Hinweis auf das sykotische Miasma, welches auch durch ihre Pathologie wiederkehrender Polypen angezeigt wird.

Auf die Frage nach ihren Empfindlichkeiten sagte die Patientin, dass sie verletzt wird, wenn Leute sie ziehen und in etwas hineinzerren. Da sie auf Stufe zwei ist, geht sie nicht tiefer als dies, aber diese Worte Ziehen und Zerren sind wichtig. Alle diese Worte, zusammen mit dem Miasma, lassen uns an Mollusken denken, da sie den Mechanismus haben, drinnen zu sein, sich zu öffnen und zu schließen. Sie hat Klaustrophobie und keine Freiheit, aber gleichzeitig kann sie nicht rebellieren. Die Patientin fühlt sich eingeschlossen, kann aber auch nicht rausgehen.

Es fehlt jedoch eines, wenn man hier eine Molluske verschreibt. Ohne die Qualität der Schale ist es zweifelhaft, eine Molluske zu verschreiben. Um zur Schale zu gelangen, habe ich versucht, ihr viele Fragen zu Träumen, Hobbys, Ängsten und Empfindlichkeiten zu stellen, aber sie konnte nicht über ihre Gedanken hinausgehen und ihren Verstand nicht abschalten.

Also bat ich sie, ein Doodle zu machen mit was auch immer in ihr hochkommt, ohne den Intellekt zu gebrauchen.

D: Bitte nehmen Sie dieses Stück Papier und Stift. Machen Sie ein Muster, etwas Abstraktes, es sollte kein Haus, keine Figur oder Geometrie sein. Kritzeln Sie alles, was kommt, kritzeln Sie einfach.

P: ch weiß nicht, ob ich das kann, ich bin völlig leer, ich weiß nicht, was ich tun soll.

D: Machen Sie sich keine Sorgen. Kritzeln Sie einfach, was spontan kommt, ohne nachzudenken. Kritzeln Sie einfach etwas auf das Papier.

P: Es hat keine Bedeutung, aber ich zeichne.

D: Keine Bedeutung ist gut.

Während dieser Prozesse, wenn der logische Verstand des Patienten abschaltet, werden sie häufig ängstlich, insbesondere wenn sie erkennen, dass das, was sie sagen oder tun, unlogisch ist oder keinen Sinn ergibt. An dieser Stelle ist es unerlässlich, sehr geduldig zu sein und ihnen wiederholt zu versichern, dass sie auf dem richtigen Weg sind und dass sie es gut machen.

Das Doodle:

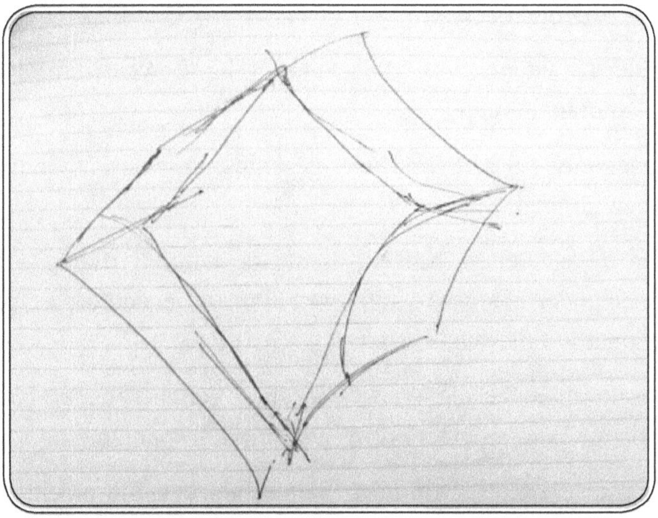

D: Nun schauen Sie sich bitte dieses Doodle an. Sagen Sie beim Betrachten, was auch immer Ihnen einfällt.

P: Ich denke, es ist eine Kiste, eine Art Kiste. Ich habe es nur hastig gemacht, so ...

D: Kein Problem. Können Sie etwas über eine Kiste erzählen?

P: Eine offene Kiste, die Vorderseite ist offen. Ich denke, es ist eine offene Kiste.

D: Beschreiben Sie eine Kiste.

P: Es gibt vier Seiten. Normalerweise ist eine Kiste geschlossen, aber hier ist sie offen.

D: Beschreiben Sie eine Kiste, eine beliebige Kiste. Was auch immer Sie über eine Kiste sagen können.

P: Es hat vier Seiten, vier Ecken, es ist quadratisch. Von allen Seiten geschlossen.

D: Was bedeutet geschlossen?

P: Von allen Seiten bedeckt.

D: Beschreiben Sie das Wort bedeckt.

P: Es ist nicht geöffnet.

D: Was bedeutet bedeckt?

P: Bedeckt bedeutet von allen Seiten (HG: bewegt ihre Hände), es ist vollständig geschlossen.

D: Beschreiben Sie bedeckt oder geschlossen, was auch immer Sie dazu sagen können.

P: Von allen Seiten bedeckt bedeutet keine Öffnung (HG: Hände auseinander ziehen) und geschlossen bedeutet keine Öffnung (wiederholt dieselbe Geste).

D: Beschreiben Sie die Worte von allen Seiten bedeckt. Nur das Wort bedeckt. Was bedeutet es? Was fällt Ihnen spontan ein?

P: Klaustrophobisch, von allen Seiten bedeckt. Sie möchten im Freien sein (HG: Hände bewegen sich auseinander), können dies aber nicht. Ich versuche zu sagen, dass in der Kiste alles abgedeckt ist, auch wenn Sie es öffnen möchten (HG: bringt die Hände zusammen und bewegt sie dann auseinander), es ist von allen Seiten abgedeckt. Die Kiste, die geschlossene Kiste, von der ich spreche.

D: Wovon wird sie bedeckt?

P: Holz.

D: Beschreiben Sie Holz.

P: Sie ist von allen Seiten mit Holz bedeckt, wenn wir eine Kiste nehmen.

D: Können Sie etwas über Holz im Allgemeinen sagen, was auch immer Ihnen spontan einfällt, ohne nachzudenken.

P: Es wird nur verwendet, um es zu verdecken, damit es nicht geöffnet wird. Die Kiste ist nicht offen, sie ist von allen Seiten abgedeckt (HG: Hände zusammen, dann auseinander). Sie ist bedeckt (HG: bewegt ihre Hände kreisförmig) bedeckt von allen Seiten.

D: Zeigen Sie diese Geste, was ist das?

P: Von allen Seiten bedeckt.

D: Welche Form zeigen Sie dort?

P: Bedecken.

D: Warum ist es wichtig, sie von allen Seiten zu bedecken?

P: Weil es eine Kiste ist. Das erste, was mir in den Sinn kam, war, dass es sich um eine geschlossene Kiste handelt.

Ende des Falles.

Fallanalyse

Unsere Patientin kritzelte ein Doodle und beschrieb es als eine Kiste und benutzte die Wörter offen und geschlossen. Sie sagte, dass sie von vorne offen und auf den anderen Seiten geschlossen ist.

Wir sehen also, dass offen und geschlossen wieder kommen, und dies bestätigt auch, was wir bereits durch die frühere Fallaufnahme erfahren hatten.

Darüber hinaus sagt sie, dass die Kiste etwas ist, das bedeckt ist, klaustrophobisch ist und sie im Freien sein möchte. Sie beschreibt eine solide Umhüllung, von allen Seiten mit Holz bedeckt und gleichzeitig offen und geschlossen ist. Dies kann nur eine Sache sein. Eine Muschel.

Auch die Handgesten, mit denen sie das beschrieb, deuteten typischerweise auf eine Muschel hin.

In diesem Fall wirft die Verwendung der Doodle-Übung Licht auf Aspekte des Falles, die wir sonst nicht bekommen hätten.

Die Ebene des Erlebens unserer Patientin ist gering und ihr Intellekt ist stark dominant, so dass die Einführung des Doodle zu sehr guten Ergebnissen führte. Wenn ein Patient kritzeln muss, muss der Geist abschalten. Unsere Patientin kann ihr Doodle nicht mit irgendetwas in Verbindung bringen, das mit ihrem Polypen, ihrem Vater oder anderen Menschen zu tun hat. Dies liegt daran, dass es etwas Abstraktes ist, das aus der Tiefe des Unterbewusstseins kommt. Daher gibt es einen direkten Zugang zur Empfindung (wenn es richtig untersucht wird).

Abschließend müssen wir über die Muscheln recherchieren.

Zwei der Hauptmuscheln sind die Auster und die Venusmuschel. Der Unterschied zwischen der Auster und der Venusmuschel besteht darin, dass die Auster größtenteils geschlossen ist und sich die Venusmuschel öffnet und schließt, was im Fall dieser Patientin eher die Energie zu sein scheint. Eine andere Sache über die Venusmuschel ist, dass sie in sandigem Boden gefunden wird, während die Auster normalerweise an einem Felsen klebt. Die Menschen essen Venusmuscheln und finden sie anhand von Löchern im Sand, die durch die Öffnung in der Muschelschale gebildet werden, durch die die Muschel atmet. Die Muschelkanone wird durch den Sand eingeführt und die Kanone umgibt die Muschel von allen Seiten, hält sie und zieht sie heraus. Die Handlung von Packen, Ziehen und Zerren ist also eher auf die Venusmuschel als auf die Auster anwendbar.

Die Quellenworte der Venusmuschel wie Packen, Fangen, Ziehen und Zerren sowie Öffnen und Schließen sind alle in diesem Fall zu sehen.

Die Patientin erhielt 6 Monate lang zweimal täglich Venus Mercenaria 30C.

Follow-Up

Das Mittel hat der Patientin sehr gut getan. Ihre verstopfte Nase nahm allmählich ab, ebenso wie ihre Stauballergie. Die Grösse der Polypen hat sich ebenfalls verringert.

Nach einem Jahr Behandlung ging es der Patientin um 80% besser und sie sagte, dass sie emotional eine ganz andere Person sei. Sie fühlte sich nicht mehr gefangen oder zurückgehalten. Sie fühlte sich ziemlich frei und wurde nicht mehr durch kleine Dinge gereizt oder gestört. Sie sagte, dass sie sich in allem sehr sicher fühlte und selbst Verantwortung übernahm.

In vielen Fällen, wenn die Symptome hauptsächlich aus den gewöhnlichen Symptomen der Pathologie bestehen, wird es schwierig, den Fall nur mit den vorliegenden Symptomen zu individualisieren. Unter diesen Umständen wird es essentiell, dass der Fall auf eine andere Art und Weise angegangen und analysiert wird. Das hilft uns, das gemeinsame Thema in jedem Fall zu verstehen. Sobald dieses gemeinsame Thema ausfindig gemacht wurde, wird die tiefste Ebene hervorgerufen und diese kann erfolgreich verwendet werden, um das Similimum zu finden.

WISE: Die Wand

WISE: Die Wand ist ein weiterer WISE-Prozess, den wir normalerweise mit unseren Patienten durchführen.

Wie in der Einleitung bereits erwähnt, sind sowohl das Taj Mahal als auch das Einkaufszentrum einführende WISE-Prozesse, die wir bis heute verwenden. Und sie liefern sehr gute Ergebnisse.

Ich begann darüber nachzudenken, wie wir diese Prozesse auf eine tiefere Ebene bringen könnten.

Wir wussten bereits, dass das Erleben, genau so wie die Wahnidee oder die Fantasie repräsentativ für die eigene Sensibilität oder das dem Patienten eigene Muster waren.

Zu diesem Zeitpunkt kamen wir zu der Wand.

In WISE: Die Wand wird den Teilnehmern gesagt, sie sollen sich eine Wand vorstellen und sich dort positionieren, wo sie sich in Bezug auf die Wand befinden möchten. Sie müssen sich alle Details der Wand wie Farbe, Höhe, Konsistenz, Standort und schließlich ihre Erfahrung im Zusammenhang mit dieser Vorstellung sehr detailliert vorstellen.

Hier sind sie frei, sich eine beliebige Geschichte über die Wand auszudenken. Es ist ihnen und ihrer Fantasie völlig freigestellt. Was auch immer sie erzählen, ist definitiv etwas, das von ihrem eigenen Muster herrührt. Wir führen sie dann tiefer in die Erfahrung.

Hier ist eine kurze Anweisungen für die Handhabung und ein illustratives Fallbeispiel eingefügt.

Anleitung

WISE: Die Wand

WISE: Die Wand beginnt damit, dass der Arzt den Patienten unterstützt, sich wohl zu fühlen und sich bereit zu machen für den Prozess. Wir sagen dem Patienten: „*Schließen Sie Ihre Augen und stellen Sie sich eine Wand vor. Das kann überall sein, zeitlich und örtlich. Bringen Sie diese Wand in Ihr Bewusstsein. Stellen Sie sich irgendwo im Bezug auf die Wand vor. Dann beginnen Sie, alles, was Sie in dieser Position fühlen, auf den verschiedenen Ebenen von den Fakten bis in die Energie zu erleben... “.*

Wenn er bereit ist, sollte der Patient jedes Detail auf ein Blatt Papier schreiben.

Der Homöopath verhält sich als Führer und zeichnet alle folgenden Details und Merkmale der Erfahrung des Patienten auf:

- ✓ Was sind die genauen Eigenschaften der Wand: Größe, Form, Farbe, Haptik, Textur, Höhe?
- ✓ Was ist um die Wand herum?
- ✓ Was wird jetzt passieren? Visualisieren Sie ein Szenario. Wie sind Sie dorthin gekommen? Was wird als nächstes passieren?
- ✓ Was sind die Emotionen, die Wahnvorstellungen, die Empfindungen, die Energie?
- ✓ Was sind die körperlichen Empfindungen in Kopf, Brust, Nacken, Bauch, Gliedmaßen? Wie reagieren Sie darauf? Konzentrieren Sie sich darauf.
- ✓ Haben Sie diese Erfahrung früher schon einmal gespürt?
- ✓ Können Sie diese Erfahrung in Bezug auf etwas in Ihrem Leben verstehen (zum Beispiel stelle ich mir vor, dass die Wand mich zerquetscht und erstickt, und ich kann es damit in Verbindung bringen, dass ich keine Uhren tragen kann, weil ich mich gebunden fühle, wie die Wand, es ist erdrückend...)?
- ✓ Stellen Sie sich danach eine andere Wand vor. Schreiben Sie auch die Erfahrung mit dieser Wand auf.
- ✓ Teilen Sie die gesamte Erfahrung.

Illustratives Fallbeispiel

WISE: Die Wand

Der folgende Fall verdeutlicht die Verwendung von zwei WISE-Prozessen: Das Doodle und Die Wand.

Das ist der Fall eines 13-jährigen Jungen der unter schwerer atopischer Dermatitis leidet.Wir haben schon einige Mittel ausprobiert, aber nichts schien ihm nachhaltig zu helfen.

Dr. Meghna Shah hat die Wiederaufnahme seines Falles durchgeführt um ihm bei seinem Heilungsprozess zu helfen.

Dieser Fall wurde ins Buch integriert, um aufzuzeigen, wie der Gebrauch der WISE-Prozesse in sogenannt schwierigen oder hartnäckigen Fällen helfen kann, den Fall leicht zu lösen, wo man das Gefühl hatte, es gebe keine Chance zu weiterführenden Informationen zu kommen.

Dieser Junge kam mit Läsionen an seinem ganzen Körper und fühlte sich sehr unwohl. Die Schlüsselthemen aus der Erstanamnese waren das Gefühl, unterdrückt zu werden und nicht fähig zu sein, zu sprechen oder etwas zu tun. Diese Themen wurden auf allen Ebenen gesehen, inklusive in den körperlichen und emotionalen Symptomen, in allen Situationen seines Lebens, in seinen Träumen und wie wir sehen werden, auch in den Prozessen des Doodles und der Wand. Wir sehen diese Gefühle in jeder seiner Äußerungen.

Er hatte auch sehr heftige Kopfschmerzen. Die hauptsächliche Empfindung in den Kopfschmerzen war gepresst, macht mich klein, quetscht mich, als ob der Kopf gequetscht und klein gemacht wird, komprimiert, faltet mich zusammen, als ob ich schrumpfe, erdrosselt mich, drückt meinen Hals, bedrückend und jemand unterdrückt mich.

Er hatte auch einen sonderbaren Traum, in dem er in eine Höhle ging und nicht mehr atmen konnte. Es hatte dort wenig Sauerstoff und er hat um Atem gerungen. Er sagt: „Ich wollte weg von diesem Ort! Ich hatte Angst, dass ich ohnmächtig werden würde…“

Seine grösste Sensitivität ist seine Mutter. Er erklärt: *„Ich bin nicht fähig, zu sprechen oder zu sagen, was ich möchte. Sie (die Mutter) redet immer für mich. Ich möchte flüchten! Ich möchte frei sein. Ich möchte Freiheit, wo es keine Grenzen gibt. Wo es keine Termine gibt…“ weiter sagt er: „Es gibt immer Termine, wie ein Stundenplan, und ich muss das tun, das und das. Es fühlt sich sehr beschleunigt an. Ich liebe es, im Pool zu sein und im Wasser. Das* *fühlt sich so frei an. Ich möchte ihr das gleiche antun, was sie auch mir antut. Weil sie es mir angetan hat, möchte ich es auch ihr antun. Sie lässt mich keine eigenen Entscheidungen fällen. Als würde sie mich aufhalten. Ich möchte aus etwas heraus und sie lassen mich nicht. Sie lassen nichts kommen oder gehen. Wie eine Wand, die nicht zulässt, dass etwas kommt oder geht. Wie etwas, das stoppt."*

Interessanterweise kam der Junge an diesem Punkt des Falles spontan zur Wand.

Wir baten den Patienten, die Augen zu schließen und sich eine Wand vorzustellen.

Hier ist wichtig zu sagen, dass dieser Prozess unabhängig davon angewendet werden kann, ob der Patient von einer Wand spricht oder nicht. Er muss einfach gebeten werden, sich das vorzustellen.

Unser Patient sagte: "Es ist wie eine Wand. Ich versuche, sie zu brechen. Versuche alles. Nichts passiert. Als ob ich wirklich will ... als ob die Wand blockiert. Will sie brechen und von dem Ort weg gehen und tun, was ich will. Innerhalb der Wand musst du nur sitzen. Du willst tun, was immer du willst. Zu tun, was auch immer du willst, würde sich frei anfühlen. Keine Termine. Wenn ich frei bin ... gehe ich ins Schwimmbad oder esse Eis oder spiele mit Freunden. Die Wand ist zu stark. Ich kann sie nicht brechen… "

Als der Patient jünger war, hatte er wiederholt ein Doodle gezeichnet:

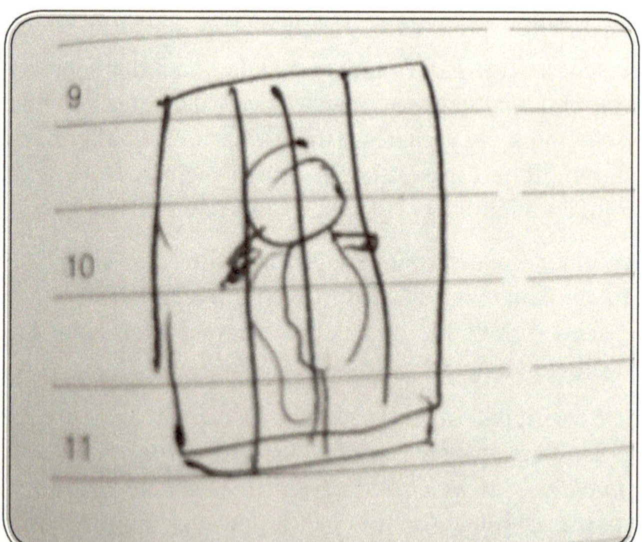

Als er gebeten wurde, dieses Gekritzel zu beschreiben, sagte er: *„Eingesperrt, verschlossen, Sklave. Gefangen genommen, Sklave. Mauer, will sie brechen, die Mauer ist zu stark... “.*

Im Follow-up zeichnete er folgende Doodles:

Der Patient sagte: *„Die Erfahrung hier ist wie ein dunkler und ein heller Effekt. Wie Wasser, das sich ansammelt, eine Pfütze bildet und dann wie ein Strom fliesst. Gehen, gehen, gehen. In die Unendlichkeit gehen. Und es gibt keinen Stopp, wie keine großen Steine. Wie etwas, das dich stoppt... “*

D: Was ist das innere Erleben?

P: Ich werde mich stark fühlen. Ich bekomme die Kraft, darüber hinwegzugehen (HG: geschlossene Faust). Die Stärke, darüber hinwegzugehen.

D: Du spürst, du hast die Stärke und die Kraft, darüber hinwegzugehen?

P: Ja (der Patient lacht).

In der ersten Fallaufnahme, als wir die Erfahrung der Mauer gemacht haben, hatte er gesagt, dass er nicht die Kraft habe, sie zu brechen.

In den späteren Follow-Ups zeichnete er die folgenden Doodles. Sie sind jeweils unten erklärt:

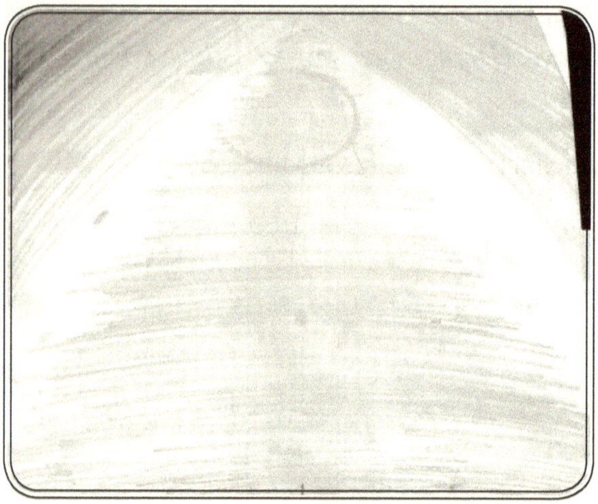

„Etwas wird immer größer und größer und grösser. Es versucht, alles zu übernehmen, was da ist. Stärker und mächtiger zu werden. Kann über etwas herrschen ... ".

Auf die Frage nach dem Gegenteil davon, antwortete er: *„Termine zu haben. Immer wieder das Gleiche zu tun ... ".*

Während er sprach, fing er an, Papierraketen herzustellen, also wurde er danach gefragt. *„Ich liebe es zu fliegen. Nichts kann dich aufhalten. Nichts, was dich nicht tun lässt, was du willst... ".*

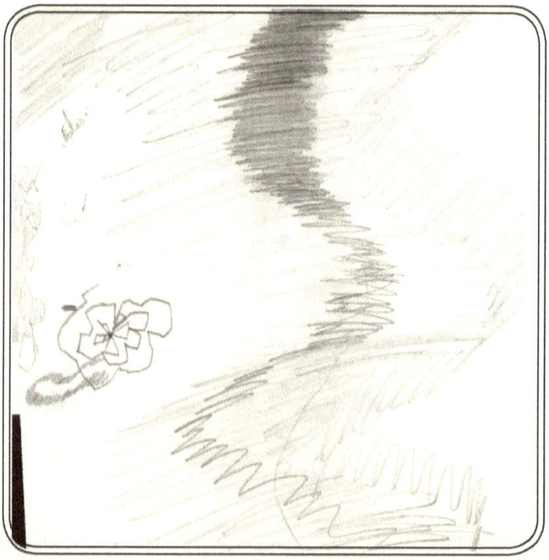

"Etwas, das raus geht und nichts kann es aufhalten. Mit voller Kraft raus gehen und niemand kann es aufhalten ... ".

Er zeichnete dies mit viel Kraft und sagte: „*Es gibt etwas sehr Großes. Es steht hier und es will sich nur bewegen, wenn es sich bewegen will. Es gibt niemanden, der es bewegen kann... ".*

Die Mutter des Jungen erzählte bei der Beschreibung ihrer Schwangerschaft von einer Situation mit ihrem Bruder, in der sie *Schwere in der Brust erlebte... als gäbe es keinen Ausweg. Wie ein Stück Wolke in der Brust, wie ein starkes Metall. Sie wollte es brechen und gehen.*

Mit all diesen Informationen in der Hand haben wir beschlossen, die Symptome zu repertorisieren.

Rubriken

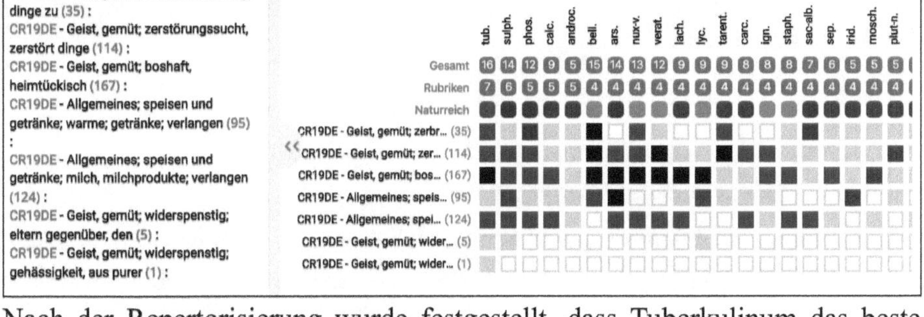

Nach der Repertorisierung wurde festgestellt, dass Tuberkulinum das beste Arzneimittel für den Patienten war.

Tuberkulinum aus der Seele der Heilmittel:

Das Hauptgefühl in diesem Miasma ist, eingeschlossen, beengt und erstickt zu sein. Um aus einer solchen Situation herauszukommen, muss man seine ganze Energie einsetzen und in einem intensiven und schnellen Tempo arbeiten. Daher scheint das tuberkulöse Miasma die Notwendigkeit einer raschen Veränderung als Überlebensbedingung zu erfordern. Das Erstickungsgefühl, insbesondere wenn man an einem bestimmten Ort festsitzt, und das Bedürfnis nach hektischer, intensiver Aktivität sind die beiden Aspekte des tuberkulösen Miasmas. Das Gefühl, stecken zu bleiben, zu ersticken und unterdrückt zu werden, ist in Tuberkulinum kein akutes Gefühl, sondern es ist ein chronisches Gefühl. Es ist, als würde das Gewicht oder der Druck den Patienten zunehmend unterdrücken und die Stelle, an der er festsitzt, wird immer enger und enger und er wird ersticken, wenn er sich nicht heraus bewegt. Tuberkulinum verübelt alles, was eng, starr und erstickend ist, zum Beispiel die Orthodoxie oder das Festhalten an einem bestimmten, limitierten Beruf, weil dann das Gefühl von Druck auf ihn wächst. Dieses Gefühl zeigt sich in körperlichen Beschwerden, zum Beispiel dem Erstickungsgefühl und der Bedrückung der Lunge, vom Atmen in einem begrenzten Raum

Er erhielt das Mittel Tuberkulinum 200, gefolgt von LM6 jeden dritten Tag.

Zusätzlich zur Behandlung des Jungen wurde die Mutter beraten. Die Ursache für die Disharmonie zwischen ihnen war die Einschränkung bei der Verwendung von Mobiltelefonen. Diese Einschränkung war ein Spiegelbild seines inneren Zustands. Darüber wurde mit der Mutter gesprochen und eine Lösung gefunden, bei der das Kind das gleiche Mitspracherecht beim Gebrauch des Telefons hatte.

Er wurde auch auf eine vegane Diät festgelegt (keine Milch oder Milchprodukte und keine tierischen Produkte).

Follow Up

IIn den folgenden Monaten verbesserte sich sein Zustand dramatisch. Seine Haut hat sich wunderschön bereinigt.

Einige Monate nachdem ihm das Mittel gegeben worden war, wurde er gebeten, ein weiteres Doodle zu zeichnen. Wir haben dies getan, weil wir glaubten, dass wenn sich sein Zustand wirklich verbesserte, würde sich diese Verbesserung auch in den Prozessen reflektieren.

„Die beiden Linien sind Seiten. Wie in Reih und Glied zu stehen. Die Rechte will in Reih und Glied stehen. Die dunklere ist die Hauptperson. Die leichteren, die geraden Linien, sind nicht die Hauptperson. Die runden, ovalen sind keine Freunde der beiden geraden Linien. Die geraden Linien mögen die runden Linien nicht. Sie wollen die Person aus dem Ort drängen, und sie können Freunde sein und zusammen sein. Der Kreis versucht sie zu zwingen, es nicht zu tun. Der dunklere drückt mehr als der hellere. Jemand versucht, etwas Hartes zu tun, und es gibt jemanden, der versucht, das zu stoppen ... "

D: Wie ist das Gefühl, in einer solchen Situation zu sein?

P: Versuche dein Bestes, es braucht aber noch mehr Kraft, um jemanden hinauszudrängen. Beide haben recht. Weder der dunkle noch der helle sind falsch, es ist der Fehler des Kreises. Beide haben gute Argumente. Aber sie kämpfen immer noch.

D: Was könnte deiner Meinung nach daraus resultieren?

P: Zwei Dinge können passieren. Das eine wäre, sie kämpfen und eine Person übernimmt den Raum der anderen Person und verscheucht die Person. Das zweite wäre, dass die dunklen Linien die runden bitten, etwas Platz zu machen, um ihren Freund zu berühren. Sie sagt, wenn du mich das tun lässt, dann werde ich dir mehr Raum geben, wo du in Harmonie leben kannst. Ich bekomme etwas Platz und du bekommst etwas Platz.

Hier sehen wir, dass sich die Wahrnehmung des Patienten auf einer sehr tiefen Ebene verändert hat.

Unter der Behandlung geht es ihm weiterhin gut.

WISE: Freie Striche

WISE: Freie Striche ist ein weiterer Prozess, den wir mit unseren Patienten durchführen.

Wir haben WISE: Das Doodle bereits früher besprochen und erklärt, wie dieser Prozess in der Praxis großartige Ergebnisse ermöglicht. In WISE: Freie Striche gehen wir noch einen Schritt weiter und fügen dem Prozess Farbe hinzu.

WISE: Das Doodle sowie WISE: Freie Striche stehen für unbewusste Muster. Diese Prozesse dienen als Auslöser oder als Einstieg, um in Kontakt mit unserem innersten Muster zu treten.

Der Hauptunterschied zwischen den beiden Prozessen besteht darin, dass wir in WISE: Freie Striche Farben verwenden. Farbe schwingt auf der Ebene der Energie mit. Wir haben festgestellt, dass WISE: Freie Striche der kraftvollste aller unserer Prozesse ist.

Er ist völlig abstrakt und der Patient wird gebeten, sich vorzustellen, was auch immer er möchte.

Alles, von der Wahl der Farbe bis zur Entscheidung, wie sie etwas darstellen, ist individualistisch und kommt vollständig von ihrem inneren Muster.

In diesem Prozess ist es für die Effektivität besonders wichtig, wie die Teilnehmer angewiesen werden.

Hier ist eine Anweisungen für den Prozess und ein illustratives Fallbeispiel wird folgen.

Anleitung

WISE: Freie Striche

Erforderliche Werkzeuge: Einige große, leere Blätter, Farben, Pinsel und Wasser.

Der Homöopath bereitet alle für die Durchführung dieser Aktivität erforderlichen Werkzeuge vor und richtet einen friedlichen und ruhigen Ort ohne Ablenkung ein, an dem der Patient den Prozess ausführen kann.

Sobald der Patient bereit ist, führen wir ihn sanft anhand der folgenden Anleitung an:

- ✓ Bevor Sie WISE: Freie Striche starten, nehmen Sie sich Zeit, um sich das leere Papier anzusehen. Das ist Ihr reines Selbst, wer Sie wirklich sind. Das reine Wesen, worin das innere Muster eingebettet ist.
- ✓ Weichen Sie das Papier in Wasser ein, damit sich die Farbe leicht auf dem Papier verteilt.
- ✓ Schenken Sie Ihre ganze Aufmerksamkeit dem reinen Selbst, das dahinter ist.
- ✓ Während Sie dies tun, kann es sein, dass einige Gedanken auftauchen.
- ✓ Alle Emotionen oder Gedanken, die auftauchen, sind Teil Ihres Musters.
- ✓ Schalten Sie das Gehirn aus. Der Verstand sollte vollständig ausgeschaltet sein. Denken ist das größte Hindernis.
- ✓ Intuitiv, instinktiv, gedankenlos, spontan, was immer kommt. Wählen Sie und tragen Sie die Farbe auf, wo auch immer die Hand auf`s Papier gehen möchte. Lassen Sie Sich total von Ihrer Seele leiten.
- ✓ Die Striche sollten nicht strukturiert sein, keine Form, keine Gestalt, keine Szene, kein Haus, kein Fluss, nichts, mit dem Sie sich identifizieren oder was Sie in der Vergangenheit gelernt haben.
- ✓ Absolut abstrakt und spontan.
- ✓ Denken Sie daran, es ist kein Wettbewerb.
- ✓ Die Farben sollten zu Ihnen sprechen, eine Wirkung auf Sie haben. Jene Farben, die Sie nicht mögen, die Sie vermeiden möchten, nehmen Sie als erstes. Die Verwendung von Schwarz ist obligatorisch.

- ✓ Wir gehen in das Energiemuster.
- ✓ Sie können jederzeit ein weiteres Papier nehmen.
- ✓ Wenn Sie fertig sind, schauen Sie es sich an. Sie sollten es nicht interpretieren, kategorisieren oder klassifizieren. Wenn Sie es betrachten, verwenden Sie nicht den Verstand.
- ✓ Das Farbschema ruft bestimmte Erfahrungen in Form von Empfindungen in Kopf, Brust, Nacken, Bauch, Emotionen, Bildern oder Energiemustern in Form von Bewegung, Klang, Farben, Dynamik, Hitze und Kälte hervor.
- ✓ Leben Sie diese Erfahrung vollständig, es kann angenehm oder unangenehm sein, was auch immer, lassen Sie es vollständig fließen. Beurteilen oder analysieren Sie es nicht. Seien Sie einfach dabei und versuchen Sie es zu bezeugen. Wenn man Zeuge ist, gibt es normalerweise nichts Angenehmes oder Unangenehmes.
- ✓ Nachdem Sie sich die Zeit genommen haben, das Gemälde anzusehen, schreiben Sie auf, was auch immer Sie während dem Malen und beim Betrachten des Bildes erlebt haben.
- ✓ Überprüfen Sie nach dem Schreiben erneut, ob Sie noch weitere Erfahrungen haben. Wenn Sie jeden Tropfen Erfahrung extrahieren, werden Sie sich Ihres Musters viel bewusster.

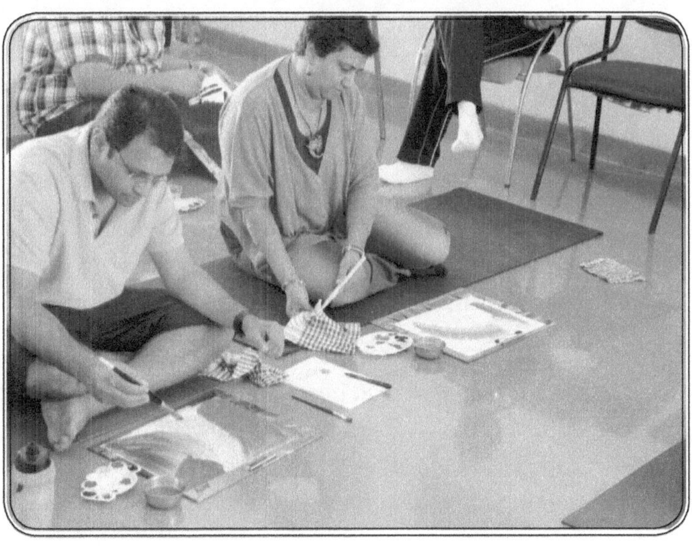

Illustratives Fallbeispiel

WISE: Freie Striche

Wir verwenden WISE: Freie Striche routinemäßig in unseren Übungen und Retreats und haben festgestellt, dass dieser Prozess ein sehr effektives Werkzeug ist, um das innere Lied von fast jedem Einzelnen hervorzubringen, der daran teilnimmt.

Im Folgenden führen wir ein Fallbeispiel vor für die WISE: Freie Striche-Prozesse, welches von Dr. Sarah Coutinho mit einer Teilnehmerin am *Sampoornam: Reise zur Gesundheit Retreat aufgenommen wurde.*

Die Patientin malte folgendes Bild:

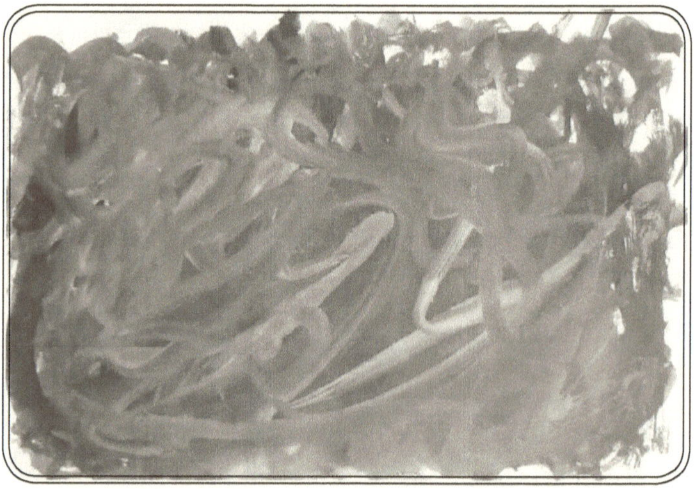

D: Bitte schauen Sie sich dieses Gemälde an. Schauen Sie ein paar Sekunden und nehmen Sie es auf. Schließen Sie jetzt Ihre Augen und sagen Sie mir, was in diesem Moment in Ihnen auftaucht.

P: Ich kann mir einen sehr alten Teich mit stehendem Wasser vorstellen. Es ist sehr schlammig und schon lange dort, und so stagniert es. Da riecht es schlecht. Viele Unkräuter sind gewachsen, weil dieser Ort für lange Zeit nicht besucht wurde. Er ist sehr schmutzig und vielleicht sind darin viele Schlangen.

D: Gut, beschreiben Sie ein bisschen mehr. Was auch immer Sie sehen können.

P: Es ist gefährlich. Es ist sehr klebrig. Als ob es am Körper haften bleibt und ihn sehr schmutzig macht und es ist sehr, sehr unsicher. Etwas, das einen Fleck hinterlässt und die Güte und Freundlichkeit von etwas verdirbt. Wie ein Kaugummi, der im Haar klebt und schwer zu entfernen ist.

D: Ja? Erzählen Sie mehr darüber.

P: Feststecken bedeutet ohne eigenen Willen, wenn du irgendwo festsitzt und einen Ort oder eine Situation nicht verlassen kannst, selbst wenn du nicht dort sein möchtest.

D: Wie fühlt es sich an, dort zu sein?

P: Hilflosigkeit. Steckenbleiben. Viel Angst, Hilflosigkeit. Viel Druck in dir. Als ob dich etwas eingesperrt und gefesselt hätte. Schließen (HG: macht mit einer Hand einen Kreis). Wenn etwas sehr fest gebunden ist. Es ist erstickt, hilflos, schwach. Als ob etwas sehr Schweres auf dich fällt und du deine Augen schließen musst und die Dinge auf dich fallen lässt. Du musst dich einer bestimmten Situation ergeben, in der du hilflos bist.

D: Sagen Sie es mir noch einmal.

P: Geschlossen ist, wenn du verschlossen bist, abgeschirmt von der Aussenwelt und du bist drinnen. Du möchtest bereitwillig den Kontakt zu allem verlieren (HG: legt ihre Hand vor sich). Es ist wie verschliessen, schliessen.

D: Beschreiben Sie, was Sie mit Ihrer Hand zeigen.

P: Wie wenn du eine wandähnliche Sache zwischen zwei Dinge stellst, wie einen Schleier oder einen Block. Es schließt alles. Es ist, als würde man dort etwas hinstellen. Außen und Innen trennen. Eine hohe, endlose Wand. Es ist angenehm, weil du es selbst gemacht hast und es stark ist. Es sichert dich.

D: Sehr gut, erzählen Sie etwas mehr darüber.

P: Wenn du etwas schliesst, dann schützt du dich vor Gefahr oder Verletzung von außen. Innen ist es sehr sicher. Es ist auch ein bisschen enttäuschend, weil du dich nicht selbst schließen willst. Draußen zu sein, wenn du nicht schliesst, kann gut und angenehm sein. Die Dinge mögen angenehm und nicht gefährlich und nicht bedrohlich sein, aber die reale Welt und das, was du möchtest, sind sehr unterschiedlich. Man muss also eine Wand oder einen Schleier anbringen, um sie zu schließen.

D: Was passiert?

P: Wenn du nicht geschlossen bist, kannst du beschädigt werden, sehr schwer verletzt werden und dich nicht erholen. Man kann ruiniert werden. Kommt auf die Empfindlichkeit an. Ich halte es für wichtig, sich selbst zu sichern. Jeder hat unterschiedliche Empfindlichkeitsstufen. Es gibt Leute mit dicker Haut. Ich bin nicht dickhäutig, ich bin leicht betroffen, obwohl ich zeige, dass ich stark bin. Ich werde tief von kleinen Dingen verletzt. Es ist meine Selbstverteidigung. Ich weiß, dass es für mich ein sehr schmerzhafter Prozess ist, wenn ich verletzt werde. Deshalb denke ich, es ist besser, Situationen zu vermeiden und sich selbst zu verschließen, nicht in die Nähe von Dingen zu gehen. Nur mit Menschen unterwegs sein, so viel wie du klar kommst. Wenn du mehr unter Leuten bist, besteht eine größere Wahrscheinlichkeit, dass du missverstanden wirst. Ich mag es nicht, mich selbst zu erklären. Ich hasse Missverständnisse. Die machen, dass ich mich sehr klein fühle. Ich fühle mich sehr klein. In der Vergangenheit gab es viele Missverständnisse. Ich sehe, dass ich versuchen würde, dies direkt zu klären. Wenn sie es nicht verstehen können, werfe ich es einfach hin und schneide abrupt Menschen aus meinem Leben. Wenn ich das Gefühl habe, dass mich jemand missversteht, fühle ich mich sehr klein. Ich wurde oft missverstanden, also werde ich mich nicht mit der Welt abgeben. Besser einfach schließen (HG: bringt beide Hände nach oben und berühren sich). Ich lasse Menschen und Verwandte abrupt fallen (HG: bringt beide Hände nach oben und berühren sich).

D: Zeigen Sie mir, was Sie mit Ihren Händen machen. Bitte machen Sie es noch einmal und erzählen Sie mir davon.

P: Schließen, schließen (HG: Hände berühren sich). Das Gegenteil ist offen (HG: trennt ihre Hände voneinander) Offen ist hell, blau, offener Himmel, mit weißen Wolken und offener Luft. Offen fühlt sich sehr gut an, aber dieses offen unterscheidet sich von dem anderen offen. Selbst wenn die Welt offen ist, macht es Spaß, aber es bringt viel Gepäck und Komplikationen mit sich.

D: Beschreiben Sie diese Geste ein bisschen mehr, vergessen Sie Sich für eine Weile. Wiederholen Sie einfach die Geste und erzählen Sie davon.

P: (HG: beide Hände berühren sich nebeneinander). Es ist eine Mauer, ein Schleier, ein Tor. Sie schließen und öffnen. Gleiche Proportionen auf beiden Seiten. Oder etwas, das du so heben kannst (HG: Hebt die Hände von unten nach oben). Oder ein Käfig, ein selbstgebauter Käfig, in dem sich das Schloss befindet, niemand hat dich eingesperrt. Du hast dich selbst eingesperrt. Der Schlüssel liegt in deinen Händen und du kannst ausgehen, wann immer du willst.

D: Schließen Sie Ihre Augen und sagen Sie, was Sie dort sehen können.

P: Ich visualisiere Weiß. Es ist innen weiß, Frieden, man kann alles klar sehen. Diese Wand ist sehr stark. Kann von einem Ort geöffnet werden, der nicht richtig geschlossen ist. Von oben öffnen, wo die geringste Gefahr besteht, von unten und am Umfang geschlossen.

D: Schön, beschreiben Sie die Erfahrung, dort zu sein.

P: Es fühlt sich so sicher an, gepolstert, nah, sehr weich und bequem. Sehr angenehm kann in einer solchen Umgebung tiefer gehen, kann viel, viel tiefer nach innen gehen und mich sicher und behaglich fühlen. Das Gegenteil ist Gefahr.

D: Wie meinen Sie das?

P: Etwas, das sehr hart ist und es ist, als würde etwas stechen. Bei all deinen Energien geht es darum, dich selbst zu schützen, und du weißt, dass um dich herum eine Gefahr besteht. Es gibt so viel Angst und Unsicherheit. So viel Dunkelheit. Dunkelheit ist unvorhersehbar, du weisst nicht, was aus der Dunkelheit herauskommt.

D: Was könnte das sein?

P: Ein Reptil, ein gefährliches Tier. Es kann dich quälen und dann töten. Es kann dich beißen, du wirst zerrissen. In zwei Teile wird es dich auseinander reißen (HG: bewegt ihre Hände mit viel Kraft auseinander). Sie haben Schmerzen, extreme Schmerzen. Auch über das Bild ... während ich es tat, fühlte ich etwas. Soll ich es Ihnen jetzt erzählen?

D: Ja, bitte machen Sie weiter.

P: Beim Malen hatte ich das Gefühl, dass es keine Grenzen, Schmutz und Verwirrung gibt. Ich mag keine Verschmelzung in jeglicher Form. Ich kann nicht erkennen, welche Farbe das ist. Ich mag keine Verschmelzungen in Lebensmitteln. Ich mag kein Verschmelzen beim kleiden. Ich mag nicht einmal Verschmelzung in der Musik, ich mag die reine Klassik oder Rock oder Pop. Rein das.

D: Was ist Ihre Erfahrung, wenn dies passiert?

P: Ich kann das Gefühl nicht erkennen, es ist so gemischt, so unklar. Ich fühle mich richtungslos und ich fühle mich schwach und in Gefahr. Ich brauche Klarheit. Ich sollte verstehen können. Dann habe ich das Gefühl, eine Kontrolle zu haben. Kontrolle ist wie eine Verteidigung. In etwas enthalten. Mit einer richtigen Grenze. Es wird kontrolliert. Die Situation ist also in Kontrolle, und dann weiß ich, wohin ich gehen und was ich sagen soll. Dafür brauche ich Klarheit.

D: Ja?

P: Ich muss klar sehen, sonst bin ich fertig. Wenn außerhalb meiner Kontrolle. Ich muss wissen, in welche Richtung.

D: Wie fühlen Sie sich, wenn es anders ist?

P: Es ist, als wäre ich in einem kleinen, dunklen Raum eingesperrt und ich kann mich nicht bewegen. Wo immer du dich bewegst, gibt es eine Mauer und du wirst verletzt. Ich möchte alle Wände brechen und das Licht rein kommen lassen. Dann kann ich die Dinge klar sehen. In der Dunkelheit ist es schwierig. Ich bin verbunden mit Menschen, aber zu 100% bin ich niemandem nahe.

D: Erzählen Sie davon.

P: Ich bin eine sehr aufopfernde Person. Ich fühle mich in einer Beziehung sehr verantwortlich, sei es mit meinem Mann, als Freundin oder mit meinen Kindern. Ich bin mir dessen immer bewusst. Ich bin mit ihnen sehr verbunden und habe viel für sie geopfert. Wie mit meinem Mann, kann ich sagen. Ich entschied mich, nicht zu arbeiten, das war meine Art, mit ihm zusammen zu sein oder mich ihm hinzugeben. Mein Leben mit seinem Leben zusammenzufügen.

D: Beschreiben Sie das zusammenfügen.

P: Wenn ich verbunden bin, möchte ich die Grenzen reiben und in ihren Schmerzen und Herausforderungen eins mit ihnen werden. Ich versuche eins mit ihnen zu sein. Auch mit Freunden, wenn sie leiden. Mein Herz ist voller Sorge, Mitgefühl und Liebe. Wenn ich jemanden liebe, liebe und überschreite ich zutiefst alle Grenzen und füge mich mit ihnen zusammen, bin eins und stärker, als ob etwas geschwollen und breit und groß wäre.

D: Sie machen es gut. Was ist die Erfahrung von zusammenfügen. Vergessen Sie alles andere, nur das. Schließen Sie Ihre Augen und versuchen Sie es zu erleben.

P: Zusammenfügen ist wie eins mit jemandem zu sein. Steh wirklich da (HG: verschränkt ihre Finger). Sich verbinden und aneinander haften. Sich an etwas verbundenem fixieren. Stärke. Halten (HG: Finger fest verschränkt). Wie ein Nagel in einem Stück Holz befestigt. Wird dort festgeklebt und das Holz hält es und dann können sie viel Gewicht halten.

Ende des Prozesses.

Fallanalyse

In diesem Fall stellen wir fest, dass die Patientin uns einen gesamten Prozess beschreibt.

Sie beschreibt ein Inneres und ein Äußeres und ist wegen extremer Sensibilität von der Außenwelt abgeschottet. Sie sagt, es gibt eine Mauer, die sie selbst gemacht hat, und sie ist stark. Die Mauer schützt sie vor der Gefahr von außen und es ist eine Selbstverteidigung, sich abzuschotten.

Dies sind die Hauptqualitäten der ersten Superklasse. Diese Patienten sind äußerst empfindlich und müssen daher hineingehen und sich von der Welt abschotten.

In diesem Fall hat die Patientin auch spezifische Handgesten, die sie während des gesamten Prozesses ausführt. Eine davon ist die Aktion, ihre Hände zusammen und dann auseinander zu bringen und damit die Konzepte von Öffnen und Schließen zu demonstrieren.

Sie sagt: „*Das Innere ist sicher, weich, bequem und weiß. Draußen ist Gefahr Dunkelheit, Unvorhergesehenes, wo ein gefährliches Tier dich foltern, töten, beißen, auseinander zerren kann...* “

Sie spricht auch davon, sich richtungslos zu fühlen, an Menschen gebunden zu sein, sich festzuhalten und festzustecken.

Außerdem gibt sie uns ein Opfer-Angreifer-Muster, eines von Angriff und Verteidigung, das auf das Tierreich hinweist.

Hier beschreibt sie den Überlebensmechanismus einer Muschel, die in die erste Superklasse fällt.

Wir haben gesehen, wie der WISE: Freie Striche-Prozess die innere Geschichte des Patienten mit Leichtigkeit enthüllte. Wir sind ihre Lebensgeschichten und Gefühle umgangen und sind direkt zur Quelle gereist

WISE: Haltung

WISE: Die Haltung ist ein weiterer Prozess, den wir häufig mit unseren Patienten durchführen.

Die Idee von WISE: Haltung ist es, die Visualisierung einer Szene aus einer anderen Realität anzuregen.

Wir müssen den inneren Film verstehen, der in uns läuft.

Wie kommen wir zu diesem Film?

Wenn wir ein einzelnes Standbild aus einem Film erhalten, können wir damit die Wahnidee auslösen, die den gesamten Film kreiert. Dies wird am besten erreicht, indem eine Haltung als Standbild verwendet wird. Von hier aus können die Patienten die aktuelle Szene beschreiben und dann zurückspulen und vorspulen, um eine Beschreibung des gesamten Films zu geben.

Dann können wir sie bitten, sich in die Lage des Protagonisten im Film zu versetzen und das innere Muster dieser Person zu erleben, das nichts anderes als ein Spiegelbild ihrer eigenen inneren Realität ist. Während sie es auf den Protagonisten projizieren, sind sie offener dafür, es zu erleben, als wenn es um sie persönlich geht.

Wir haben mit mehreren Körperhaltungen experimentiert, uns aber auf die folgende konzentriert:

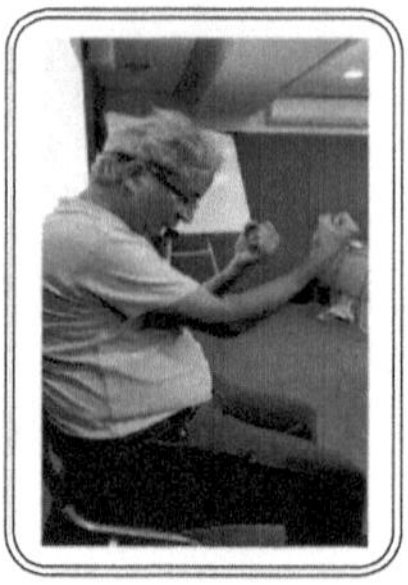

Sie wurde hauptsächlich instinktiv ausgewählt und an Gruppen von Patienten und Kollegen getestet, wodurch bestätigt wurde, dass es eine effektive Haltung für diesen WISE-Prozess ist.

Hier werden wir kurz die Anweisungen für diesen Prozess und ein veranschaulichendes Fallbeispiel einfügen.

Anleitung

WISE: Haltung

Vor dem Beginn von WISE: Haltung wird der Patient gebeten, sich zu setzen, zu entspannen und ein paar tiefe Atemzüge zu machen.

Der Arzt fordert den Patienten dann auf, die Position WISE: Haltung einzunehmen (siehe oben).

Im Allgemeinen ist die gewünschte Haltung zwei Fäuste, die geschlossen sind, eine unterhalb der anderen, die rechte Hand vor der linken Hand mit leicht gesenktem Kopf.

Nachdem sich der Patient in diese Haltung gebracht hat, führt der Arzt ihn in den Prozess:

- ✓ Schließen Sie Ihre Augen.
- ✓ Wenn Sie die Stellung halten, gehen Sie in eine imaginäre Welt und stellen Sie sich vor, dass jemand oder etwas diese Haltung einnimmt.
- ✓ Sie könnten es sein; Es könnte irgend jemand anderes sein, jedes Objekt, jedes Tier, alles in jeder Zeitdimension, in der Vergangenheit, in der Gegenwart, in der Zukunft. Es könnte sich an jedem beliebigen Ort befinden, und es muss nicht einmal auf der Erde sein, es kann sich überall im Universum befinden.
- ✓ Was auch immer Ihnen spontan einfällt, lassen Sie es einfach kommen.

- ✓ Lassen Sie die Haltung eine Phantasie, eine Visualisierung, eine Geschichte oder eine Abfolge von Ereignissen auslösen. Dann fangen Sie an zu erleben, was diese Geschichte in Ihrem ganzen Wesen hervorbringt. Was erleben Sie innerlich, während Sie diese Geschichte in Ihrem Bewusstsein leben?
- ✓ Ihnen passiert etwas und deshalb wird diese Haltung eingenommen. Stellen Sie sich zunächst vor, was hier in diesem Rahmen passiert, und gehen Sie dann zurück, als würden Sie es zurückspulen. Danach gehen Sie vorwärts und sehen, was kommt.
- ✓ Warten Sie einfach, bis sich eine Geschichte kreiert hat. Wie sind Sie dort angekommen? Was ist los? Was passiert mit Ihnen? Wie geht die Szene voran? Sehen Sie es wie verschiedene Szenen eines Films an. Lassen Sie den ganzen Film vor Ihren Augen abspielen.
- ✓ Nachdem Sie den gesamten Film gesehen haben, schauen Sie nach innen und beobachten Sie, was Sie auf den verschiedenen Ebenen erleben. Wie fühlt es sich insgesamt in Ihrem Wesen an? Beobachten Sie, was in jeder Zelle Ihres Körpers passiert.
- ✓ Sobald die Fantasie voll aktiv ist, können Sie die Haltung entspannen und weiter imaginieren.
- ✓ Konzentrieren Sie sich auf die Erfahrung, nicht auf die Emotionen, sondern auf das innere Erleben.
- ✓ Schreiben Sie es auf und teilen Sie dann die Erinnerung oder die Imagination, die Ihnen in den Sinn kommt.

Illustratives Fallbeispiel

WISE: Haltung

Als ich* WISE: Haltung zum ersten Mal persönlich gemacht habe, war die unmittelbare Fantasie, die mir einfiel, so interessant und sehr aussagekräftig über mein eigenes Muster: Ich werde zu einer Vision eines Sklavenschiffs vor 200-300 Jahren geführt. Ich bin auf diesem Schiff und es gab viele wie mich, die rudern mussten, um das Schiff in Bewegung zu halten. In der Vorstellung war ich ein Sklave und war schwarz, und auch der Rest waren schwarze Sklaven. Wir waren in Afrika gefangen genommen worden und wurden als Sklaven auf das Schiff geschickt.

Es gab einen arabischen Sklavenmeister, der alle Sklaven, einschließlich mir, auspeitschte. Unsere Hände und Beine waren in Ketten gefesselt und es gab keine Fluchtmöglichkeit. Ich hatte große Schmerzen und versuchte mit der Haltung, mich vor dem Schlag der Peitsche zu schützen. Dies war die erste Szene, die mir in den Sinn kam, aber dann wurde sie schnell zu einer Szene weitergeführt, in der ich mich aus den Ketten befreien und die verbleibenden Sklaven befreien konnte. Ich versammelte sie zu einer Revolution, einer Art Rebellion, und wir überwältigten den arabischen Sklavenmeister und übernahmen die Kontrolle über das Schiff. Wir wurden von den Ketten befreit und segelten zu einem besseren Ort.

Was mir bewusst wurde und ich von diesem Moment an verstand, war mein eigenes Gefühl, in vielen Krisenmomenten meines Lebens in einer gefangenen Situation zu sein. Außerdem habe ich eine Unverträglichkeit gegenüber Bändern oder Ketten, insbesondere an meinen Hand- und und Fussgelenken. Ich kann daher nicht länger als 15 Minuten eine Uhr tragen, eine Kette um meinen Hals oder enge Kleidung.

Wenn ich tiefer in dieses gefangene Gefühl eintauche, ist es, als wäre ich an eine Wand gebunden und kann mich nicht bewegen. Ich kämpfe und kann nicht raus, ich habe das Gefühl, dass es keinen Ausweg gibt und ich fühle Verzweiflung und Panik. Wenn ich noch tiefer gehe, spüre ich, wie sich etwas in meinem Halsbereich schließt. Ich mache automatisch die Handbewegung einer Faust, die sich fest über meinem Hals und meiner Brust schließt. Ein Geräusch kommt von mir wie uggg ... und ich fühle mich komplett erstickt.

Ich erkenne, dass gefangen sein ein kleiner Teil meines gesamten Bildes ist. Mir wurde klar, dass ein Teil meines Musters darin besteht, dass ich mich in eine solche Falle hineinversetze. Ich kann nur mich selbst dafür verantwortlich machen, dass ich mich darauf einlasse.. In den meisten Fällen gehe ich in diese Falle, weil es dafür einen Anreiz oder eine Motivation gibt. Fast so, als hätte jemand einen Köder, etwas, was attraktiv ist, und ich bin versucht, dorthin zu gehen, aber dann stecke ich fest.

Interessanterweise kann ich es auch nicht ertragen, Aquarien zu sehen, ich fühle mich eingeschlossen und gefangen. Das Laufband im Fitnessstudio verfügt über einen Monitor, auf dem eine Kurve angezeigt wird. Es gibt einen Zeitraum, in dem die Kurve ein geschlossenes Ende hat und nach einer festgelegten Zeit wieder geöffnet wird. Wenn sie auf beiden Seiten geschlossen ist, ist es sehr unangenehm für mich. Dies ist nur eine Kurve auf dem Laufband, aber ich bin begierig darauf, sie zu beenden, damit sich die Kurve öffnet und ich wieder frei bin. Solche Situationen regen eine Erinnerung an diese imaginäre Situation in mir an, wenn ich gefangen bin und nicht frei werden kann.

Mir ist bewusst, dass dies eine meiner Hauptempfindlichkeiten ist. Ich fühle mich so, wenn ich zu lange an einem Ort sitzen muss. Auch im täglichen Leben hat das Auswirkungen auf mich. Wenn ich zum Beispiel mit jemandem zu Abend esse und das Gefühl habe, nicht gehen zu können, stimuliert das diese Erfahrung in mir. Zu lange in einer Vorlesung zu sitzen, weckt auch die gleichen Gefühle.

Diese Situationen lösen dieses Gefühl von gefangen sein in mir aus, was überhaupt nicht angenehm ist. Das Bewusstsein dafür hat meine Sensibilität für solche Situationen abgeschwächt. Ich kann es jetzt sehen und verstehen, dass es Teil meines Musters ist. Dies hat dazu beigetragen, meinen Zustand zu abzuschwächen.

Nun können einige Fragen auftauchen, wie: Was ruft diese Haltung hervor? Ist es eine vergangene Lebenserfahrung? Hat es eine Situation in Raum oder Zeit hervorgerufen, die in der Geschichte der Menschheit in der Vergangenheit aufgetreten ist? Dies bleiben Fragen, die derzeit nicht beantwortet werden müssen.

** Hinweis: Dies ist Dr. Sankaran`s persönliche Erfahrung mit WISE: Haltung.*

WISE mit Sound

Wir experimentierten auch mit Klang als Eingang in unsere innere Welt und haben festgestellt, dass auch dies ein ziemlich erfolgreicher Weg ist, zum inneren Muster zu gelangen.

Es gibt zwei Hauptprozesse, die wir für WISE mit Sound verwenden:

i. WISE: Keyboard

ii. WISE: Unsinn reden oder plappern

Wir werden die Anweisungen für beide kurz erläutern.

WISE: Keyboard

Wir haben Casio Keyboards gekauft und die Patienten frei spielen lassen. Man sagte ihnen, sie sollten ohne Vernunft Klänge erzeugen. Es sollte so spontan wie möglich sein.

Hierbei legen wir besondere Achtsamkeit auf die Anweisungen. Wobei die wichtigste Anweisung ist, dass sie nicht spielen sollten, was gut klingt. Sie müssen etwas ohne Bedeutung spielen, etwas, das ihnen im Moment spontan einfällt.

Dies wird auf Video aufgezeichnet und dem Patienten dann wieder abgespielt. Diese Biofeedback-Technik provoziert den inneren Zustand des Patienten.

Das Tempo, die Geschwindigkeit und die Bewegung der Energie, die entstehen, kommen vollständig von ihrem inneren Muster.

WISE: Unsinn reden oder plappern

Hier wird der Patient gebeten, völligen Unsinn zu sprechen, keine Sprache, die er oder sie kennt.

Die Geschwindigkeit, mit der sie sprechen, die Gesten, welche gemacht werden und die Gefühle, die sie ausdrücken, werden notiert, aber alle ohne Worte, die einen Sinn ergeben. Sie müssen zehn bis fünfzehn Minuten ohne Unterbrechung so sprechen.

Dies wird auf Video aufgezeichnet und der Patient erhält den Zugriff auf das Video. Er wird danach sein Erleben wiedergeben, welches er während dem Prozess hatte und auch während dem Ansehen und hören der Videoaufnahmen.

Alle oben genannten WISE-Prozesse ermöglichen, dass das innere Muster oder die unsinnige Entität zum Vorschein kommt. Normalerweise stoppt der Bewusstseinszustand (oder der vernünftige, logische Verstand) den Ausdruck dieser Entität, weil er sie nicht verstehen kann. Diese WISE-Prozesse überschreiten die Barriere des logischen, vernünftigen Verstandes und ermöglichen so einen Eintritt ins Unbewusste.

Bewusstsein für Körper, Geist, Seele und Mensch

Das Bewusstsein für Körper, Geist, Seele und Mensch kann mit vier Rädern eines Autos verglichen werden. Wenn alle vier Räder reibungslos funktionieren, kann sich das Auto vorwärts bewegen.

Ebenso geschieht Heilung nur, wenn sie auf allen vier Rädern des Bewusstseins geschieht: Körper, Geist, Seele und Mensch.

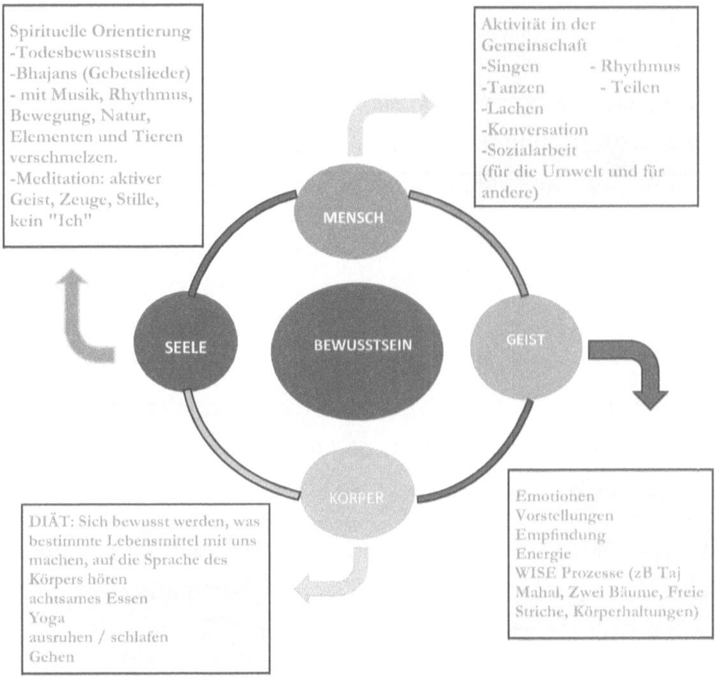

Die vier Räder eines Autos sind eine gute Metapher für die vier Teile, die in jedem von uns wohnhaft sind. Obwohl sie alle aus derselben Entität stammen, können wir jedem Einzelnen mehr Aufmerksamkeit schenken, wenn wir sie als unterschiedliche Aspekte betrachten. Wenn jeder dieser Aspekte einzeln wahrgenommen wird, trägt dies zur Heilung nicht nur der anderen Aspekte, sondern auch der Heilung des Ganzen bei.

Heilung geschieht durch Bewusstsein. Anstatt uns selbst zu diktieren, was wir aufgrund von extern erhaltenen Informationen tun sollen und was nicht, beispielsweise einer bestimmten Diät, einem bestimmten Trainingsprogramm oder einem bestimmten spirituellen Weg zu folgen, sollten wir unsere Aufmerksamkeit nach innen lenken, um uns bewusst zu werden, was wir wirklich brauchen.

Wenn wir zuerst einfach nach innen schauen, können wir uns bewusst werden, was die richtige Ernährung, die richtigen Übungen oder der richtige spirituelle Weg für uns ist. Denke daran, dass jede Person ein Individuum ist und daher individuelle Bedürfnisse hat.

Wenn wir immer mehr Körperbewusstsein entwickeln, wird uns unser Körper selbst zu den Nahrungsmitteln führen, die wir essen sollten, zu der Zeit, zu der wir essen sollten, und zu dem Trainingsprogramm, das gut für uns ist.

Die Idee der spirituellen Orientierung ist es, sich einer Identität bewusst zu werden, die größer ist als dieser Körper und der Geist. Es geht darum, sich bewusst zu werden, wer „ich“ bin, und den Sinn der Existenz zu entdecken. Wir müssen verstehen, dass es etwas gibt, das über unsere Identität, über die Zeit und den Raum hinausgeht, über die Rollen, die wir spielen, die Positionen, die wir einnehmen, und sogar über etwas so Grundlegendes wie den Namen, den wir erhalten haben. Wir müssen uns dessen bewusst werden.

Spiritualität spricht von einer tieferen Realität, nicht nur vom Namen und der Form, mit der wir uns oft identifizieren. Wenn wir mit der tieferen und größeren Identität in Kontakt stehen, identifizieren wir uns oft mit etwas Dauerhaftem, nicht mit dem Vergänglichem. Meditation ist der Weg, in sich selbst nach der Quelle der Ruhe und des Friedens zu suchen und sich mit einer größeren Identität zu verbinden.

Das Bewusstsein für sich selbst als Teil der menschlichen Gesellschaft ist ebenfalls sehr wichtig, da wir soziale Wesen sind. Wie gesund ist unsere Verbindung zu den Menschen und zur Gesellschaft insgesamt? Wenn wir darüber nachdenken, werden wir uns der Rolle bewusst, die wir als Mensch in der Gesellschaft und auf dem Planeten spielen. Tragen wir zum Wohl anderer bei?

Die WISE-Prozesse sind ein Fenster in unser Bewusstsein für unsere individuellen Muster. Jeder von uns muss sich dieses inneren Musters bewusst werden.

Die obige Darstellung zeigt, dass die WISE-Prozesse einen von vier Aspekten ansprechen, aber wir müssen uns wirklich alle Aspekte ansehen, anstatt uns nur auf einen von ihnen zu konzentrieren.

Sich all dieser Bereiche bewusst zu werden und tief in sie einzutauchen, ist wahre Heilung.

Ressourcen

Um die WISE-Prozesse optimal (und korrekt) durchzuführen, sind Kenntnisse und systematische Schulungen erforderlich in Dr. Sankaran`s Methoden und Ansätze.

Wir haben die folgende Liste von Ressourcen beigefügt, um diesen Prozess zu unterstützen.

Empfohlene Bücherliste

Wir empfehlen, die folgenden Bücher (publiziert durch HMP*) zu lesen bevor die WISE-Prozesse mit Patienten gemacht werden:

From Similia to Synergie

Dr. Rajan Sankaran begann seine Karriere in der traditionellen Homöopathie und stellte später seine Konzepte über Wahnideen, Reiche, Empfindung und Erfahrungsebenen vor. In *Similia to* Synergy wird dieser Entwicklungsprozess enthüllt und erklärt. Während diesem Verlauf entdeckte er, dass das Erfolgsgeheimnis darin liegt, die ursprünglichen Konzepte der Homöopathie wie Materia Medica, Repertorium und Fallaufnahme in die zeitgenössischen Ansätze zu integrieren. Dieses Buch zeigt die Vorteile dieser Integration mit anschaulichen Fallstudien.

Die Empfindung in der Homöopathie

Anhand zahlreicher Fallbeispiele beschreibt *Die Empfindung in der Homöopathie* die Konzepte und die Anwendung der Empfindungsmethode, der sieben Ebenen der Wahrnehmung und der Vitalen Empfindung. Um Fälle auf diese Weise zu verstehen, wird ein klar umrissener Weg für die Fallaufnahme vorausgesetzt, mit dem wir die aktiven Energiemuster des Patienten beobachten und nutzen können. Dr. Sankaran`s Analysesystem umfasst auch das Verständnis der Miamsen und die Klassifikation der verschiedenen Reiche (Pflanze, Tier, Mineral, Nosode usw.), die dazu beitragen, eine umfassende Analyse des Patienten und des Falls zu ermöglichen

Die Empfindung - Verfeinerung der Methode

Die Empfindung - Verfeinerung der Methode befasst sich mit den Problemen und Fallstricken, mit denen Praktiker der Empfindungsmethode konfrontiert sind. Dieses Buch beantwortet viele Fragen über die Empfindung, ihren Ausdruck und wie man sie auf klare und einfache Weise versteht. Durch anschauliche Fälle lernt der Leser, wie er den Patienten von einer Ebene zur anderen bringt und wie er die Fallaufnahme der Empfindungsmethode befolgt. In *Die Empfindung - Verfeinerung der Methode* sind die drei Unterebenen der Empfindung (Ebene 5), die Merkmale der verschiedenen Ebenen, die Reihen des Mineralreichs und die Klassen der Tiere viel klarer veranschaulicht.

Synergie homöopathischer Ansätze

In der traditionellen Herangehensweise der Homöopathie hat sich die Behandlung anhand von Symptomen, Rubriken und Leitsymptomen bewährt. Die Einführung neuer, zeitgemässer Ideen bezüglich Naturreich, Ebenen, Miasmen und Empfindung (das System) haben der Homöopathie in eine neue Dimension hinzugefügt. In *Synergie homöopathischer Ansätze* wird der Leser sehen, dass die Symptome und das System zwei Seiten derselben Medaille sind und dass der Erfolg in der Praxis auf einem integrierten Ansatz beruht.

Die Acht-Box-Methode in der Fallanalyse

Die Acht-Box-Methode ist Dr. Rajan Sankarans jüngste Entwicklung in der homöopathischen Praxis. Es ist ein einfaches Analysewerkzeug, bei dem die Patienteninformationen in 8 (oder mehr) verschiedene Aspekte unterteilt werden. Es verpflichtet den Praktizierenden, alle Aspekte des Falls zu untersuchen, und hilft, den Faden zu finden, der diese verschiedenen Aspekte verbindet. Dieser Ansatz ermöglicht, dass in jedem Fall mehrere Methoden verwendet werden können. Er ist leicht reproduzierbar und trägt dazu bei, verlässliche Ergebnisse zu erzielen. Dieses Buch soll dem Homöopathen helfen, die Wahrscheinlichkeit von Fehlern zu verringern, die sich aus Vorurteilen ergeben oder daraus, dass die ermittelten Informationen nur teilweise betrachtet werden.

Sankaran DeWise

Sankaran DeWise ist ein sehr nützliches Werkzeug, das einem Tischkalender ähnlich sieht. Das DeWise-Tool ist synonym mit den WISE-Prozessen verknüpft (WISE: Witnessing the Inner Song Experience - Bezeugen / Beobachten der Erfahrung des inneren Liedes). *Sankaran DeWise* enthält wichtige Bilder, die in den WISE-Prozessen verwendet werden, sowie Gebrauchsanweisungen für den Homöopathen. Es ist eine schnelle und praktische Referenz, die auch Informationen zu vielen Konzepten von Dr. Sankaran wie Naturreiche, Miasmen, Erfahrungsebenen und Unterklassen der Pflanzen enthält. *DeWise* hebt auch seine neuesten Ideen zu Meditation und Bewusstsein hervor und wie beide zur Heilung beitragen können. Die von Dr. Rajan Sankaran selber erlesenen Bilder dienen als Tor zum Unterbewusstsein des Patienten und helfen dem Patienten, sein eigenes inneres Muster zu erforschen.

Andere nützliche Ressourcen

* ***Homoeopathic Medical Publishers (HMP):*** HMP hat die oben genannten, von Dr. Rajan Sankaran verfassten Titel veröffentlicht. Diese Bücher (und mehr) können auf der HMP-Website erworben werden

HMP bietet auch mehrere umfassende Online-Kurse an:

WWR 1: In Wednesdays With Rajan 1 hält Dr. Sankaran eine umfangreiche Vortragsreihe (102 Stunden) darüber, wie das traditionelle homöopathische Wissen des Organon, der Materia Medica und vom Repertorium erfolgreich in die Empfindungsmethode integrieren werden kann. Die Themen reichen von den Grundlagen bis zu den neuesten Fortschritten in der homöopathischen Medizin und werden anhand von Fällen veranschaulicht.

WWR 2: Wednesdays With Rajan 2 führt von den Grundlagen zur Meisterschaft. In diesem Kurs beteiligen sich zusammen mit Dr. Sankaran 23 der weltweit führenden homöopathischen Praktizierenden, die jeweils ihre eigenen, einzigartigen Ansätze in ihren Vorlesungen einbringen. Dieser Kurs vermittelt nicht nur, wie die Empfindungsmethode und andere moderne, fortgeschrittene Methoden in der Praxis angewendet werden, sondern zeigt auch, wie die Empfindungsmethode in traditionelle oder konventionelle Ansätze integriert werden kann.

WWR 3: Wednesdays With Rajan 3 zeigt die komplexe Kunst und Kompetenz von Fallaufnahme, Fallanalyse und Follow-Up. Hier werden der Synergie-Ansatz und die 8-Box-Methode hervorgehoben, und Dr. Sankaran präsentiert eine Integration aller Methoden in die Fallaufnahme und Analyse. WWR3 beleuchtet die Techniken, die in Follow-ups verwendet werden, und wie langfristige Follow-ups in der Praxis gelingen werden. In diesen Vorträgen geht Dr. Sankaran sehr detailliert auf den Prozess der Fallaufnahme und Fallanalyse ein und erklärt ihn Schritt für Schritt, damit die Teilnehmer einen Einblick in seinen eigenen Denkprozess und sein Verständnis der Kunst der Homöopathie erhalten.

Die 3 S von Pflanzen in der Homöopathie - Sensation, Subclass (Unterklasse), Superklasse (SSS): In diesem Kurs präsentiert Dr. Sankaran seine neuen homöopathischen Einblicke in die botanischen Unterklassen, die zuvor ein fehlendes Bindeglied in der Fallanalyse waren. In diesem Kurs können nicht nur die Empfindungen verschiedener Pflanzenfamilien im Detail kennengelernt werden, sondern auch die Evolution der Unterklassen der Pflanzen und den Zusammenhang des Pflanzenreichs mit dem Tier- und Mineralreich. Darüber wird das innere Muster eines Patienten durch die WISE-Prozesse verständlich gemacht.

Bei Fragen zu diesem speziellen Kurs sende bitte eine E-Mail an: hmpinfo@ onlinehmp.com

WISE-Workshops (Witnessing the Inner Song Experience): Es werden WISE-Workshops durchgeführt, in denen wir die Techniken zur Anwendung der WISE-Prozesse in der klinischen Praxis anhand von anschaulichen Fällen und praktischen Demonstrationen vorführen werden. Die Teilnehmer werden die WISE-Prozesse im Workshop unter Anleitung selbst ausprobieren.

Für weitere Informationen zu den WISE-Workshops senden Sie bitte eine *E-Mail an sales@onlinehmp.com*

Weitere Informationen zu Büchern und anderen Kursen unter www.onlinehmp. com

HOPE (Homöopathie-Online-Portal für Bildung): HOPE ist die neueste Weiterentwicklung des homöopathischen E-Learning, die darauf abzielt, die Qualität der homöopathischen Bildung weltweit zu verbessern. Es ist eine Online-Plattform, die Videoseminare und verschiedene Vorlesungsreihen anbietet. Viele bekannte Homöopathen auf der ganzen Welt halten Vorträge zu Themen wie Organon, Fallaufnahme, Arzneimittelprüfungen, Posologie, Materia Medica, Repertorium, moderne Ansätze in der Praxis und vielem mehr.

Weitere Informationen finden Sie unter **http://hope.synergyhomeopathic.com**

The other song: Internationale Akademie für fortgeschrittene Homöopathie (TOS): TOS befindet sich in Mumbai, Indien und konzentriert sich hauptsächlich auf die klinische Fortbildung für Studenten und Praktizierende. Das Team unter der Leitung von Dr. Rajan Sankaran besteht aus vielen hochqualifizierten und erfahrenen Homöopathen, die sich leidenschaftlich dafür einsetzen, die homöopathische Ausbildung voranzutreiben, um bessere Homöopathen zu schaffen. The other song Akademie bietet den Schülern klinische Erfahrung durch Lernen, welches auf Live-fällen basiert.

Weitere Informationen zu unseren Kursen **unter www.othersong.com**

Kostenlose Videos unter **https://www.youtube.com/user/theothersong1**

WISH (World Institute For Sensation Homeopathy): WISH ist eine weltweite, gemeinnützige Zusammenarbeit von Homöopathen, die sich der Empfindungsmethode verschrieben haben. Die Kerngruppe repräsentiert Homöopathen aus aller Welt. WISH wurde gegründet, um ein Forum für Kommunikation und Bildung anzubieten, welches sicherstellt, dass ein gewisser Standard eingehalten wird und gleichzeitig die Entwicklung ermöglicht, um den Bedürfnissen von Praktikern und Patienten effektiver gerecht zu werden.

Weitere Informationen unter **https://www.wish4healing.net**

Synergy Homeopathic: Synergy Homeopathic (ehemals KHA) ist ein internationales Unternehmen bestehend aus Homöopathen, die es sich zur Aufgabe gemacht haben, Praktiker, Lehrer und Schüler durch die Entwicklung zuverlässiger, umfassender homöopathischer Software und Lehrmittel zu ermächtigen. 1986 begann David Warkentin mit der Entwicklung homöopathischer Softwareprogramme, die wir heute als MacRepertory und ReferenceWorks kennen.

Weitere Informationen unter **http://synergyhomeopathic.com**

Sampoornam: *Sampoornam* ist ein ganzheitliches Heilzentrum, das von der gemeinnützigen Stiftung *Homoeopathic Research and Charities* initiiert wurde. Ein Team engagierter Homöopathen, Gesundheits- und Wellnessfachleuten kam mit einer gemeinsamen Vision zusammen, Programme zur Heilung von Körper,

Geist und Seele an einem sicheren Ort zu entwickeln. In unserem fünftägigen Retreat, *Sampoornam Healing*, nehmen Personen an einzigartigen Prozessen für innere Arbeit teil die WISE (Witnessing the Inner Song Experience) genannt werden. Die Prozesse werden kombiniert mit anderen Aktivitäten wie Meditation, Musik, Yoga und Spaziergängen in der Natur und mit einer vollwertigen, pflanzlichen Ernährung ergänzt.

Weitere Informationen unter **www.sampoornamhealing.com**

www.ingramcontent.com/pod-product-compliance
Lightning Source LLC
Chambersburg PA
CBHW050012170726
48282CB00025B/374
* 9 7 8 9 3 8 0 3 5 5 7 2 6 *